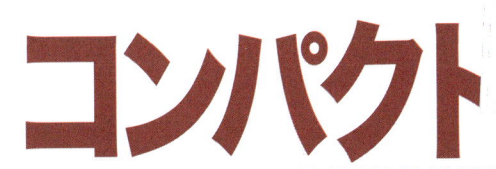

コンパクト
基礎栄養学

近藤雅雄　松﨑広志

編

梶田泰孝　久保和弘　谷岡由梨
谷口亜樹子　永井俊匡　中島久男
濱口惠子　前田宜昭　松﨑広志
三浦進司　山崎英恵　山本祐司
吉野美香

著

朝倉書店

編集者

近 藤 雅 雄　東京都市大学人間科学部教授
松 﨑 広 志　東京農業大学応用生物科学部教授

執筆者（五十音順）

梶 田 泰 孝　茨城キリスト教大学生活科学部准教授
久 保 和 弘　岐阜大学教育学部准教授
谷 岡 由 梨　東京農業大学短期大学部栄養学科助教
谷 口 亜 樹 子　鎌倉女子大学家政学部准教授
永 井 俊 匡　高崎健康福祉大学健康福祉学部講師
中 島 久 男　日本大学短期大学部食物栄養学科教授
濱 口 惠 子　十文字学園女子大学人間生活学部教授
前 田 宜 昭　東京聖栄大学健康栄養学部教授
松 﨑 広 志　東京農業大学応用生物科学部教授
三 浦 進 司　静岡県立大学食品栄養科学部教授
山 崎 英 恵　龍谷大学農学部准教授
山 本 祐 司　東京農業大学応用生物科学部教授
吉 野 美 香　山梨学院大学健康栄養学部准教授

日本人の食事摂取基準（2025年版）

2025（令和7）年度から2030（令和12）年度までの5年間使用する「日本人の食事摂取基準（2025年版）」が公表された（座長：佐々木 敏 東京大学 名誉教授）．本冊子にその概要を記す．

【日本人の食事摂取基準とは】

・健康増進法（平成14年法律第103号）第16条の2に基づき，国民の健康の保持・増進を図るうえで摂取することが望ましいエネルギー及び栄養素の量の基準を厚生労働大臣が定めるもの．

・5年ごとに改定する．

「日本人の食事摂取基準（2025年版）」策定検討会報告書：厚生労働省
https://www.mhlw.go.jp/stf/newpage_44138.html（2024年11月15日閲覧）

朝倉書店

日本人の食事摂取基準（2025年版） 概要

1．改定の趣旨

　健康増進法第16条の2に基づき厚生労働大臣が定めるものとして，国民の健康の保持・増進，生活習慣病の発症予防を目的として，食事によるエネルギー及び各栄養素の摂取量について示すものである．健康日本21（第三次）の健康・栄養政策の動向を踏まえ，生活機能の維持・向上の観点から，生活習慣病に加えて新たに骨粗鬆症とエネルギー・栄養素との関連も整理された（図1）．

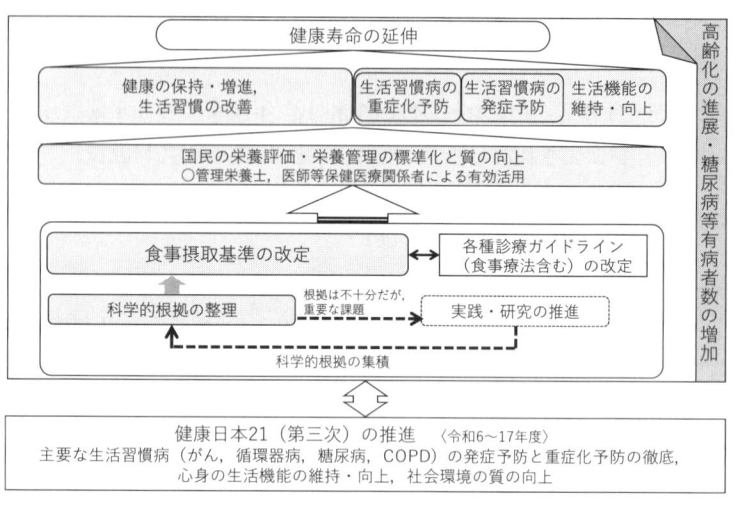

図1　日本人の食事摂取基準（2025年版）策定の方向性

2．策定方針

　対象とする個人及び集団の範囲は，健康な個人及び健康な者を中心として構成されている集団．高齢者では自立した日常生活を営んでいる者，BMIが標準より著しく外れていない者とした．

　エネルギーの摂取量および消費量のバランスの維持を示す指標として体重の変化およびBMIを用い，目標とする範囲を定めた（表1，表2）．

　栄養素の指標は推定平均必要量，推奨量，目安量，目標量及び耐容上限量で，3つの目的からなる5つの指標で構成されている（図2）．

　十分な科学的根拠がある栄養素については，上記の指標とは別に，生活習慣病の重症化予防及びフレイル予防を目的とした量を設定した．

　年齢区分は，5つの区分に分類した（表3）．

3．策定した食事摂取基準（1歳以上について基準を策定した栄養素と指標，表4）

4．指　標

1) 推定平均必要量（EAR：estimated average requirement）

　50％の人が必要量を満たす（同時に50％に人が満たさない）と推定される量．

2) 推奨量（RDA：recommended dietary allowance）

　推定平均必要量を補助する目的で設定．ほとんどの人（97～98％）が充足している量．

　推奨量＝推定平均必要量×（1＋2×変動係数）＝推定平均必要量×推奨量算定係数

表1　策定するエネルギーおよび栄養素

健康の保持・増進を図るうえで摂取することが望ましい	・エネルギー
欠乏が国民の健康の保持増進に影響を与えている栄養素	・たんぱく質 ・n-6系脂肪酸/n-3系脂肪酸 ・炭水化物/食物繊維 ・ビタミン A/ビタミン D/ビタミン E/ビタミン K/ビタミン B_1/ビタミン B_2/ナイアシン/ビタミン B_6/ビタミン B_{12}/葉酸/パントテン酸/ビオチン/ビタミン C ・カリウム/カルシウム/マグネシウム/リン/鉄/亜鉛/銅/マンガン/ヨウ素/セレン/クロム/モリブデン
過剰摂取が健康の保持増進に影響を与えている栄養素	・脂質/飽和脂肪酸/コレステロール ・糖類（単糖類又は二糖類で，糖アルコールでないものに限る） ・ナトリウム

表2　目標とするBMIの範囲（18歳以上）[1,2]

年齢（歳）	目標とするBMI（kg/m²）
18～49	18.5～24.9
50～64	20.0～24.9
65～74[3]	21.5～24.9
75歳以上[3]	21.5～24.9

1　男女共通，あくまでも参考として使用すべきである．
2　上限は総死亡率の低減に加え，主な生活習慣病の有病率，医療費，高齢者および労働者の身体機能低下との関連を考慮して定めた．
3　総死亡率をできるだけ低く抑えるためには下限は20.0から21.0付近となるが，その他考慮すべき健康障害等を勘案して21.5とした．

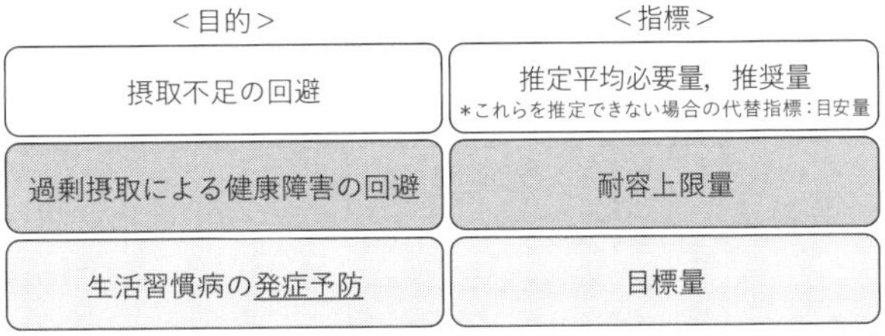

＜目的＞／＜指標＞

目的	指標
摂取不足の回避	推定平均必要量，推奨量 ＊これらを推定できない場合の代替指標：目安量
過剰摂取による健康障害の回避	耐容上限量
生活習慣病の発症予防	目標量

※　十分な科学的根拠がある栄養素については，上記の指標とは別に，生活習慣病の重症化予防及びフレイル予防を目的とした量を設定

図2　栄養素の指標の目的と種類

表3　年齢区分

乳児	0～5ヶ月，6～11ヶ月 ＊エネルギーとたんぱく質の区分は，0～5ヶ月，6～8ヶ月，9～11ヶ月
小児	1～2歳，3～5歳，6～7歳，8～9歳，10～11歳，12～14歳，15～17歳
成人	18～29歳，30～49歳，50～64歳
高齢者	65～74歳，75歳以上
その他	妊婦，授乳婦

3) **目安量**（AI：adequate intake）

一定の栄養状態を維持するのに十分な量であり，目安量以上を摂取している場合は不足のリスクはほとんどない．推定平均必要量と推奨量が設定できない場合に設定する．栄養素の不足状態を示す者がほとんど存在しない集団で，日本人の代表的な栄養素摂取量の分布が得られる場合は，その中央値とする．

4) **耐容上限量**（UL：tolerable upper intake level）

これを超えて摂取すると，過剰摂取によって生じる潜在的な健康障害のリスクが高まると考えられる量．

5) **目標量**（DG：tentative dietary goal for preventing life-style related diseases）

生活習慣病の発症予防のために現在の日本人が当面の目標とすべき摂取量」として設定する．

5．参照体位

参照する体位（身長・体重）は，性および年齢に応じ，日本人として平均的な体位をもった人を想

表4 基準を策定した栄養素と指標[1]（1歳以上）

栄養素			推定平均必要量(EAR)	推奨量(RDA)	目安量(AI)	耐容上限量(UL)	目標量(DG)
たんぱく質[2]			◯[b]	◯[b]	—	—	◯[3]
脂質	脂質		—	—	—	—	◯[3]
	飽和脂肪酸[4]		—	—	—	—	◯[3]
	n-6系脂肪酸		—	—	◯	—	—
	n-3系脂肪酸		—	—	◯	—	—
	コレステロール[5]		—	—	—	—	—
炭水化物	炭水化物		—	—	—	—	◯[3]
	食物繊維		—	—	—	—	◯
	糖類		—	—	—	—	—
エネルギー産生栄養素バランス[2]			—	—	—	—	◯[3]
ビタミン	脂溶性	ビタミンA	◯[a]	◯[a]	—	◯	—
		ビタミンD[2]	—	—	◯	◯	—
		ビタミンE	—	—	◯	◯	—
		ビタミンK	—	—	◯	—	—
	水溶性	ビタミンB₁	◯[a]	◯[a]	—	—	—
		ビタミンB₂	◯[c]	◯[c]	—	—	—
		ナイアシン	◯[a]	◯[a]	—	◯	—
		ビタミンB₆	◯[b]	◯[b]	—	◯	—
		ビタミンB₁₂	◯[a]	◯[a]	—	—	—
		葉酸	◯[a]	◯[a]	—	◯[7]	—
		パントテン酸	—	—	◯	—	—
		ビオチン	—	—	◯	—	—
		ビタミンC	◯[b]	◯[b]	—	—	—
ミネラル	多量	ナトリウム[6]	◯[a]	—	—	—	◯
		カリウム	—	—	◯	—	◯
		カルシウム	◯[b]	◯[b]	—	◯	—
		マグネシウム	◯[b]	◯[b]	—	◯[7]	—
		リン	—	—	◯	◯	—
	微量	鉄	◯[b]	◯[b]	—	◯	—
		亜鉛	◯[b]	◯[b]	—	◯	—
		銅	◯[b]	◯[b]	—	◯	—
		マンガン	—	—	◯	◯	—
		ヨウ素	◯[b]	◯[b]	—	◯	—
		セレン	◯[a]	◯[a]	—	◯	—
		クロム	—	—	◯	◯	—
		モリブデン	◯[b]	◯[b]	—	◯	—

1 一部の年齢区分についてのみ設定した場合も含む．
2 フレイル予防を図る上での留意事項を表の脚注として記載．
3 総エネルギー摂取量に占めるべき割合（％エネルギー）．
4 脂質異常症の重症化予防を目的としたコレステロールの量と，トランス脂肪酸の摂取に関する参考情報を表の脚注として記載．
5 脂質異常症の重症化予防を目的とした量を飽和脂肪酸の表の脚注に記載．
6 高血圧及び慢性腎臓病（CKD）の重症化予防を目的とした量を表の脚注として記載．
7 通常の食品以外の食品からの摂取について定めた．
a 集団内の半数の者に不足又は欠乏の症状が現れ得る摂取量をもって推定平均必要量とした栄養素．
b 集団内の半数の者で体内量が維持される摂取量をもって推定平均必要量とした栄養素．
c 集団内の半数の者で体内量が飽和している摂取量をもって推定平均必要量とした栄養素．

定し，健全な発育ならびに健康の保持・増進，生活習慣病の予防を考えるうえでの身長・体重を参照体位として示した（表5）．

6. 摂取源と摂取期間

食事として経口摂取される通常の食品に含まれるエネルギーと栄養素を対象とする．耐容上限量については健康食品やサプリメント由来のエネルギーと栄養素を含むものとする．摂取期間は，習慣的

表5 参照体位（参照身長，参照体重）[1]

性別	男性		女性[2]	
年齢等	参照身長 (cm)	参照体重 (kg)	参照身長 (cm)	参照体重 (kg)
0～5（月）	61.5	6.3	60.1	5.9
6～11（月）	71.6	8.8	70.2	8.1
6～8（月）	69.8	8.4	68.3	7.8
9～11（月）	73.2	9.1	71.9	8.4
1～2（歳）	85.8	11.5	84.6	11.0
3～5（歳）	103.6	16.5	103.2	16.1
6～7（歳）	119.5	22.2	118.3	21.9
8～9（歳）	130.4	28.0	130.4	27.4
10～11（歳）	142.0	35.6	144.0	36.3
12～14（歳）	160.5	49.0	155.1	47.5
15～17（歳）	170.1	59.7	157.7	51.9
18～29（歳）	172.0	63.0	158.0	51.0
30～49（歳）	171.8	70.0	158.5	53.3
50～64（歳）	169.7	69.1	156.4	54.0
65～74（歳）	165.3	64.4	152.2	52.6
75以上（歳）	162.0	61.0	148.3	49.3
18以上（歳）[3]	（男女計）参照身長 161.0cm，参照体重 58.6kg			

1 10～17歳は，日本小児内分泌学会・日本成長学会合同標準値委員会による小児の体格評価に用いる身長，体重の標準値を基に，年齢区分に応じて，当該月齢及び年齢区分の中央時点における中央値を引用した．ただし，公表数値が年齢区分と合致しない場合は，同様の方法で算出した値を用いた．18歳以上は，平成30・令和元年国民健康・栄養調査の2か年における当該の性及び年齢区分における身長・体重の中央値を用いた．
2 妊婦，授乳婦を除く．
3 18歳以上成人，男女合わせた参照身長及び参照体重として，平成30・令和元年の2か年分の人口推計を用い，「地域ブロック・性・年齢階級別人口÷地域ブロック・性・年齢階級別 国民健康・栄養調査解析対象者数」で重み付けをして，地域ブロック・性・年齢区分を調整した身長・体重の中央値を算出した．

（ほぼ1カ月間）な摂取量の基準を与えるもので，「1日当たり」を単位として表現しており短期間（例えば1日間）の食事の基準ではない．

7．活用に関する基本的事項

健康な個人または集団を対象として，健康の保持・増進，生活習慣病の発症予防および重症化予防のための食事改善に，食事摂取基準を活用する場合は，PDCAサイクルに基づく活用を基本とする（図3）．食事摂取状況のアセスメントにより，エネルギー・栄養素の摂取量が適切であるか否かを評価する．食事評価に基づき，食事改善計画の立案，食事改善を実施し，それらの検証を行う．検証を行う際には，食事評価を行う．検証結果を踏まえ，計画や実施の内容を改善する．

1）食事摂取状況のアセスメントの方法と留意点

エネルギーおよび各栄養素の摂取状況を評価するためには，食事調査に

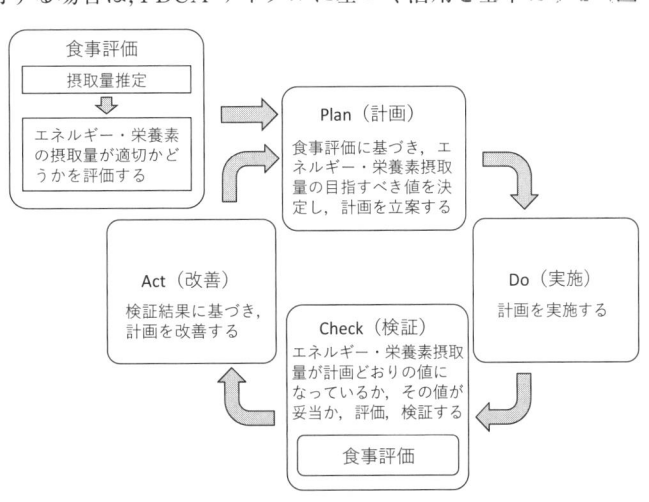

図3 食事摂取基準の活用とPDCAサイクル

よって得られる摂取量と食事摂取基準の各指標で示されている値を比較することによって行うことができる．食事調査からエネルギーおよび各栄養素の摂取量を推定する際には，食品成分表を用いて栄養価計算を行う．

食事摂取状況に関する調査方法には，陰膳法，食事記録法，24時間食事思い出し法，食物摂取頻度法，食事歴法，生体指標の活用などがある．食事調査を行う場合は，その目的や状況に合わせて適宜選択する必要がある．

2) 個人・集団の食事改善を目的とした活用

個人の食事改善では，対象とする個人の特性（性別，年齢，身体活動レベル，その他の主要な生活環境や生活習慣）を十分に把握しておくことが重要となる．目的に応じて臨床症状や臨床検査のデータを利用する．

集団の食事改善では，BMIが目標とする範囲内に留まっている者の割合を増やすことを目的として計画を立てる．そのための食行動・食生活や身体活動に関する改善目標の設定やそのモニタリング，改善のための効果的な各種事業の企画・実施等，公衆栄養計画の企画や実施，検証も併せて行う．

3) 対象特性

妊婦では，妊娠期の体たんぱく質蓄積量は，体カリウム増加量より間接的に算定できるが，妊娠中の体重増加量により変化することを考慮に入れる必要がある．

乳児では，健康な乳児が摂取する母乳の質と量は乳児の栄養状態にとって望ましいものと考えられている．幼児および小児の体格は経時的に変化するため，エネルギー摂取量の過不足のアセスメントは，成長曲線（身体発育曲線）を用いて成長の経過を縦断的に観察する．

高齢者では，加齢に伴う生理的，社会的および経済的問題が高齢者の栄養状態に影響を与えている．高齢者の健康リスクは，健康寿命の延伸の観点から対策が求められる．

4) 生活習慣病とエネルギー・栄養素，生活機能の維持・向上に係る疾患

日本人の食習慣は，生活習慣病との関連が深く，発症予防と重症化予防が重要であると考えられている．食事摂取基準では，対象となる疾病として，高血圧，脂質異常症，糖尿病，慢性腎臓病（chronic kidney disease：CKD），さらに生活機能の維持・向上に係る疾患等に骨粗鬆症を挙げている．これら5つの疾病については，エネルギー・栄養素摂取量の策定ではなく，当該における生活習慣病等とエネルギー・栄養素との関連の定性的および俯瞰的な正しい理解をすることを目的にしている．

8．推定エネルギー必要量（kcal/日）

算出の式は以下である．

成人： 基礎代謝基準値/kg体重×参照体重×身体活動レベル基準値
乳児： エネルギー消費量＋エネルギー蓄積量
小児： 基礎代謝基準値/kg体重×参照体重×身体活動レベル基準値＋エネルギー蓄積量
妊婦： 妊娠前の推定エネルギー必要量＋妊婦のエネルギー付加量
授乳婦：妊娠前の推定エネルギー必要量＋授乳婦のエネルギー付加量

日本人の食事摂取基準（2025年版）

身体活動レベル（カテゴリー）別にみた活動内容と活動時間の代表例

身体活動レベル（カテゴリー）	低い	ふつう	高い
身体活動レベル基準値[1]	1.50	1.75	2.00
	（1.40～1.60）	（1.60～1.90）	（1.90～2.20）
日常生活の内容[2]	生活の大部分が座位で，静的な活動が中心の場合	座位中心の仕事だが，職場内での移動や立位での作業・接客等，通勤・買い物での歩行，家事，軽いスポーツ，のいずれかを含む場合	移動や立位の多い仕事への従事者，あるいは，スポーツ等余暇における活発な運動習慣を持っている場合
中程度の強度（3.0～5.9メッツ）の身体活動の1日当たりの合計時間（時間/日）[3]	1.65	2.06	2.53
仕事での1日当たりの合計歩行時間（時間/日）[3]	0.25	0.54	1.00

1 代表値．（ ）内はおよその範囲．
2 Su et al. 2019, Huang et al. 2015 を参考に，身体活動レベルに及ぼす仕事時間中の労作の影響が大きいことを考慮して作成．
3 Inoue et al. 2009 による．

成長を伴う組織増加分のエネルギー

性別	男性					女性				
				組織増加分					組織増加分	
年齢等	(A) 参照体重 (kg)	(B) 体重増加量 (kg/年)	(C) エネルギー密度 (kcal/g)	(D) エネルギー蓄積量 (kcal/日)		(A) 参照体重 (kg)	(B) 体重増加量 (kg/年)	(C) エネルギー密度 (kcal/g)	(D) エネルギー蓄積量 (kcal/日)	
0～5（月）	6.3	9.4	4.4	115		5.9	8.4	5.0	115	
6～8（月）	8.4	4.2	1.5	15		7.8	3.7	1.8	20	
9～11（月）	9.1	2.5	2.7	20		8.4	2.4	2.3	15	
1～2（歳）	11.5	2.1	3.5	10		11.0	2.2	2.4	10	
3～5（歳）	16.5	2.1	1.5	10		16.1	2.2	2.0	10	
6～7（歳）	22.2	2.6	2.1	15		21.9	2.5	2.8	20	
8～9（歳）	28.0	3.4	2.5	25		27.4	3.6	3.2	30	
10～11（歳）	35.6	4.6	3.0	40		36.3	4.5	2.6	30	
12～14（歳）	49.0	4.5	1.5	20		47.5	3.0	3.0	25	
15～17（歳）	59.7	2.0	1.9	10		51.9	0.7	4.7	10	

体重増加量（B）は，比例配分的な考え方により，参照体重（A）から以下のようにして計算した．
　例：9～11か月の女児における体重増加量（kg/年）
　　$X = [(9\sim11\text{か月}（10.5\text{か月時}）\text{の参照体重}) - (6\sim8\text{か月}（7.5\text{か月時}）\text{の参照体重})]/(0.875（\text{歳}）-0.625（\text{歳}）)$
　　　$+ [(1\sim2\text{歳の参照体重}) - (9\sim11\text{か月の参照体重})]/(2（\text{歳}）-0.875（\text{歳}）)$
　体重増加量 = $X/2 = [(8.4-7.8)/0.25 + (11.0-8.4)/1.125]/2 ≒ 2.4$
組織増加分のエネルギー密度（C）は，アメリカ・カナダの食事摂取基準80 より計算．
組織増加分のエネルギー蓄積量（D）は，組織増加量（B）と組織増加分のエネルギー密度（C）の積として求めた．
　例：9～11か月の女児における組織増加分のエネルギー（kcal/日）＝$[(2.4（kg/年）×1,000/365日)]×2.3（kcal/g）=14.8≒15$

基礎代謝量基準値

性別	男性			女性		
年齢（歳）	図9における観察値から推定した体重1kg当たりの基礎代謝量 (A) (kcal/kg体重/日)	参照体重 (B) (kg)	参照体重の場合の基礎代謝量基準値 (A)×(B) (kcal/日)	図9における観察値から推定した体重1kg当たりの基礎代謝量 (A) (kcal/kg体重/日)	参照体重 (B) (kg)	参照体重の場合の基礎代謝量基準値 (A)×(B) (kcal/日)
1～2	61.0	11.5	700	59.7	11.0	660
3～5	54.8	16.5	900	52.2	16.1	840
6～7	44.3	22.2	980	41.9	21.9	920
8～9	40.8	28.0	1,140	38.3	27.4	1,050
10～11	37.4	35.6	1,330	34.8	36.3	1,260
12～14	31.0	49.0	1,520	29.6	47.5	1,410
15～17	27.0	59.7	1,610	25.3	51.9	1,310
18～29	23.7	63.0	1,490	22.1	51.0	1,130
30～49	22.5	70.0	1,570	21.9	53.3	1,170
50～64	21.8	69.1	1,510	20.7	54.0	1,120
65～74	21.6	64.4	1,390	20.7	52.6	1,090
75以上	21.5	61.0	1,310	20.7	49.3	1,020

参考表1 体重1kg当たりの推定エネルギー必要量（kcal/kg/日）

性別	男性			女性		
身体活動レベル[1]	低い	ふつう	高い	低い	ふつう	高い
1～2（歳）	—	82.4	—	—	80.6	—
3～5（歳）	—	79.5	—	—	75.7	—
6～7（歳）	59.8	68.7	77.5	56.6	64.9	73.3
8～9（歳）	57.1	65.3	73.4	53.6	61.3	68.9
10～11（歳）	54.2	61.7	69.2	50.5	57.4	64.4
12～14（歳）	46.5	52.7	58.9	44.4	50.3	56.2
15～17（歳）	41.9	47.3	52.7	39.2	44.3	49.3
18～29（歳）	35.6	41.5	47.4	33.2	38.7	44.2
30～49（歳）	33.8	39.4	45.0	32.9	38.3	43.8
50～64（歳）	32.7	38.2	43.6	31.1	36.2	41.4
65～74（歳）	32.4	36.7	41.0	31.1	35.2	39.3
75以上（歳）[2]	30.1	36.6	—	29.0	35.2	—

1 身体活動レベルは、「低い」、「ふつう」、「高い」の3つのカテゴリーとした．
2 「ふつう」は自立している者、「低い」は自宅にいてほとんど外出しない者に相当する．「低い」は高齢者施設で自立に近い状態で過ごしている者にも適用できる値である．
注：理論的には、参照体重よりも体重が少ない個人または集団では推定エネルギー必要量はこれよりも多く、参照体重よりも体重が多い個人または集団ではこれよりも少ないことに注意すること．

参考表2 推定エネルギー必要量（kcal/日）

性別	男性			女性		
身体活動レベル[1]	低い	ふつう	高い	低い	ふつう	高い
0～5（月）	—	550	—	—	500	—
6～8（月）	—	650	—	—	600	—
9～11（月）	—	700	—	—	650	—
1～2（歳）	—	950	—	—	900	—
3～5（歳）	—	1,300	—	—	1,250	—
6～7（歳）	1,350	1,550	1,750	1,250	1,450	1,650
8～9（歳）	1,600	1,850	2,100	1,500	1,700	1,900
10～11（歳）	1,950	2,250	2,500	1,850	2,100	2,350
12～14（歳）	2,300	2,600	2,900	2,150	2,400	2,700
15～17（歳）	2,500	2,850	3,150	2,050	2,300	2,550
18～29（歳）	2,250	2,600	3,000	1,700	1,950	2,250
30～49（歳）	2,350	2,750	3,150	1,750	2,050	2,350
50～64（歳）	2,250	2,650	3,000	1,700	1,950	2,250
65～74（歳）	2,100	2,400	2,650	1,650	1,850	2,050
75以上（歳）[2]	1,850	2,250	—	1,450	1,750	—
妊婦（付加量）[3] 初期					+50	
中期					+250	
後期					+450	
授乳婦（付加量）					+350	

1 身体活動レベルは、「低い」、「ふつう」、「高い」の3つのカテゴリーとした．
2 「ふつう」は自立している者、「低い」は自宅にいてほとんど外出しない者に相当する．「低い」は高齢者施設で自立に近い状態で過ごしている者にも適用できる値である．
3 妊婦個々の体格や妊娠中の体重増加量及び胎児の発育状況の評価を行うことが必要である．
注1：活用に当たっては、食事評価、体重及びBMIの把握を行い、エネルギーの過不足は体重の変化又はBMIを用いて評価すること．
注2：身体活動レベルが「低い」に該当する場合、少ないエネルギー消費量に見合った少ないエネルギー摂取量を維持することになるため、健康の保持・増進の観点からは、身体活動量を増加させる必要がある．

たんぱく質の食事摂取基準（推定平均必要量，推奨量，目安量：g/日，目標量：％エネルギー）

性別	男性				女性			
年齢等	推定平均必要量	推奨量	目安量	目標量[1]	推定平均必要量	推奨量	目安量	目標量[1]
0～5（月）	―	―	10	―	―	―	10	―
6～8（月）	―	―	15	―	―	―	15	―
9～11（月）	―	―	25	―	―	―	25	―
1～2（歳）	15	20	―	13～20	15	20	―	13～20
3～5（歳）	20	25	―	13～20	20	25	―	13～20
6～7（歳）	25	30	―	13～20	25	30	―	13～20
8～9（歳）	30	40	―	13～20	30	40	―	13～20
10～11（歳）	40	45	―	13～20	40	50	―	13～20
12～14（歳）	50	60	―	13～20	45	55	―	13～20
15～17（歳）	50	65	―	13～20	45	55	―	13～20
18～29（歳）	50	65	―	13～20	40	50	―	13～20
30～49（歳）	50	65	―	13～20	40	50	―	13～20
50～64（歳）	50	65	―	14～20	40	50	―	14～20
65～74（歳）[2]	50	60	―	15～20	40	50	―	15～20
75以上（歳）[2]	50	60	―	15～20	40	50	―	15～20
妊婦（付加量）初期					+0	+0	―	―[3]
中期					+5	+5	―	―[3]
後期					+20	+25	―	―[4]
授乳婦（付加量）					+15	+20	―	―[4]

1　範囲に関しては，おおむねの値を示したものであり，弾力的に運用すること．
2　65歳以上の高齢者について，フレイル予防を目的とした量を定めることは難しいが，身長・体重が参照体位に比べて小さい者や，特に75歳以上であって加齢に伴い身体活動量が大きく低下した者など，必要エネルギー摂取量が低い者では，下限が推奨量を下回る場合があり得る．この場合でも，下限は推奨量以上とすることが望ましい．
3　妊婦（初期・中期）の目標量は13～20％エネルギーとした．
4　妊婦（後期）及び授乳婦の目標量は15～20％エネルギーとした．

脂質，飽和脂肪酸，n-6系脂肪酸，n-3系脂肪酸の食事摂取基準

	脂質（％エネルギー）				飽和脂肪酸（％エネルギー）[2,3]		n-6系脂肪酸（g/日）		n-3系脂肪酸（g/日）	
	男性		女性		男性	女性	男性	女性	男性	女性
年齢等	目安量	目標量[1]	目安量	目標量[1]	目標量	目標量	目安量	目安量	目安量	目安量
0～5（月）	50	―	50	―	―	―	4	4	0.9	0.9
6～11（月）	40	―	40	―	―	―	4	4	0.8	0.8
1～2（歳）	―	20～30	―	20～30	―	―	4	4	0.7	0.7
3～5（歳）	―	20～30	―	20～30	10以下	10以下	6	6	1.2	1.0
6～7（歳）	―	20～30	―	20～30	10以下	10以下	8	7	1.4	1.2
8～9（歳）	―	20～30	―	20～30	10以下	10以下	8	8	1.5	1.4
10～11（歳）	―	20～30	―	20～30	10以下	10以下	9	9	1.7	1.7
12～14（歳）	―	20～30	―	20～30	10以下	10以下	11	11	2.2	1.7
15～17（歳）	―	20～30	―	20～30	9以下	9以下	13	11	2.2	1.7
18～29（歳）	―	20～30	―	20～30	7以下	7以下	12	9	2.2	1.7
30～49（歳）	―	20～30	―	20～30	7以下	7以下	11	9	2.2	1.7
50～64（歳）	―	20～30	―	20～30	7以下	7以下	10	9	2.3	1.9
65～74（歳）	―	20～30	―	20～30	7以下	7以下	10	9	2.3	2.0
75以上（歳）	―	20～30	―	20～30	7以下	7以下	9	8	2.3	2.0
妊婦			―	20～30		7以下		9		1.7
授乳婦			―	20～30		7以下		9		1.7

1　範囲に関しては，おおむねの値を示したものである．
2　飽和脂肪酸と同じく，脂質異常症及び循環器疾患に関与する栄養素としてコレステロールがある．コレステロールに目標量は設定しないが，これは許容される摂取量に上限が存在しないことを保証するものではない．また，脂質異常症の重症化予防の目的からは，200mg/日未満に留めることが望ましい．
3　飽和脂肪酸と同じく，冠動脈疾患に関与する栄養素としてトランス脂肪酸がある．日本人の大多数は，トランス脂肪酸に関する世界保健機関（WHO）の目標（1％エネルギー未満）を下回っており，トランス脂肪酸の摂取による健康への影響は，飽和脂肪酸の摂取によるものと比べて小さいと考えられる．ただし，脂質に偏った食事をしている者では，留意する必要がある．トランス脂肪酸は人体にとって不可欠な栄養素ではなく，健康の保持・増進を図る上で積極的な摂取は勧められないことから，その摂取量は1％エネルギー未満に留めることが望ましく，1％エネルギー未満でもできるだけ低く留めることが望ましい．

炭水化物，食物繊維の食事摂取基準

性別	炭水化物（%エネルギー）		食物繊維（g/日）	
	男性	女性	男性	女性
年齢等	目標量[1,2]	目標量[1,2]	目標量	目標量
0～5（月）	—	—	—	—
6～11（月）	—	—	—	—
1～2（歳）	50～65	50～65	—	—
3～5（歳）	50～65	50～65	8以上	8以上
6～7（歳）	50～65	50～65	10以上	9以上
8～9（歳）	50～65	50～65	11以上	11以上
10～11（歳）	50～65	50～65	13以上	13以上
12～14（歳）	50～65	50～65	17以上	16以上
15～17（歳）	50～65	50～65	19以上	18以上
18～29（歳）	50～65	50～65	20以上	18以上
30～49（歳）	50～65	50～65	22以上	18以上
50～64（歳）	50～65	50～65	22以上	18以上
65～74（歳）	50～65	50～65	21以上	18以上
75以上（歳）	50～65	50～65	20以上	17以上
妊婦		50～65		18以上
授乳婦		50～65		18以上

1 範囲に関しては，おおむねの値を示したものである．
2 エネルギー計算上，アルコールを含む．ただし，アルコールの摂取を勧めるものではない．

エネルギー産生栄養素バランス（%エネルギー）

性別	男性				女性			
	目標量[1,2]				目標量[1,2]			
年齢等	たんぱく質[3]	脂質[4]	飽和脂肪酸	炭水化物[5,6]	たんぱく質[3]	脂質[4]	飽和脂肪酸	炭水化物[5,6]
0～11（月）	—	—	—	—	—	—	—	—
1～2（歳）	13～20	20～30	—	50～65	13～20	20～30	—	50～65
3～5（歳）	13～20	20～30	10以下	50～65	13～20	20～30	10以下	50～65
6～7（歳）	13～20	20～30	10以下	50～65	13～20	20～30	10以下	50～65
8～9（歳）	13～20	20～30	10以下	50～65	13～20	20～30	10以下	50～65
10～11（歳）	13～20	20～30	10以下	50～65	13～20	20～30	10以下	50～65
12～14（歳）	13～20	20～30	10以下	50～65	13～20	20～30	10以下	50～65
15～17（歳）	13～20	20～30	9以下	50～65	13～20	20～30	9以下	50～65
18～29（歳）	13～20	20～30	7以下	50～65	13～20	20～30	7以下	50～65
30～49（歳）	13～20	20～30	7以下	50～65	13～20	20～30	7以下	50～65
50～64（歳）	14～20	20～30	7以下	50～65	14～20	20～30	7以下	50～65
65～74（歳）	15～20	20～30	7以下	50～65	15～20	20～30	7以下	50～65
75以上（歳）	15～20	20～30	7以下	50～65	15～20	20～30	7以下	50～65
妊婦　初期					13～20	20～30	7以下	50～65
中期					13～20			
後期					15～20			
授乳婦					15～20			

1 必要なエネルギー量を確保した上でのバランスとすること．
2 範囲に関しては，おおむねの値を示したものであり，弾力的に運用すること．
3 65歳以上の高齢者について，フレイル予防を目的とした量を定めることは難しいが，身長・体重が参照体位に比べて小さい者や，特に75歳以上であって加齢に伴い身体活動が大きく低下した者など，必要エネルギー摂取量が低い者では，下限が推奨量を下回る場合があり得る．この場合でも，下限は推奨量以上とすることが望ましい．
4 脂質については，その構成成分である飽和脂肪酸など，質への配慮を十分に行う必要がある．
5 アルコールを含む．ただし，アルコールの摂取を勧めるものではない．
6 食物繊維の目標量を十分に注意すること．

ビタミン A の食事摂取基準（μgRAE/日）[1]

性別	男性				女性			
年齢等	推定平均必要量[2]	推奨量[2]	目安量[3]	耐容上限量[3]	推定平均必要量[2]	推奨量[2]	目安量[3]	耐容上限量[3]
0〜5（月）	—	—	300	600	—	—	300	600
6〜11（月）	—	—	400	600	—	—	400	600
1〜2（歳）	300	400	—	600	250	350	—	600
3〜5（歳）	350	500	—	700	350	500	—	700
6〜7（歳）	350	500	—	950	350	500	—	950
8〜9（歳）	350	500	—	1200	350	500	—	1200
10〜11（歳）	450	600	—	1500	400	600	—	1500
12〜14（歳）	550	800	—	2100	500	700	—	2100
15〜17（歳）	650	900	—	2600	500	650	—	2600
18〜29（歳）	600	850	—	2700	450	650	—	2700
30〜49（歳）	650	900	—	2700	500	700	—	2700
50〜64（歳）	650	900	—	2700	500	700	—	2700
65〜74（歳）	600	850	—	2700	500	700	—	2700
75 以上（歳）	550	800	—	2700	450	650	—	2700
妊婦（付加量）（初期）					+0	+0	—	—
（中期）					+0	+0	—	—
（後期）					+60	+80	—	—
授乳婦（付加量）					+300	+450	—	—

1 レチノール活性当量（μgRAE）＝レチノール（μg）＋β-カロテン（μg）×1/12＋α-カロテン（μg）×1/24＋β-クリプトキサンチン（μg）×1/24＋その他のプロビタミン A カロテノイド（μg）×1/24
2 プロビタミン A カロテノイドを含む．
3 プロビタミン A カロテノイドを含まない．カロテノイドを含む．

ビタミン D, E, K の食事摂取基準

	ビタミン D（μg/日）[1]				ビタミン E（mg/日）[2]				ビタミン K（μg/日）	
性別	男性		女性		男性		女性		男性	女性
年齢等	目安量	耐容上限量	目安量	耐容上限量	目安量	耐容上限量	目安量	耐容上限量	目安量	目安量
0〜5（月）	5.0	25	5.0	25	3.0	—	3.0	—	4	4
6〜11（月）	5.0	25	5.0	25	4.0	—	4.0	—	7	7
1〜2（歳）	3.5	25	3.5	25	3.0	150	3.0	150	50	60
3〜5（歳）	4.5	30	4.5	30	4.0	200	4.0	200	60	70
6〜7（歳）	5.5	40	5.5	40	4.5	300	4.0	300	80	90
8〜9（歳）	6.5	40	6.5	40	5.0	350	5.0	350	90	110
10〜11（歳）	8.0	60	8.0	60	5.0	450	5.5	450	110	130
12〜14（歳）	9.0	80	9.0	80	6.5	650	6.0	600	140	150
15〜17（歳）	9.0	90	9.0	90	7.0	750	6.0	650	150	150
18〜29（歳）	9.0	100	9.0	100	6.5	800	5.0	650	150	150
30〜49（歳）	9.0	100	9.0	100	6.5	800	6.0	700	150	150
50〜64（歳）	9.0	100	9.0	100	6.5	800	6.0	700	150	150
65〜74（歳）	9.0	100	9.0	100	7.5	800	7.0	700	150	150
75 以上（歳）	9.0	100	9.0	100	7.0	800	6.0	650	150	150
妊婦			9.0	—			5.5	—		150
授乳婦			9.0	—			5.5	—		150

1 日照により皮膚でビタミン D が産生されることを踏まえ，フレイル予防を図る者はもとより，全年齢区分を通じて，日常生活において可能な範囲内での適度な日光浴を心掛けるとともに，ビタミン D の摂取については，日照時間を考慮に入れることが重要である．
2 α-トコフェロールについて算定した．α-トコフェロール以外のビタミン E は含んでいない．

ビタミン B₁，B₂ の食事摂取基準

性別	ビタミン B₁ (mg/日) [1,2]						ビタミン B₂ (mg/日) [2,3]					
	男性			女性			男性			女性		
年齢等	推定平均必要量	推奨量	目安量	推定平均必要量	推奨量	目安量	推定平均必要量	推奨量	目安量	推定平均必要量	推奨量	目安量
0～5（月）	―	―	0.1	―	―	0.1	―	―	0.3	―	―	0.3
6～11（月）	―	―	0.2	―	―	0.2	―	―	0.4	―	―	0.4
1～2（歳）	0.3	0.4	―	0.3	0.4	―	0.5	0.6	―	0.5	0.5	―
3～5（歳）	0.4	0.5	―	0.4	0.5	―	0.7	0.8	―	0.6	0.8	―
6～7（歳）	0.5	0.7	―	0.4	0.6	―	0.8	0.9	―	0.7	0.9	―
8～9（歳）	0.6	0.8	―	0.5	0.7	―	0.9	1.1	―	0.9	1.0	―
10～11（歳）	0.7	0.9	―	0.6	0.9	―	1.1	1.4	―	1.1	1.3	―
12～14（歳）	0.8	1.1	―	0.7	1.0	―	1.3	1.6	―	1.2	1.4	―
15～17（歳）	0.9	1.2	―	0.7	1.0	―	1.4	1.7	―	1.2	1.4	―
18～29（歳）	0.8	1.1	―	0.6	0.8	―	1.3	1.6	―	1.0	1.2	―
30～49（歳）	0.8	1.2	―	0.6	0.9	―	1.4	1.7	―	1.0	1.2	―
50～64（歳）	0.8	1.1	―	0.6	1.0	―	1.3	1.6	―	1.0	1.2	―
65～74（歳）	0.7	1.0	―	0.6	0.9	―	1.2	1.4	―	0.9	1.1	―
75 以上（歳）	0.7	1.0	―	0.5	0.7	―	1.1	1.4	―	0.9	1.1	―
妊婦（付加量）				0.1	0.2	―				+0.2	+0.3	―
授乳婦（付加量）				0.2	0.2	―				+0.5	+0.6	―

1 チアミン塩化物塩酸塩（分子量=337.3）相当量として示した．
2 身体活動レベル「ふつう」の推定エネルギー必要量を用いて算定した．
3 特記事項：推定平均必要量は，ビタミン B2 の欠乏症である口唇炎，口角炎，舌炎などの皮膚炎を予防するに足る最小量からではなく，尿中にビタミン B2 の排泄量が増大し始める摂取量（体内飽和量）から算定．

ナイアシン，ビタミン B6 の食事摂取基準

性別	ナイアシン (mgNE/日) [1,2]								ビタミン B6 (mg/日) [5]							
	男性				女性				男性				女性			
年齢等	推定平均必要量	推奨量	目安量	耐容上限量[3]	推定平均必要量	推奨量	目安量	耐容上限量[3]	推定平均必要量	推奨量	目安量	耐容上限量[6]	推定平均必要量	推奨量	目安量	耐容上限量[6]
0～5（月）[4]	―	―	2	―	―	―	2	―	―	―	0.2	―	―	―	0.2	―
6～11（月）	―	―	3	―	―	―	3	―	―	―	0.3	―	―	―	0.3	―
1～2（歳）	5	6	―	60(15)	4	5	―	60(15)	0.4	0.5	―	10	0.4	0.5	―	10
3～5（歳）	6	8	―	80(20)	6	7	―	80(20)	0.5	0.6	―	15	0.5	0.6	―	15
6～7（歳）	7	9	―	100(30)	7	8	―	100(30)	0.6	0.7	―	20	0.6	0.7	―	20
8～9（歳）	9	11	―	150(35)	8	10	―	150(35)	0.8	0.9	―	25	0.8	0.9	―	25
10～11（歳）	11	13	―	200(45)	10	12	―	200(45)	0.9	1.0	―	30	1.0	1.2	―	30
12～14（歳）	12	15	―	250(60)	12	14	―	250(60)	1.2	1.4	―	40	1.1	1.3	―	40
15～17（歳）	14	16	―	300(70)	11	13	―	250(65)	1.2	1.5	―	50	1.1	1.3	―	45
18～29（歳）	13	15	―	300(80)	9	11	―	250(65)	1.2	1.5	―	55	1.0	1.2	―	45
30～49（歳）	13	16	―	350(85)	10	12	―	250(65)	1.2	1.5	―	60	1.0	1.2	―	45
50～64（歳）	13	15	―	350(85)	9	11	―	250(65)	1.2	1.5	―	60	1.0	1.2	―	45
65～74（歳）	11	14	―	300(80)	9	11	―	250(65)	1.2	1.4	―	55	1.0	1.2	―	45
75 以上（歳）	11	13	―	300(75)	8	10	―	250(60)	1.2	1.4	―	50	1.0	1.2	―	40
妊婦（付加量）					+0	+0	―	―					+0.2	+0.2	―	―
授乳婦（付加量）					+3	+3	―	―					+0.3	+0.3	―	―

1 ナイアシン当量（NE）＝ナイアシン＋1/60 トリプトファンで示した．
2 身体活動レベル「ふつう」の推定エネルギー必要量を用いて算定した．
3 ニコチンアミドの重量（mg/日），（ ）内はニコチン酸の重量（mg/日）．
4 単位は mg/日．
5 たんぱく質の推奨量を用いて算定した（妊婦・授乳婦の付加量は除く）．
6 ピリドキシン（分子量＝169.2）相当量として示した．

ビタミン B_{12}，葉酸の食事摂取基準

	ビタミン B_{12}（μg/日）[1]		葉酸（μg/日）[2]							
	男性	女性	男性				女性			
性別 年齢等	目安量	目安量	推定平均必要量	推奨量	目安量	耐容上限量[3]	推定平均必要量	推奨量	目安量	耐容上限量[3]
0～5（月）	0.4	0.4	—	—	40	—	—	—	40	—
6～11（月）	0.9	0.9	—	—	70	—	—	—	70	—
1～2（歳）	1.5	1.5	70	90	—	200	70	90	—	200
3～5（歳）	1.5	1.5	80	100	—	300	80	100	—	300
6～7（歳）	2.0	2.0	110	130	—	400	110	130	—	400
8～9（歳）	2.5	2.5	130	150	—	500	130	150	—	500
10～11（歳）	3.0	3.0	150	180	—	700	150	180	—	700
12～14（歳）	4.0	4.0	190	230	—	900	190	230	—	900
15～17（歳）	4.0	4.0	200	240	—	900	200	240	—	900
18～29（歳）	4.0	4.0	200	240	—	900	200	240	—	900
30～49（歳）	4.0	4.0	200	240	—	1,000	200	240	—	1000
50～64（歳）	4.0	4.0	200	240	—	1,000	200	240	—	1000
65～74（歳）	4.0	4.0	200	240	—	900	200	240	—	900
75 以上（歳）	4.0	4.0	200	240	—	900	200	240	—	900
妊婦[4] 初期		4.0					+0（付加量）	+0（付加量）	—	—
中期・後期		4.0					+200（付加量）	+240（付加量）	—	—
授乳婦		4.0					+80（付加量）	+100（付加量）	—	—

1 シアノコバラミン（分子量＝1,355.4）相当量として示した．
2 葉酸（プテロイルモノグルタミン酸，分子量＝441.4）相当量として示した．
3 通常の食品以外の食品に含まれる葉酸に適用する．
4 妊娠を計画している女性，妊娠の可能性がある女性及び妊娠初期の妊婦は，胎児の神経管閉鎖障害のリスク低減のために，通常の食品以外の食品に含まれる葉酸を 400 μg/日摂取することが望まれる．

パントテン酸，ビオチン，ビタミンCの食事摂取基準

	パントテン酸（mg/日）		ビオチン（μg/日）		ビタミンC（mg/日）[1]					
	男性	女性	男性	女性	男性			女性		
性別 年齢等	目安量	目安量	目安量	目安量	推定平均必要量	推奨量	目安量	推定平均必要量	推奨量	目安量
0～5（月）	4	4	4	4	—	—	40	—	—	40
6～11（月）	3	3	10	10	—	—	40	—	—	40
1～2（歳）	3	3	20	20	30	35	—	30	35	—
3～5（歳）	4	4	20	20	35	40	—	35	40	—
6～7（歳）	5	5	30	30	40	50	—	40	50	—
8～9（歳）	6	6	30	30	50	60	—	50	60	—
10～11（歳）	6	6	40	40	60	70	—	60	70	—
12～14（歳）	7	6	50	50	75	90	—	75	90	—
15～17（歳）	7	6	50	50	80	100	—	80	100	—
18～29（歳）	6	5	50	50	80	100	—	80	100	—
30～49（歳）	6	5	50	50	80	100	—	80	100	—
50～64（歳）	6	5	50	50	80	100	—	80	100	—
65～74（歳）	6	5	50	50	80	100	—	80	100	—
75 以上（歳）	6	5	50	50	80	100	—	80	100	—
妊婦（付加量）		5		50				+10	+10	—
授乳婦（付加量）		6		50				+40	+45	—

1 L-アスコルビン酸（分子量＝176.1）相当量として示した．
特記事項：推定平均必要量は，ビタミンCの欠乏症である壊血病を予防するに足る最小量からではなく，良好なビタミンCの栄養状態の確実な維持の観点から算定．

ナトリウム，カリウムの食事摂取基準

性別	ナトリウム（mg/日，（ ）は食塩相当量[g/日]）[1]						カリウム（mg/日）			
	男性			女性			男性		女性	
年齢等	推定平均必要量	目安量	目標量	推定平均必要量	目安量	目標量	目安量	目標量	目安量	目標量
0～5（月）	―	100 (0.3)	―	―	100 (0.3)	―	400	―	400	―
6～11（月）	―	600 (1.5)	―	―	600 (1.5)	―	700	―	700	―
1～2（歳）	―	―	(3.0 未満)	―	―	(2.5 未満)	―	―	―	―
3～5（歳）	―	―	(3.5 未満)	―	―	(3.5 未満)	1100	1600 以上	1000	1400 以上
6～7（歳）	―	―	(4.5 未満)	―	―	(4.5 未満)	1300	1800 以上	1200	1600 以上
8～9（歳）	―	―	(5.0 未満)	―	―	(5.0 未満)	1600	2000 以上	1400	1800 以上
10～11（歳）	―	―	(6.0 未満)	―	―	(6.0 未満)	1900	2200 以上	1800	2000 以上
12～14（歳）	―	―	(7.0 未満)	―	―	(6.5 未満)	2400	2600 以上	2200	2400 以上
15～17（歳）	―	―	(7.5 未満)	―	―	(6.5 未満)	2800	3000 以上	2000	2600 以上
18～29（歳）	600 (1.5)	―	(7.5 未満)	600 (1.5)	―	(6.5 未満)	2500	3000 以上	2000	2600 以上
30～49（歳）	600 (1.5)	―	(7.5 未満)	600 (1.5)	―	(6.5 未満)	2500	3000 以上	2000	2600 以上
50～64（歳）	600 (1.5)	―	(7.5 未満)	600 (1.5)	―	(6.5 未満)	2500	3000 以上	2000	2600 以上
65～74（歳）	600 (1.5)	―	(7.5 未満)	600 (1.5)	―	(6.5 未満)	2500	3000 以上	2000	2600 以上
75 以上（歳）	600 (1.5)	―	(7.5 未満)	600 (1.5)	―	(6.5 未満)	2500	3000 以上	2000	2600 以上
妊婦				600 (1.5)	―	(6.5 未満)			2000	2600 以上
授乳婦				600 (1.5)	―	(6.5 未満)			2000	2600 以上

1 高血圧及び慢性腎臓病（CKD）の重症化予防のための食塩相当量の量は，男女とも 6.0g/日未満とした．

カルシウム，マグネシウムの食事摂取基準

性別	カルシウム（mg/日）								マグネシウム（mg/日）							
	男性				女性				男性				女性			
年齢等	推定平均必要量	推奨量	目安量	耐容上限量	推定平均必要量	推奨量	目安量	耐容上限量	推定平均必要量	推奨量	目安量	耐容上限量[1]	推定平均必要量	推奨量	目安量	耐容上限量[1]
0～5（月）	―	―	200	―	―	―	200	―	―	―	20	―	―	―	20	―
6～11（月）	―	―	250	―	―	―	250	―	―	―	60	―	―	―	60	―
1～2（歳）	350	450	―	―	350	400	―	―	60	70	―	―	60	70	―	―
3～5（歳）	500	600	―	―	450	550	―	―	80	100	―	―	80	100	―	―
6～7（歳）	500	600	―	―	450	550	―	―	110	130	―	―	110	130	―	―
8～9（歳）	550	650	―	―	600	750	―	―	140	170	―	―	140	160	―	―
10～11（歳）	600	700	―	―	600	750	―	―	180	210	―	―	180	220	―	―
12～14（歳）	850	1,000	―	―	700	800	―	―	250	290	―	―	240	290	―	―
15～17（歳）	650	800	―	―	550	650	―	―	300	360	―	―	260	310	―	―
18～29（歳）	650	800	―	2,500	550	650	―	2,500	280	340	―	―	230	280	―	―
30～49（歳）	650	750	―	2,500	550	650	―	2,500	320	380	―	―	240	290	―	―
50～64（歳）	600	750	―	2,500	550	650	―	2,500	310	370	―	―	240	290	―	―
65～74（歳）	600	750	―	2,500	550	650	―	2,500	290	350	―	―	240	280	―	―
75 以上（歳）	600	750	―	2,500	500	600	―	2,500	270	330	―	―	220	270	―	―
妊婦（付加量）					+0	+0	―	―					+30	+40	―	―
授乳婦（付加量）					+0	+0	―	―					+0	+0	―	―

1 通常の食品以外からの摂取量の耐容上限量は，成人の場合 350mg/日，小児では 5mg/kg 体重/日とした．それ以外の通常の食品からの摂取の場合，耐容上限量は設定しない．

リン，鉄の食事摂取基準

性別	リン（mg/日）				鉄（mg/日）							
	男性		女性		男性			女性				
								月経なし		月経あり			
年齢等	目安量	耐容上限量	目安量	耐容上限量	推定平均必要量	推奨量	耐容上限量	推定平均必要量	推奨量	推定平均必要量	推奨量	目安量	耐容上限量
0～5（月）	120	—	120	—	—	—	0.5	—	—	—	—	0.5	—
6～11（月）	260	—	260	—	3.5	4.5	—	3.0	4.5	—	—	—	—
1～2（歳）	600	—	500	—	3.0	4.0	—	3.0	4.0	—	—	—	—
3～5（歳）	700	—	700	—	3.5	5.0	—	3.5	5.0	—	—	—	—
6～7（歳）	900	—	800	—	4.5	6.0	—	4.5	6.0	—	—	—	—
8～9（歳）	1,000	—	900	—	5.5	7.5	—	6.0	8.0	—	—	—	—
10～11（歳）	1,100	—	1,000	—	6.5	9.5	—	6.5	9.0	8.5	12.5	—	—
12～14（歳）	1,200	—	1,100	—	7.5	9.0	—	6.5	8.0	9.0	12.5	—	—
15～17（歳）	1,200	—	1,000	—	7.5	9.0	—	5.5	6.5	7.5	11.0	—	—
18～29（歳）	1,000	3,000	800	3,000	5.5	7.0	—	5.0	6.0	7.0	10.0	—	—
30～49（歳）	1,000	3,000	800	3,000	6.0	7.5	—	5.0	6.0	7.5	10.5	—	—
50～64（歳）	1,000	3,000	800	3,000	6.0	7.0	—	5.0	6.0	7.5	10.5	—	—
65～74（歳）	1,000	3,000	800	3,000	5.5	7.0	—	5.0	6.0	—	—	—	—
75以上（歳）	1,000	3,000	800	3,000	5.5	6.5	—	4.5	5.5	—	—	—	—
妊婦　初期			800	—				+2.0（付加量）	+2.5（付加量）				
中期・後期			800	—				+7.0（付加量）	+8.5（付加量）				
授乳婦			800	—				+1.5（付加量）	+2.0（付加量）				

亜鉛，銅の食事摂取基準

性別	亜鉛（mg/日）								銅（mg/日）							
	男性				女性				男性				女性			
年齢等	推定平均必要量	推奨量	目安量	耐容上限量	推定平均必要量	推奨量	目安量	耐容上限量	推定平均必要量	推奨量	目安量	耐容上限量	推定平均必要量	推奨量	目安量	耐容上限量
0～5（月）	—	—	1.5	—	—	—	1.5	—	—	—	0.3	—	—	—	0.3	—
6～11（月）	—	—	2.0	—	—	—	2.0	—	—	—	0.4	—	—	—	0.4	—
1～2（歳）	2.5	3.5	—	—	2.0	3.0	—	—	0.3	0.3	—	—	0.2	0.3	—	—
3～5（歳）	3.0	4.0	—	—	2.5	3.5	—	—	0.3	0.4	—	—	0.3	0.3	—	—
6～7（歳）	3.5	5.0	—	—	3.0	4.5	—	—	0.4	0.4	—	—	0.4	0.4	—	—
8～9（歳）	4.0	5.5	—	—	4.0	5.5	—	—	0.4	0.5	—	—	0.4	0.5	—	—
10～11（歳）	5.5	8.0	—	—	5.5	7.5	—	—	0.5	0.6	—	—	0.5	0.6	—	—
12～14（歳）	7.0	8.5	—	—	6.5	8.5	—	—	0.7	0.8	—	—	0.6	0.8	—	—
15～17（歳）	8.5	10.0	—	—	6.0	8.0	—	—	0.8	0.9	—	—	0.6	0.7	—	—
18～29（歳）	7.5	9.0	—	40	6.0	7.5	—	35	0.7	0.8	—	7	0.6	0.7	—	7
30～49（歳）	8.0	9.5	—	45	6.5	8.0	—	35	0.8	0.9	—	7	0.6	0.7	—	7
50～64（歳）	8.0	9.5	—	45	6.5	8.0	—	35	0.7	0.9	—	7	0.6	0.7	—	7
65～74（歳）	7.5	9.0	—	45	6.5	7.5	—	35	0.7	0.8	—	7	0.6	0.7	—	7
75以上（歳）	7.5	9.0	—	40	6.0	7.0	—	35	0.7	0.8	—	7	0.6	0.7	—	7
妊婦（付加量）初期					+0.0	+0.0	—	—					+0.1	+0.1	—	—
中期・後期					+2.0	+2.0	—	—					+0.1	+0.1	—	—
授乳婦（付加量）					+2.5	+3.0	—	—					+0.5	+0.6	—	—

ヨウ素, セレンの食事摂取基準

性別	ヨウ素（μg/日）								セレン（μg/日）							
	男性				女性				男性				女性			
年齢等	推定平均必要量	推奨量	目安量	耐容上限量	推定平均必要量	推奨量	目安量	耐容上限量	推定平均必要量	推奨量	目安量	耐容上限量	推定平均必要量	推奨量	目安量	耐容上限量
0〜5（月）	—	—	100	250	—	—	100	250	—	—	15	—	—	—	15	—
6〜11（月）	—	—	130	350	—	—	130	350	—	—	15	—	—	—	15	—
1〜2（歳）	35	50	—	600	35	50	—	600	10	10	—	100	10	10	—	100
3〜5（歳）	40	60	—	900	40	60	—	900	10	15	—	100	10	10	—	100
6〜7（歳）	55	75	—	1,200	55	75	—	1,200	15	15	—	150	15	15	—	150
8〜9（歳）	65	90	—	1,500	65	90	—	1,500	15	20	—	200	15	20	—	200
10〜11（歳）	75	110	—	2,000	75	110	—	2,000	20	25	—	250	20	25	—	250
12〜14（歳）	100	140	—	2,500	100	140	—	2,500	25	30	—	350	25	30	—	300
15〜17（歳）	100	140	—	3,000	100	140	—	3,000	30	35	—	400	20	25	—	350
18〜29（歳）	100	140	—	3,000	100	140	—	3,000	25	30	—	400	20	25	—	350
30〜49（歳）	100	140	—	3,000	100	140	—	3,000	25	35	—	450	20	25	—	350
50〜64（歳）	100	140	—	3,000	100	140	—	3,000	25	30	—	450	20	25	—	350
65〜74（歳）	100	140	—	3,000	100	140	—	3,000	25	30	—	450	20	25	—	350
75以上（歳）	100	140	—	3,000	100	140	—	3,000	25	30	—	400	20	25	—	350
妊婦（付加量）					+75	+110	—	—[1]					+5	+5	—	—
授乳婦（付加量）					+100	+140	—	—[1]					+15	+20	—	—

[1] 妊婦及び授乳婦の耐容上限量は, 2,000μg/日とした.

マンガン, クロム, モリブデンの食事摂取基準

性別	マンガン（mg/日）				クロム（μg/日）				モリブデン（μg/日）							
	男性		女性		男性		女性		男性				女性			
年齢等	目安量	耐容上限量	目安量	耐容上限量	目安量	耐容上限量	目安量	耐容上限量	推定平均必要量	推奨量	目安量	耐容上限量	推定平均必要量	推奨量	目安量	耐容上限量
0〜5（月）	0.01	—	0.01	—	0.8	—	0.8	—	—	—	2.5	—	—	—	2.5	—
6〜11（月）	0.5	—	0.5	—	1.0	—	1.0	—	—	—	3.0	—	—	—	3.0	—
1〜2（歳）	1.5	—	1.5	—	—	—	—	—	10	10	—	—	10	10	—	—
3〜5（歳）	2.0	—	2.0	—	—	—	—	—	10	10	—	—	10	10	—	—
6〜7（歳）	2.0	—	2.0	—	—	—	—	—	10	15	—	—	10	15	—	—
8〜9（歳）	2.5	—	2.5	—	—	—	—	—	15	20	—	—	15	15	—	—
10〜11（歳）	3.0	—	3.0	—	—	—	—	—	15	20	—	—	15	20	—	—
12〜14（歳）	3.5	—	3.0	—	—	—	—	—	20	25	—	—	20	25	—	—
15〜17（歳）	3.5	—	3.0	—	—	—	—	—	25	30	—	—	20	25	—	—
18〜29（歳）	3.5	11	3.0	11	10	500	10	500	20	30	—	600	20	25	—	500
30〜49（歳）	3.5	11	3.0	11	10	500	10	500	25	30	—	600	20	25	—	500
50〜64（歳）	3.5	11	3.0	11	10	500	10	500	25	30	—	600	20	25	—	500
65〜74（歳）	3.5	11	3.0	11	10	500	10	500	20	30	—	600	20	25	—	500
75以上（歳）	3.5	11	3.0	11	10	500	10	500	20	25	—	600	20	25	—	500
妊婦			3.0	—			10	—					+0	+0	—	—
授乳婦			3.0	—			10	—					+2.5	+3.5	—	—

序

　栄養学の基本を学ぶことは人間力，生体の恒常性維持機能（ホメオスタシス），生体リズムおよび動的平衡の重要性を知ると同時に応用栄養学や臨床栄養学など栄養学の全体像を知ることである．たとえば，栄養の過不足状態における体内代謝への影響や遺伝学の観点から生活習慣病と栄養現象との相互作用などを正しく理解し，保健・医療・福祉・文化・環境との相互関連性を理解するようになる．

　基礎栄養学では生命の基礎である栄養の基本的概念と意義，健康の保持・増進，疾病の予防・治療における栄養の役割，エネルギーと栄養素の代謝とその生理的意義などを理解することを目標として，栄養学の歴史的背景から栄養の意義，栄養素の生理的作用，栄養素の体内相互変換やその機能，栄養と健康および疾患とのかかわり，栄養と食生活の関係，体構成成分としてのエネルギー源の役割，摂食行動から消化・吸収，栄養素の体内運搬など，これらの基本的概念を理解することにある．本書ではこれらの項目をわかりやすく「コンパクト」にまとめた．

　本書は管理栄養士・栄養士養成施設で学ぶ学生はもちろんのこと，健康，医療などヒトの生命にかかわる領域を勉強している学生の教科書としても十分用いうる内容である．とくに，管理栄養士はこれら分野の幅広い知識と技術を駆使して病院，学校，企業，その他社会的な場面で人々の健康の保持・増進，疾病の予防や治療・予後などの指導・管理にあたってほしいと願う．

　さて，2000（平成12）年4月に栄養士法が改正され，管理栄養士は保健・医療専門職の国家免許資格として定められた．業務についても従来の「複雑困難な栄養の指導等」から「傷病者に対する療養のために必要な栄養の指導，特別の配慮を必要とする給食およびこれらの施設に対する栄養改善上必要な指導等」と明文化された．この趣旨を踏まえ，管理栄養士養成施設の教育カリキュラムの検討が行われ，2002（平成14）年に「管理栄養士国家試験出題基準（ガイドライン）」が発表され，2006（平成18）年3月には新しいガイドラインが策定された．さらに，2010（平成22）年12月には保健，医療，介護，福祉などの分野における学術の進歩や，制度の変化に伴う管理栄養士業務の進展から国家試験の出題基準が改訂された．本書はこの改訂に沿って基礎栄養学の「教育目標」および管理栄養士国家試験「出題のねらい」に示された内容に合致するように各項目や記載内容に十分配慮して作成した．

　本書は「基礎栄養学」の各項目において，第一線の教育・研究者によって執筆されたが，今後とも時代に応じて内容を書き改め，ますます使いやすいコンパクト教科書として成長・発展していくことを希望している．そのためには読者の本書に対する忌憚のないご批判，ご助言など，ご意見をいただければ幸いである．

　最後に，本書の著者の選定にあたり重田公子博士（東京都市大学都市生活学部教授）ならびに企画編集にあたり朝倉書店編集部には大変お世話になった．ここに厚く御礼申し上げる．

2013年2月

編　者　ら

目 次

1 栄養の概念················1
  A 栄養の定義··········〔前田宜昭〕···1
    a 生命の維持··················1
    b 健康保持····················2
    c 食物摂取····················4
  B 栄養と健康・疾患··············6
    a 栄養学の歴史················6
    b 欠乏症······················6
    c 過剰症······················9
    d 生活習慣病·················10
    e 健康増進···················10
  C 遺伝形質と栄養の相互作用
    ················〔永井俊匡〕···12
    a 栄養素に対する応答の個人差···12
    b 生活習慣病と遺伝子多型······15
    c 倹約（節約）遺伝子仮説······18
    d 栄養指標としての遺伝子型····19
    e 栄養とがん·················19

2 食物の摂取··········〔前田宜昭〕···21
  A 空腹感と食欲·················21
    a 摂食量の調節···············21
  B 食事リズムとタイミング·······23
    a 日内リズムと栄養補給·······23
    b 夜食，欠食·················24

3 消化・吸収と栄養素の体内動態·······25
  A 消化器系の構造と機能〔吉野美香〕···25
    a 食道・胃・小腸・大腸の基本構造···26
    b 肝臓の構造と機能···········28
  B 消化・吸収と栄養·············29
    a 水溶性栄養素···············29
    b 疎水性栄養素···············29
  C 消化過程の概要···············29
    a 唾液腺，舌腺···············29
    b 胃 腺······················30

    c 膵 臓······················31
    d 胆 囊······················33
    e 小腸，大腸·················33
  D 管腔内消化の調節·············34
    a 脳相，胃相，腸相···········34
    b 自律神経による調節·········35
    c 消化管ホルモンによる調節···35
  E 膜消化，吸収········〔中島久男〕···36
    a 小腸における消化···········36
    b 吸収のしくみ···············37
  F 栄養素別の消化・吸収·········38
    a 炭水化物···················38
    b たんぱく質·················39
    c 脂 肪······················42
    d ビタミン···················43
    e ミネラル（無機質）·········44
  G 栄養素の体内動態·············44
    a 門脈系·····················44
    b リンパ系···················45
    c 細胞外液（細胞間質液）·····45
  H 食物繊維・難消化性糖質の作用········45
    a 消化管の微生物相···········45
    b 難消化性糖質の発酵・吸収···45
    c 機能性をもった難消化性成分···46
    d 腸内細菌···················46
  I 生物学的利用度···············47
    a 消化吸収率·················47
    b 生物学的利用度に与える要因···48

4 たんぱく質の栄養·······〔濱口惠子〕···50
  A たんぱく質・アミノ酸の体内代謝······50
    a 食後・食間期のたんぱく質・アミノ
      酸代謝·····················50
    b たんぱく質・アミノ酸代謝の
      臓器差·····················51
    c アルブミン·················53

d　短半減期たんぱく質（RTP）……… 53
　B　アミノ酸の臓器間輸送………………… 54
　　a　アミノ酸プール…………………… 54
　　b　分岐鎖アミノ酸の特徴…………… 55
　C　摂取するたんぱく質の量と質の評価… 56
　　a　窒素出納…………………………… 56
　　b　生物価……………………………… 56
　　c　不可欠（必須）アミノ酸………… 57
　　d　アミノ酸価………………………… 57
　　e　アミノ酸の補足効果……………… 59
　D　他の栄養素との関係…………………… 60
　　a　エネルギー代謝とたんぱく質…… 60
　　b　糖新生とたんぱく質代謝………… 60
　　c　脂肪酸代謝とたんぱく質代謝…… 60
　　d　アミノ酸代謝とビタミン………… 61

5　糖質の栄養……………〔山崎英恵〕… 62
　A　糖質の体内代謝………………………… 62
　　a　食後・食間期の糖質代謝………… 62
　　b　糖質の代謝………………………… 65
　B　血糖とその調節………………………… 70
　C　エネルギー源としての作用…………… 71
　　a　糖質エネルギー比率，たんぱく質
　　　　節約作用…………………………… 71
　D　他の栄養素との関係…………………… 71
　　a　相互変換…………………………… 71
　　b　ビタミン B_1 必要量の増加………… 72

6　脂質の栄養……………〔久保和弘〕… 73
　A　脂質の体内代謝………………………… 73
　　a　食後・食間期の脂質代謝………… 73
　　b　脂質代謝の臓器差………………… 75
　B　脂質の臓器間輸送……………………… 76
　　a　リポたんぱく質…………………… 76
　　b　遊離脂肪酸………………………… 77
　C　貯蔵エネルギーとしての作用………… 78
　　a　トリアシルグリセロール（トリグリセ
　　　　ロール，トリグリセリド，中性脂肪）
　　　　合成………………………………… 78
　　b　脂肪細胞の役割…………………… 79
　D　コレステロール代謝の調節…………… 80
　　a　コレステロールの合成・輸送・
　　　　蓄積………………………………… 80
　　b　フィードバック調節……………… 81
　　c　ステロイドホルモン……………… 81
　　d　胆汁酸の腸肝循環………………… 83
　E　摂取する脂質の量と質の評価………… 83
　　a　脂肪エネルギー比率……………… 83
　　b　必須脂肪酸………………………… 83
　　c　n－6系脂肪酸，n－3系脂肪酸…… 84
　　d　脂肪酸由来の生理活性物質（プロス
　　　　タグランジン，ロイコトリエン，ト
　　　　ロンボキサン）…………………… 85
　　e　飽和脂肪酸，一価不飽和脂肪酸，多
　　　　価不飽和脂肪酸…………………… 86
　F　他の栄養素との関係…………………… 87
　　a　ビタミン B_1 節約作用……………… 87
　　b　エネルギー源としての糖質の節約
　　　　作用………………………………… 87

7　ビタミンの栄養〔山本祐司,谷岡由梨〕… 89
　A　ビタミンの構造と機能………………… 89
　　a　脂溶性ビタミン…………………… 89
　　b　水溶性ビタミン…………………… 91
　B　ビタミンの栄養学的機能……………… 97
　　a　レチノイド（ビタミンA）と活性型
　　　　ビタミンDのホルモン様作用…… 97
　　b　補酵素……………………………… 98
　　c　抗酸化作用とビタミンC………… 99
　　d　血液凝固とビタミンK ………… 100
　　e　造血作用とビタミン B_{12}・葉酸 … 100
　　f　ホモシステインとビタミン B_{12}・
　　　　葉酸………………………………… 100
　　g　脂質・糖質代謝とビオチン・パント
　　　　テン酸……………………………… 101
　C　ビタミンの生物学的利用度…………… 101
　　a　脂溶性ビタミンと脂質の消化吸収
　　　　の共通性…………………………… 101
　　b　水溶性ビタミンの組織飽和と尿中
　　　　排出………………………………… 103
　　c　腸内細菌叢とビタミン…………… 103
　　d　ビタミン B_{12} 吸収機構の特殊性 … 104

D	他の栄養素との関係……………104		b	水の機能…………………………120
	a エネルギー代謝とビタミン………104		c	体内の水分量……………………120
	b 糖質代謝とビタミン………………104		d	水の出納…………………………121
	c たんぱく質とビタミン……………105		e	不可避水分摂取量………………121
	d カルシウム代謝とビタミン………105		f	脱　水……………………………121
			g	浮　腫……………………………122

8　ミネラル（無機質）の栄養………106

- A　ミネラルの分類と栄養学的機能
  ……………………〔松﨑広志〕…106
  - a　多量ミネラルと微量ミネラル……106
  - b　ミネラルの栄養学的機能…………106
- B　硬組織とミネラル……………………106
  - a　カルシウム，リン，マグネシウム
    ………………………………………107
  - b　骨と運動・ビタミンDの関係……109
  - c　歯とフッ素…………………………110
- C　生体機能の調節作用…………………110
  - a　ナトリウムとアンジオテンシン・
    アルドステロン……………………110
  - b　神経・筋肉の機能維持とカリウム・
    マグネシウム………………………111
  - c　糖代謝とクロム……………………111
- D　酵素反応の賦活作用…〔梶田泰孝〕…111
  - a　活性酸素と銅・亜鉛・マンガン・
    セレン………………………………112
  - b　呼吸酵素と鉄・銅・モリブデン・
    ヨウ素………………………………113
- E　鉄代謝と栄養…………………………113
  - a　ヘム鉄と非ヘム鉄…………………113
  - b　鉄の体内運搬と蓄積………………114
- F　ミネラルの生物学的利用度…………116
  - a　カルシウムの消化吸収率と変動
    要因…………………………………116
  - b　鉄の消化吸収率と変動要因………117
- G　他の栄養素との関係…………………119
  - a　ビタミンCと鉄吸収………………119

9　水・電解質の栄養的意義
……………………〔谷口亜樹子〕…120

- A　水の出納………………………………120
  - a　水の分布……………………………120
- B　電解質代謝と栄養……………………122
  - a　水・電解質・酸塩基平衡の調節…122
  - b　高血圧とナトリウム・カリウム…124

10　エネルギー代謝………〔三浦進司〕…126

- A　エネルギー代謝の概念………………126
  - a　物理的燃焼値………………………126
  - b　生理的燃焼値（生体利用エネルギー
    量）…………………………………126
- B　エネルギー消費量……………………127
  - a　基礎代謝量と除脂肪体重…………127
  - b　安静時代謝量………………………129
  - c　睡眠時代謝量………………………130
  - d　活動時代謝量………………………130
  - e　メッツ（METs），身体活動レベル
    （PAL）………………………………130
  - f　食事誘発性熱産生…………………133
- C　臓器別エネルギー代謝………………133
  - a　筋　肉………………………………133
  - b　肝　臓………………………………134
  - c　脂肪組織……………………………134
  - d　脳……………………………………135
- D　エネルギー代謝の測定法……………135
  - a　直接法………………………………135
  - b　間接法と呼気ガス分析……………135
  - c　二重標識水法………………………137
  - d　その他の方法………………………137
  - e　呼吸商と非たんぱく質呼吸商……139

参　考　書……………………………………140
用　語　解　説………………………………142
略　語　表……………………………………148
参　考　資　料………………………………150
索　　　引……………………………………165

●コラム一覧●

食品の栄養価	〔前田宜昭〕	11
お酒に強い人と弱い人	〔永井俊匡〕	16
塩基多型	〔永井俊匡〕	19
ヨーロッパ旅行の方が時差ボケになりにくい？	〔前田宜昭〕	24
肝臓と骨格筋の間のグルコース–アラニン回路	〔濱口惠子〕	53
アミノ酸の窒素部分の代謝とアミノ酸の炭素骨格部分の代謝	〔濱口惠子〕	55
制限アミノ酸	〔濱口惠子〕	58
制限アミノ酸を補足した動物の成長	〔濱口惠子〕	59
アディポサイトカイン	〔久保和弘〕	80
食事中のコレステロール	〔久保和弘〕	81
注目される鉄の過剰症	〔梶田泰孝〕	118
生物の起源は「海」	〔谷口亜樹子〕	124
基礎代謝量を推定してみよう	〔三浦進司〕	129
褐色脂肪の機能と肥満	〔三浦進司〕	134
酸素消費量と二酸化炭素排泄量からエネルギー消費量を算出する	〔三浦進司〕	136

1 栄養の概念

　栄養は医学，農学，獣医学，理学など数多くの分野の研究者によって研究，解明された自然科学的知識を基礎にして栄養学の概念が確立され，体系づけられていった経緯がある．その歴史を学ぶことは，"栄養学の考え方"の基礎を身につけるのにきわめて重要である．また，健康保持・増進における栄養の役割，栄養素の欠乏症や過剰症，遺伝子発現と栄養のかかわりなどについても理解を深める．

A 栄養の定義

a 生命の維持

　生物のほとんどは従属栄養生物と独立栄養生物とに大別され，ヒトは従属栄養生物に分類される．ヒトを含めた従属栄養生物は，外部から体内に取り込んだ数多くの物質から，その体を維持するための体成分をつくり，同時にある物質をエネルギーに変換することにより生命活動を維持している．

　外部から取り込んだ数多くの物質を体成分，またはエネルギーに変換することを同化（anabolism）といい，逆に体成分を分解して排泄することを異化（catabolism）という．この体成分が変化していく過程である同化と異化とを合わせて代謝（metabolism）という．

　したがって，ヒトの生命維持は，食事によって体が常に新しいものに置き換えられ，体で不要になったものを排泄することで行われている．また，動く力も食事から得られている．このような代謝の営みを栄養（nutrition）と呼んでいる．

　この栄養の中には当然，発育・成長や生殖などの現象も含まれる．食物にはさまざまな栄養成分があり，その中でヒトが生命活動の維持に必要な物質を栄養素（nutrient）と呼んでいる．物理的あるいは化学的な性状から，糖質（carbohydrate），脂質（lipid），たんぱく質（protein）に分類され，これらを三大栄養素という．これにミネラル（mineral，無機質ともいう）やビタミン（vitamin）を加えて五大栄養素と呼んでいる．水はとくに栄養素とは呼ばないが，体の代謝調節に重要な役割を演じている．また，従来から食物繊維（炭水化物の一部），難消化性糖質（**オリゴ糖**＊）および**ファイトケミカル**＊（phytochemical，香りや色素などの成分）は疾病の予防効果や体内代謝の改善に有効であるとされているが，栄養素には含まれない．栄養素は，熱量素，構成素，そして調節素に分類することができる．

1）熱量素（エネルギー源となる栄養素）

糖　質：　体内でグリコーゲン，血糖になり，代謝分解されてエネルギーとなる．

脂　質：　脂肪細胞に貯蔵され，分解されてエネルギーになる．

たんぱく質：　古い体たんぱく質の分解に由来するアミノ酸と吸収アミノ酸の一部が分解されてエネルギーになる．

2）構成素（体構成材料となる栄養素）

たんぱく質：　筋肉など組織成分の合成．酵素やホルモンなど合成の材料になる．

ミネラル：　骨などの構成成分の材料になる．

脂　質：　細胞膜成分のリン脂質をつくる．

3) 調節素（代謝調節に関与する栄養素）

ミネラル： 体内でイオンとなり，体液量や酸・アルカリ平衡の維持，筋肉や神経の働きを調節，代謝調節にもかかわる．

ビタミン： 体内では補酵素や遺伝子発現に関与して代謝調節にかかわる．

b 健康保持

世界保健機関[*]（WHO, World Health Organization）は1948（昭和23）年，保健憲章の前文で「健康とは肉体的にも，精神的にも，そして社会的にも完全に良好な状態をいい，単に疾病または病弱でないというだけでない」と意義づけている．近年，数カ国から憲章前文の見直しについて討議すべきとの意見も出されているが，半世紀以上を過ぎた今もなお，保健憲章の前文は適切に機能している．

わが国では第2次世界大戦後，生活環境の改善や医学の進歩によって感染症が激減する一方で，がんや循環器疾患などの生活習慣病が増加し，疾病構造は大きく変化してきた（**図1.1**）．

健康状態を示す包括的指標である平均寿命についてみると，わが国は世界で高い水準を示しており，とくに女性は1985（昭和60）年から今日まで世界一の水準を示している．2011（平成23）年簡易生命表（厚生労働省）によると，男の平均寿命は79.44年，女の平均寿命は85.90年であった（**図1.2**）．さらに平成24年版高齢社会白書（内閣府）によると，日本人の平均寿命は2060（平成72）年には男性84.19歳，女性90.93歳と，女性は平均寿命で90歳を超える長寿となると予測している．

健康を保持するには，健康を阻害する因子である疾病に打ち勝たねばならない．そこで疾病からヒトを分類すると，病人（病気をもつ人）と半病人（潜在的に病気をもっている人）に分けられる．また健康からヒトを分類すると，健康人（まったく健康と思われる人）と半健康人（健康であるが病気に移行する可能性のある人）に分けることができる．これら4つの段階は断続的なものでなく，連続したスペクトルを形成しているとみなされている．たとえば高血圧症の場合，血圧が基準値を超えていても自覚症状があまりない．生活習慣の改善を怠って，このような状況が長期にわたると特有の合併症を引き起こしてしまう．したがって，ヒトは健康

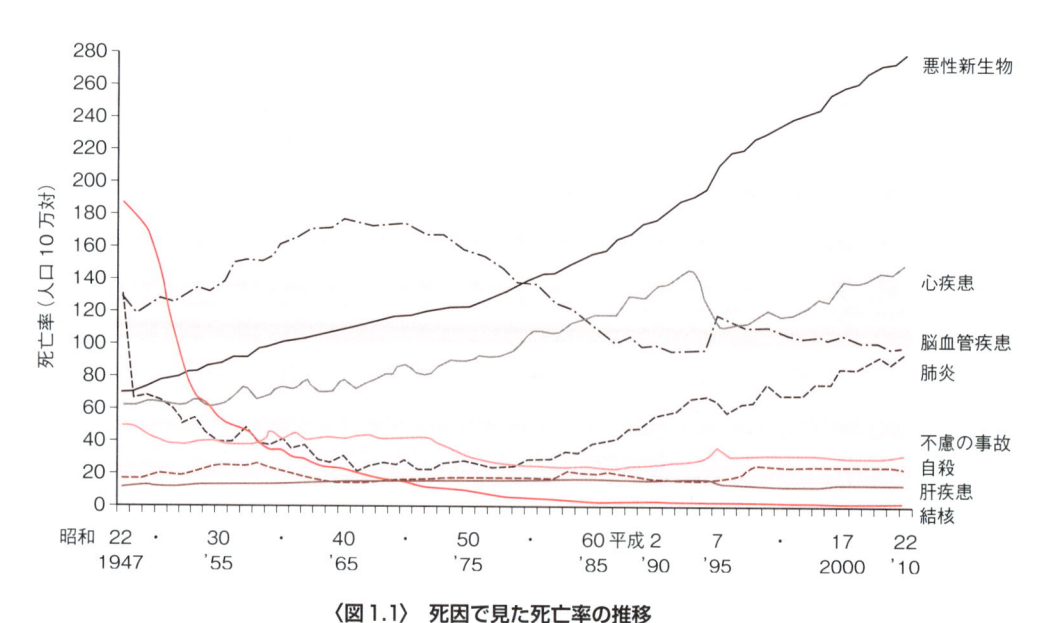

〈**図1.1**〉 死因で見た死亡率の推移
（厚生労働省：平成22年人口動態統計の概況より引用）

A 栄養の定義

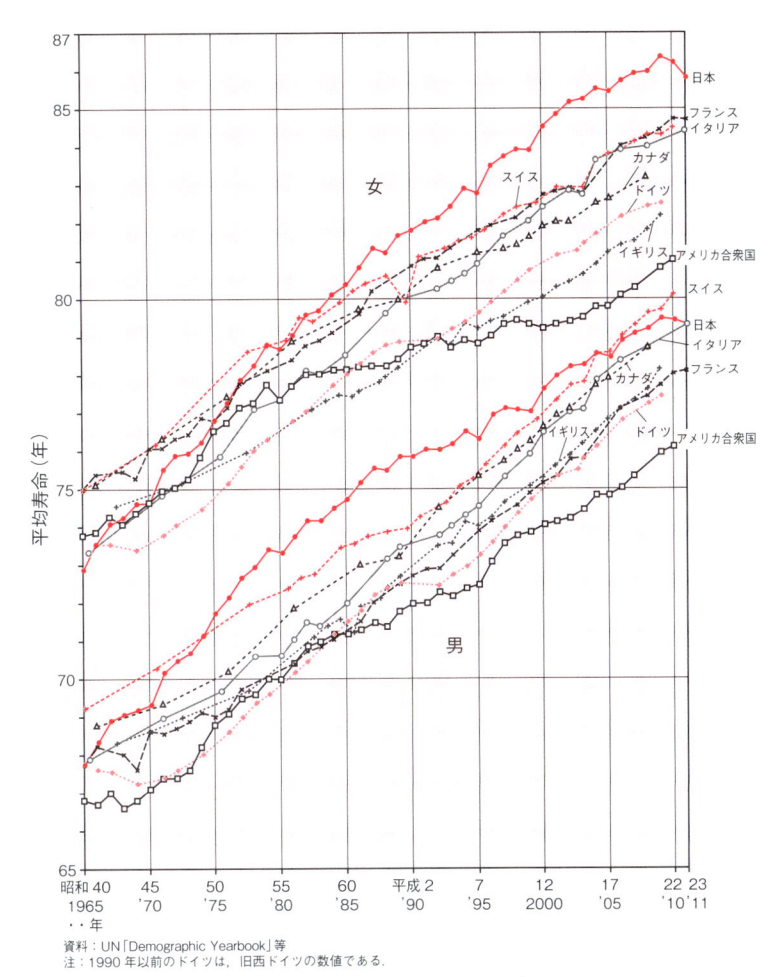

〈図1.2〉 おもな諸外国の平均寿命の年次推移
(厚生労働省：平成23年簡易生命表の概況より引用)

状態から疾病の状態に直接的に移行するのではなく，このスペクトルを右に左に移動しながら日常生活を送っているといえる．

　現在のわが国では，半健康人あるいは半病人と思われる人が増加しているという．その要因として，現代社会における精神的ストレスの増大や運動量の減少による体力の低下に加え，偏食からくる栄養摂取のアンバランス，生活の多様化に伴う欠食や食事の摂り方の乱れなどがあげられる．

　いずれの国でも，国民が健康を保持し豊かに生活を送れるよう，1日のエネルギーおよび栄養素の摂取目標（目安）を示している．日本では，厚生労働省が5年おきに健康な個人または集団を対象に，国民の健康の維持・増進・生活習慣病の予防を目的として「日本人の食事摂取基準」を定めている．2010年版の食事摂取基準（DRI：dietary reference intakes）が2010（平成22）年度から2014（平成26）年度まで適用され，エネルギーについては推定エネルギー必要量，各栄養素（**表1.1**）については5種類の指標が設定された（**図1.3，1.4**）．2015（平成27）年度から2019（平成31）年度までは2015年版を適用する．

① **推定エネルギー必要量**（EER：estimated energy requirement）：　エネルギー出納が0（ゼロ）となる確率が最も高くなると推定された値．

〈表1.1〉 策定したエネルギーや34種類の栄養素

設定項目		
エネルギー		エネルギー
たんぱく質		たんぱく質
脂質		脂質，飽和脂肪酸，n-6系脂肪酸，n-3系脂肪酸，コレステロール
炭水化物		炭水化物，食物繊維
ビタミン	脂溶性ビタミン	ビタミンA，ビタミンD，ビタミンE，ビタミンK
	水溶性ビタミン	ビタミンB_1，ビタミンB_2，ナイアシン，ビタミンB_6，ビタミンB_{12}，葉酸，パントテン酸，ビオチン，ビタミンC
ミネラル	多量ミネラル	ナトリウム，カリウム，カルシウム，マグネシウム，リン
	微量ミネラル	鉄，亜鉛，銅，マンガン，ヨウ素，セレン，クロム，モリブデン

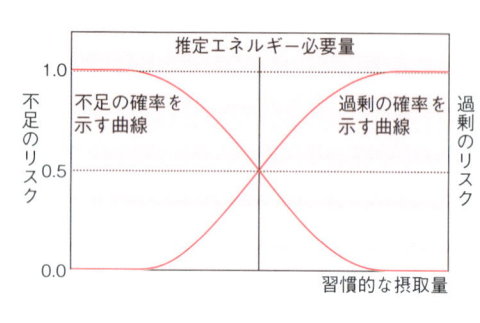

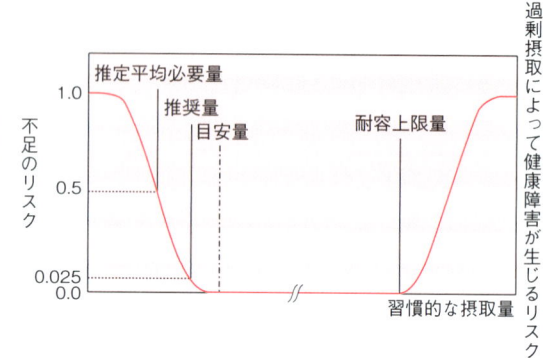

〈図1.3〉 推定エネルギー必要量を理解するための概念図

〈図1.4〉 食事摂取基準の各指標を理解するための概念図

② **推定平均必要量**（EAR：estimated average requirement）： この量であれば，50％の確率で不足のリスクがあるという値．

③ **推奨量**（RDA：recommended dietary allowance）： 推定平均必要量を基準にして，この量であれば，2～3％の人に不足のリスクがある（97～98％の人に不足のリスクがない）という値．従来の栄養基準では所要量として設定されていた．

④ **目安量**（AI：adequate intake）： 推奨量が設定できない（十分な科学的根拠が得られない）場合に用いられるもので，この量であれば不足のリスクがほぼないという値．

⑤ **耐容上限量**（UL：tolerable upper intake level）： この量であれば，過剰のリスクがほぼないという値．従来の許容上限摂取量から耐容上限量に名称変更になった．

⑥ **目標量**（DG：tentative dietary goal for preventing life-style related diseases）： 生活習慣病の予防など，特定の病気を予防するために設定された値．

c 食物摂取

　食事には単に空腹感を満たすだけではなく，生活を楽しませるという役割もある．おいしい食事は満足感を与えるだけではなく，心の豊かさや充実感をもたらしてくれる．また，食事はコミュニケーションの場となり，家族や知人との対話の機会をつくり，心の不安や葛藤などを癒してくれる．健全な食事は量もさることながら，質についても適正に摂取する必要がある．したがって"何をどれだけ，どのように食べたらよいのか"が健康な食生活の営みに必要不可欠なのである．2000（平成12）年に厚生省（現在は厚生労働省），農林水産省，文部省（現在は文部科学省）が共同で，国民が具体的に実践できる目標として，「新しい食生活指針」を策定し，2016（平成28）年に改定している（**表1.2**）．

　一方，食物に含まれている栄養素は各個人のライフスタイル，生活活動，年齢や性別の違い

A 栄養の定義

〈表1.2〉 新しい食生活指針

- ●食事を楽しみましょう．
  - ・毎日の食事で，健康寿命をのばしましょう．
  - ・おいしい食事を，味わいながらゆっくりよく噛んで食べましょう．
  - ・家族の団らんや人との交流を大切に，また，食事づくりに参加しましょう．
- ●1日の食事のリズムから，健やかな生活リズムを．
  - ・朝食で，いきいきした1日を始めましょう．
  - ・夜食や間食はとりすぎないようにしましょう．
  - ・飲酒はほどほどにしましょう．
- ●適度な運動とバランスのよい食事で，適正体重の維持を．
  - ・普段から体重を量り，食事量に気をつけましょう．
  - ・普段から意識して身体を動かすようにしましょう．
  - ・無理な減量はやめましょう．
  - ・特に若年女性のやせ，高齢者の低栄養にも気をつけましょう．
- ●主食，主菜，副菜を基本に，食事のバランスを．
  - ・多様な食品を組み合わせましょう．
  - ・調理方法が偏らないようにしましょう．
  - ・手作りと外食や加工食品・調理食品を上手に組み合わせましょう
- ●ごはんなどの穀類をしっかりと．
  - ・穀類を毎食とって，糖質からのエネルギー摂取を適正に保ちましょう．
  - ・日本の気候，風土に適している米などの穀類を利用しましょう．
- ●野菜・果物，牛乳・乳製品，豆類，魚なども組み合わせて．
  - ・たっぷり野菜と毎日の果物で，ビタミン，ミネラル，食物繊維をとりましょう．
  - ・牛乳・乳製品，緑黄色野菜，豆類，小魚などで，カルシウムを十分にとりましょう．
- ●食塩や脂肪は控えめに．脂肪は質と量を考えて．
  - ・食塩の多い食品や料理を控えめにしましょう．食塩摂取量の目標値は，男性で1日8g未満，女性で7g未満とされています．
  - ・動物，植物，魚由来の脂肪をバランスよくとりましょう．
  - ・栄養成分表示を見て，食品や外食を選ぶ習慣を身につけましょう．
- ●日本の食文化や地域の産物を活かし，郷土の味の継承を．
  - ・和食をはじめとした日本の食文化を大切にして，日々の食生活に活かしましょう．
  - ・地域の産物や旬の素材を使うとともに，行事食を取り入れながら，自然の恵みや四季の変化を楽しみましょう．
  - ・食材に関する知識や調理技術を身につけましょう．
  - ・地域や家庭で受け継がれてきた料理や作法を伝えていきましょう．
- ●食料資源を大切に，無駄や廃棄の少ない食生活を．
  - ・まだ食べられるのに廃棄されている食品ロスを減らしましょう．
  - ・調理や保存を上手にして，食べ残しのない適量を心がけましょう．
  - ・賞味期限や消費期限を考えて利用しましょう．
- ●「食」に関する理解を深め，食生活を見直してみましょう．
  - ・子供のころから，食生活を大切にしましょう．
  - ・家庭や学校，地域で，食品の安全性を含めた「食」に関する知識や理解を深め，望ましい習慣を身につけましょう．
  - ・家族や仲間と，食生活を考えたり，話し合ったりしてみましょう．
  - ・自分たちの健康目標をつくり，よりよい食生活を目指しましょう．

などによっても必要量が変化する．2005（平成17）年に厚生労働省と農林水産省の共同により策定された「食事バランスガイド」は望ましい食生活についてのメッセージを示した「新しい食生活指針」を具体的な行動に結びつけるものとして，1日に「何を」「どれだけ」食べたらよいかの目安をコマのイラストに表し，これらの食事のバランスが悪いとコマが倒れてしまうことを表現した．食事バランスガイドでは，毎日の食事を主食，副菜，主菜，牛乳・乳製品，果物の5つに区分し，区分ごとに「つ（SV：サービング）」という単位を用いている．また，欠かすことのできない水・お茶，菓子・嗜好飲料，運動についてもイラストで表現している（**図1.5**）．

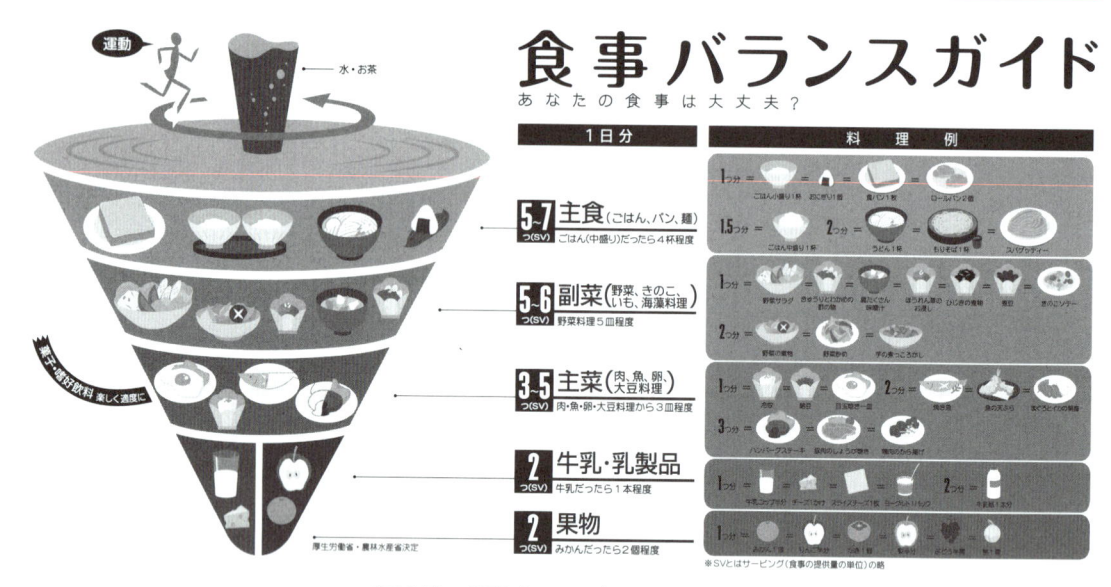

⟨図1.5⟩ 食事バランスガイドのイラスト
（農林水産省ホームページより）

B 栄養と健康・疾患

a 栄養学の歴史

　栄養学の概念を確立させ，体系づけていった多くの学者たちの研究業績の歩みを把握することは，栄養学を学ぶうえで非常に重要なことである．

　栄養学が自然科学によって始まったのは19世紀である．1827年，イギリスのプラウトは食物の成分を糖，油状物質および含窒素卵白様物質の3つに分け，いずれも重要な栄養素であることを提唱した．ここに三大栄養素の概念が生まれた．1838年，オランダのムルダーは含窒素卵白様物質をギリシャ語のprote edios（第一に重要なもの）からprotein（たんぱく質）と呼ぶことを提唱した．1844年にロシアのシュミットは，糖を炭水化物と命名した．

　18世紀末から19世紀前半には，ミネラルのうちいくつかの物質が人体の構成成分であることは，多少知られていた．1873年，ドイツのフォルスターがイヌを用いた飼育実験で，ミネラルが栄養素として必須であることを証明し，これが先の三大栄養素にミネラルを加えた四大栄養素の概念が成立した．また，1910年，わが国の鈴木梅太郎は米ぬかから脚気有効物質を抽出し，アベリ酸（のちにオリザニン）と命名した．翌1911年にポーランドのフンクにより，生命（vita）に必要な（amine）要素という意味でビタミン（vitamin）と命名された．これにより五大栄養素の概念が確立した．

　表1.3に，エネルギー代謝ならびに各栄養素別についての研究のうち，栄養学上特筆すべき事項について近代栄養学のあゆみをとおして年表にまとめた．

b 欠乏症

　わが国における栄養素の欠乏症は，食糧不足によるものは解消され皆無といいたいところだが，偏食傾向が強いためにビタミン，とくに水溶性ビタミン，さらにはミネラルの不足状態にある者がいまだ認められている．また一方では，高齢者の中には身体的（基礎代謝量・活動量の低下，口腔機能の低下：歯の喪失による咀嚼機能や構音機能の低下）あるいは経済的な問題や精神的不安が原因で食欲不振となり，食物摂取量が減少してたんぱく質・エネルギー低栄養

〈表1.3〉 近代栄養学のあゆみと日本への移入

●呼吸とエネルギー代謝

1783年	ラボアジェ（フランス，A. L. Lavoisier：1743-1794）／燃焼学説（燃焼の理論）を発表する．
1839年	シュワン（ドイツ，T. Schwann：1810-1882）／食物成分の体内変化を物質代謝（メタボリズム：metabolism）と呼ぶことを提案した．
1849年	ルニョー（ドイツ，H. V. Regnault：1810-1878）／動物実験において，摂取食物の違いにより酸素消費量と二酸化炭素生成量の比が異なることを発見した．フリューガー（ドイツ，Pfluger：1829-1910）は，この比を呼吸商と名づけた．
1862年	ペッテンコッファー（ドイツ，M. J. Pettenkofer：1818-1901），フォルト（ドイツ，Voit：1831-1908）／ヒトが入ることの可能な大型熱量計を開発し，糖質，脂質，たんぱく質の呼吸商を求めた．
1891年	ルブナー（ドイツ，M. Rubner：1854-1932）／基礎代謝は，体重よりも体表面積に比例することを証明した．また，エネルギー等価の法則を見出した．
1899年	ツンツ（ドイツ，Zuntz：1847-1920）／呼吸熱量計を考案した．1901年，三大栄養素の呼吸商を測定した．また，生命維持に必要とされる代謝量（後の基礎代謝量）を見出した．
1902年	ルブナー（同上）／糖質，脂質，たんぱく質の生理的燃焼値をそれぞれ4.1 kcal/g，9.3 kcal/g，4.1 kcal/gとした．食物摂取に伴う熱量産生を特異動的作用，SDA（のちの食事誘発性熱産生，DIT）を発見する．
1903年	アトウォーター（アメリカ，W. O. Atwater：1844-1907）／食品分析とヒトの消化率を測定から，糖質4 kcal/g，脂質9 kcal/g，たんぱく質4 kcal/gとした（後にアトウォーター係数と呼ばれた）．
1906年	マグレス・レビ（ドイツ，A. Magnus-Levy：1865-1955）／定型的呼吸を基礎代謝（BM：basal metabolism）と呼ぶことを提案した．
1916年	デュボア兄弟（アメリカ，D. Dubois：1882-1959 & E. F. Dubois：生没年不明）／身長と体重から体表面積さらには基礎代謝を換算する式を作成した．
1952年	ベーンケ（ドイツ，Behnke：1903-不明）／基礎代謝は，除脂肪組織量（lean body mass）に強い相関があることを示した．

●三大栄養素の消化

1831年	ロイクス（ドイツ，E. F. Leuchs：1800-1837）／唾液がデンプンを糖に変えることを発見した．
1836年	シュワン（ドイツ，T. Schwann：1810-1882）／胃液からペプシンを分離した．
1844年	ベルナール（フランス，C. Bernard：1813-1878）／膵液には，脂肪をグリセロールと脂肪酸に加水分解させる作用があることを発見した．
1845年	ミアール（ドイツ，L. Mialhe：1807-1886）／唾液中の活性物質ジアスターゼ（後のプチアリン）を調製した．
1873年	ベルナール（同上）／ショ糖を加水分解してブドウ糖と果糖に分解するインベルターゼ（スクラーゼ）を発見した．また，肝臓のグリコーゲンが膵液によってブドウ糖を生成することを認めた．
1876年	キューネ（ドイツ，Kuhne：1837-1900）／消化酵素のトリプシンが発見された．
1906年	コーンハイム（O. Cohnheim：1873-1863）／腸液がペプトンをアミノ酸にまで加水分解することを発見し，腸液に含まれる酵素をエレプシンと名づけた．

●糖質

1897年	ブフナー（ドイツ，E. Buchner：1860-1917）／酵母にショ糖を加えるとアルコールを生成することを観察し，発酵（二酸化炭素の発生）が起こることを発見した．酵母が生産した何らかのたんぱく質が発酵を起こすと考え，その物質をチマーゼ（後に酵素）と命名した．
1920年代	エムデン（ドイツ，G. Embden：1874-1933），マイヤーホフ（ドイツ，O. F. Meyerhof：1884-1951），コリ夫妻（アメリカ，C. F. Coli：1896-1984 & G. T. Coli：1896-1957）／ピルビン酸は，グリコーゲンが乳酸になる解糖の過程と酵母によるアルコール発酵の共通の中間代謝産物であることを発見した．
1930年代	コリ夫妻（同上）／グリコーゲンの代謝を解明し，コリの回路を発見した．
1937年	クレブス（ドイツ，H. A. Krebs：1900-1981）／TCA回路（クエン酸サイクルまたはクレブス回路）を解明する．
1950年	リップマン（アメリカ，F. Lipmann：1899-1986）／エネルギーの中間代謝物であるアセチルCoAを発見した．
1950年代	ワールブルグ（ドイツ，O. H. Warburg：1883-1970）ら／ペントースリン酸経路（五炭糖リン酸経路）を解明する．

● 脂質

1814 年	シュブルィユ（フランス，M. E. Chevreul：1786-1889）／中性脂肪が脂肪酸とグリセロールからなることを見出した．
1844 年	コブレー（イギリス，N. T. Cobley：1909-不明）／卵黄からリン脂質を分離し，レシチンと命名した．
1905 年	クヌープ（ドイツ，F. Knoop：1875-1946）／脂肪酸分解としてβ酸化仮説を発表した．
1929 年	バー夫妻（アメリカ，G. O. Burr：1896-不明，M. M. Burr：不明）／皮膚炎などの栄養障害がリノール酸やリノレン酸投与により治癒することを認めた．必須脂肪酸であることを見出した．
1952 年	リネン（ドイツ，F. Lynen：1875-1946）／脂肪酸のβ酸化によるアセチルCoAの存在を明らかにし，TCA回路との関連も明確にした．
1961 年	リネン（同上）／脂肪酸の生合成は，β酸化の逆反応ではなく，まったく別の経路によってなされることを明らかにした．

● たんぱく質

1816 年	マジャンディ（フランス，F. Magendie：1783-1855）／含窒素化合物を抜いた飼料をイヌに与えたところ，長く生きられなかった．このことから窒素を含む食品成分の重要性を明らかにした．後にムルダーによって，含窒素化合物はたんぱく質と名づけられることになる．
1842 年	リービヒ（ドイツ，J. Liebig：1803-1873）／食品中の窒素のほとんどは，たんぱく質に由来することを見出した．体内窒素は，尿素，尿酸として排泄されることを発見した．
1909 年	トーマス（ドイツ，K. Thomas：1883-1969）／たんぱく質の栄養評価法として生物価（BV：biological value）を提案した．
1914 年	オスボーン（アメリカ，T. B. Osboene：1859-1929），メンデル（アメリカ，L. B. Mendel：1872-1935）／グリアジン（小麦）に対してリジンが，ツェイン（とうもろこし）に対してトリプトファンがたんぱく質の補足効果があることを認めた．
1919 年	オスボーン，メンデル（同上）／たんぱく質の栄養価の指標としてたんぱく質効率（PER：protein efficiency ratio）を提案した．
1923 年	ミッチェル（アメリカ，H. H. Mitchell：1886-1966）／窒素平衡（窒素出納）という概念を確立した．
1932 年	クレブス（イギリス，H. A. Krebs：1900-1981）／尿素回路（オルニチン回路）を発見．
1935 年	ローズ（アメリカ，C. W. Rose：1887-1985）／スレオニンが単離された．
1946 年	ブロック（国籍不明，R. J. Block：生没年不明），ミッチェル（同上）／卵たんぱく質の含量に対する食品たんぱく質の第1制限アミノ酸含量の百分率（％）をケミカルスコア（化学価）として提案した．
1955 年	ベンダー（イギリス，A. E. Bender：1918-不明）／たんぱく質の栄養価を正味たんぱく質利用率（NPU：net protein utilization，消化率×生物価）で評価することを提案した．
1957 年	ローズ（アメリカ，C. W. Rose：1887-1985）／動物の体内で合成できない必須アミノ酸の種類と必要量を定めた．

● ミネラル

1833 年	ブサンゴー（フランス，J. B. Boussingault：1802-1887）／甲状腺腫に対する有効成分は，ヨウ素（I）であることを発見した．
1850 年	フォービス（アメリカ，E. B. Forbes：1876-1966）／ウシに約60種のミネラルを投与し，飼料にカルシウム（Ca）とリン（P）の補給がミルクの生産性や成長の増加に必要であることを見出した．
1867 年	ブサンゴー（同上）／鉄（Fe）が動物の栄養に必須であることを発表した．
1873 年	フォルスター（ドイツ，J. Forster：生没年不明）／食物成分として食塩（Na）が必須であることを報告した．
1885 年	リンゲル（イギリス，S. Ringer：1835-1910）／カリウム（K）の必要性を説いた．
1918 年	オズボーン，メンデル（同上）／リンは必須のミネラルであると唱えた．
1921 年	マッカラム（アメリカ，E. V. McCollum：1879-1967）／食事中のカルシウムとリンの比率が重要であると報告した．
1931 年	エルビエム（アメリカ，C. A. Elvehjem：1901-1962）／微量元素の必要性を明らかにした．
1931 年	マッカラム（同上）／マグネシウム（Mg）は必須のミネラルであることを明らかにした．
1944 年	シャーマン（アメリカ，H. C. Sherman：1875-1955）／ほうれん草などのシュウ酸の多い植物のカルシウムは，吸収されにくいことを報告した．

B 栄養と健康・疾患

●ビタミン

1818年	マジャンディ（同上）／純粋な糖質，脂質，たんぱく質，ミネラルの混合物では，十分に生育しないことを示し，副栄養素の存在を示唆した．
1887年	エイクマン（オランダ，C. Eijkman：1858-1930）／脚気の研究中にニワトリの白米病（多発性神経炎）を発見し，米ぬかに脚気予防因子が含まれていることを予言した．
1906年	ホプキンス（イギリス，F. G. Hopkins：1861-1947）／それまで発見された栄養素以外に第5番目の栄養素（副栄養素）が存在することを予言した．
1911年	フンク（ポーランド，C. Funk：1884-1967）／米ぬかから抗脚気因子を抽出した．翌年，抗脚気因子を生命に必要なアミンという意味の vitamine と命名した．
1915年	マッカラム（同上）／脂溶性成分（脂溶性A：後のビタミンA）と水溶性成分（水溶性B）の存在を報告した．
1919年	ドラモンド（イギリス，J. C. Drummond：1891-1952）／抗壊血病因子をビタミンCと名づけた．翌年，ドラモンドの提案によって「e」をとり，vitamin とすることになった．
1922年	マッカラム（同上）／抗くる病因子をビタミンDと名づけた．
1922年	エバンス（アメリカ，H. L. Evans：1882-1971）／ビタミンEは脂溶性の抗不妊因子として発見した．
1929年	ダム（デンマーク，C. P. H. Dam：1895-1976）／血液凝固に必要なビタミンKを発見した．
1933年	クーン（オーストリア，R. Kuhn：1900-1967）／ラットから抗神経炎因子を分離した（後のビタミンB_2）．
1933年	セント・ジョルジー（ハンガリー，A. N. Szent-Gyogyi：1893-1986）／自ら名づけたヘキスロン酸をアスコルビン酸と呼ぶことにした．
1937年	エルビエム（同上）／ペラグラ予防因子を単離し，ニコチン酸（ナイアシン）と命名した．

●近代栄養学の日本への移入

1884（明17）年頃	高木兼寛（1849-1920）／航海中の兵食を改善して洋食に切り換えた結果，脚気患者絶滅に成功したことを報告し，世界から脚光を浴びた．
1886（明19）年	森林太郎［鷗外］（1862-1922）／栄養改善を目指した『日本兵士食物論』を発表し，栄養改善の必要性を説いた．
1894（明27）年	高峰譲吉（1854-1922）／小麦ふすまの麹からジアスターゼ（後のアミラーゼ）の抽出に成功した．また，家畜の内臓物を用いてアドレナリンを単離した．
1911（明44）年	鈴木梅太郎（1849-1920）／米ぬかから抗脚気成分を抽出し，オリザニンと名づけた．
1914（大3）年	佐伯矩（1876-1959）／私立の栄養研究所を設立する．世界初の栄養学研究機関であった．
1918（大7）年	佐伯矩（同上）／文部省に「營養」の表記を「榮養」に統一するよう建言した．
1919（大8）年	内務省（所管栄養研究所（後の国立健康・栄養研究所）を設置した．
1924（大13）年	佐伯矩（同上）／私立の栄養研究所跡に，世界初の栄養士養成施設である佐伯栄養学校を開設する．日本で最初の私立栄養学校を設立し，栄養手（現在の栄養士）養成を行った．
1925（大14）年	高比良英雄（国立栄養研究所，1896-1929）／デュボアの実験式を改良して日本人の体位に適合する式を作成した．
1936（昭11）年	古沢一夫（労働科学研究所，1899-不明）／労作とエネルギー代謝の関係から，エネルギー代謝率（RMR：relative metabolic rate）の概念を確立した．
1944（昭19）年	藤田秋治（北里研究所，1895-1985）／ビタミンB_1分解酵素アノイリナーゼを発見した．
1951（昭26）年	藤原元典（京都大学，1915-1994）／ビタミンB_1誘導体アリチアミンを発見した．
1960（昭35）年	中川一郎（国立公衆衛生院）／児童の必須アミノ酸量を決定した．

障害（PEM：protein energy malnutrition）に陥る者が認められている．

C 過剰症

わが国の塩分摂取量は減少傾向にあるものの，依然として1日あたりの平均摂取量が10gを超えている．塩分の過剰摂取は高血圧症や胃がんの発症リスクを増大させる要因の1つに挙げられている．

現在，脂肪エネルギー比率は半分以上が動物性脂肪によるものとなり，上限とされている25%をわずかながら超えている．それにもかかわらず，エネルギー摂取量はむしろ減少傾向にある．しかし，日常の身体活動量が減少しているため，相対的にみてエネルギー過剰摂取傾向が高まり肥満の原因となっている．平成22年国民健康・栄養調査結果では，肥満者（BMI≧25）の割合は男性30.4%，女性21.1%であり，そのうち20～60歳代男性の肥満者の割合が最も高く31.2%（約3人に1人），40～60歳代女性の肥満者の割合が22.2%（約5人に1人）であった．

肥満は体脂肪（おもに内臓脂肪）が過剰に蓄積された状態をいい，必ずしも過体重（体重増加型肥満という）とは限らない．体重は正常体重であるが，脂肪細胞の肥大により脂肪量が増加して活性組織量が減少した状態も肥満（正常体重肥満または隠れ肥満という）と定義される．

d 生活習慣病

生活習慣病とは，生活習慣（食習慣，運動習慣，休養，喫煙，飲酒等）が発症原因に深く関与していると考えられている疾患の総称をいう．日本では生活習慣に起因する疾病として，がん，脳血管疾患，心臓病などが指摘され，それらは日本人の3大死因ともなっている．生活習慣病は，（後天的な）生活習慣だけでなく遺伝的要因とも深くかかわっている．遺伝子配列の1つの塩基が異なる（遺伝子多型）だけで，動脈硬化症，糖尿病，高血圧症，脂質異常症などの生活習慣病になりやすい体質をつくる．これらの生活習慣病は肥満によって発症リスクが増大し，脳血管疾患や心疾患の危険因子となっている．また，高尿酸血症や痛風，脂肪肝，膵炎なども，肥満とのかかわりが深い病気とされている．肥満自体が生活習慣病の1つともされることがあり，肥満に関連して起きる症候群を**メタボリックシンドローム**＊と呼んでいる．

e 健康増進

健康は，これを単に維持していくのみでなく増進させる必要がある．健康増進とは，健康をある水準からよりいっそう高めることである．またヒトは加齢とともに体力が低下するが，体力低下を遅らせる努力も健康増進の1つである．

健康増進は，単に病気を予防するだけではなく，より広い意味で疾病予防，傷害防止，寿命の延長，身体的・精神的健康の増進を考える必要がある．つまり，病気を未然に防ぐだけではなく病気の進展を抑え遅らせることも予防，また，再発を防止することも予防であるとされている．その考え方に基づき，以下のように区分されている．

① **一次予防**とは，いわゆる健康な時期に栄養・運動・休養など生活習慣の改善，生活環境の改善，健康教育等による健康増進を図り，さらに予防接種による疾病の発生予防と事故防止による傷害の発生防止をすることである．
② **二次予防**とは，発生した疾病や傷害を検診等によって早期に発見し，さらに早期に治療や保健指導などの対策を行い，疾病や傷害の重症化を防ぐ対策のことをさす．
③ **三次予防**とは，治療の過程において保健指導やリハビリテーション等による機能回復を図るなど，**QOL**＊（quality of life，生活の質）に配慮することによって再発防止対策や社会復帰対策を推進することである．

さらに充実した健康増進の具体的方法には，栄養に運動と休養を互いに調和させることが有効であると従来から指摘されており，それぞれ指針が策定されている．しかしながら，健康増

B 栄養と健康・疾患

進には個人の生活習慣の改善だけでなく，行政などによる環境の整備を合わせた取り組みが必要となる．わが国では健康増進にかかわる取り組みとして，「国民健康づくり対策」が1978（昭和53）年から以下のように展開されてきた．

1) 第一次国民健康づくり対策（1978（昭和53）年～）

健康づくりは国民一人ひとりが「自分の健康は自分で守る」という自覚をもつことが基本であり，行政としてはこれを支援するため，国民の多様な健康ニーズに対応しつつ地域に密着した保健サービスを提供する体制を整備していく必要があるとの観点から，①生涯を通じる健康づくりの推進，②健康づくりの基盤整備，③健康づくりの普及啓発，の3点を柱として取り組みを推進した．

2) 第二次国民健康づくり対策《アクティブ80ヘルスプラン》（1988（昭和63）年～）

第一次の対策などこれまでの施策を拡充するとともに運動習慣の普及に重点を置き，栄養・運動・休養のすべての面で均衡のとれた健康的な生活習慣の確立を目指すこととし，取り組みを推進した．

3) 第三次国民健康づくり対策《21世紀における国民健康づくり運動（健康日本21）》（2000（平成12）年～）

壮年期死亡の減少，健康寿命の延伸および生活の質の向上を実現することを目的とし，生活習慣病およびその原因となる生活習慣等の国民の保健医療対策上重要となる課題について10年後を目途とした目標などを設定し，国および地方公共団体等の行政にとどまらず広く関係団体等の積極的な参加および協力を得ながら，「一次予防」の観点を重視した情報提供等を行う取り組みを推進した．

4) 第三次国民健康づくり対策《21世紀における国民健康づくり運動（健康日本21改訂）》（2008（平成20）年～）

健康増進法に基づく国民の健康増進の総合的な推進を図るための基本的な方針が一部改正されたことにともない，その具体的な計画である健康日本21も改正された．

5) 健康日本21（第二次）（2013（平成25）年～）

健康日本21改訂では9つの分野の全指標80項目の目標のうち，多量に飲酒する人の減少，**メタボリックシンドローム***の該当者・予備群の減少，高脂血症（脂質異常症）の減少などの項目に改善効果がみられず，糖尿病合併症の減少などさらに悪化した項目さえあった．健康日本21（第二次）では，健康寿命の延伸と健康格差の縮小，生活習慣病の発症・重症化予防，社会生活に必要な機能の維持・向上，生活習慣の改善に関する目標を設定した．

コラム　食品の栄養価

ある食品を摂取した場合，"その食品がどのくらいの価値を有するのか"ということを栄養学的に評価したいときに，その食品の栄養価という概念が必要になる．摂取された食品に含まれる栄養素は，つねにすべてが吸収されるわけではない．栄養素の消化吸収率は食品に含まれる他の成分によって変動する．たとえば，サラダにドレッシングをかけて食べるのは，ドレッシングの油が野菜に含まれる脂溶性ビタミンの吸収率を高めるからである．また，栄養素の消化吸収率は人体の状態によっても変動する．カルシウムの吸収率は生体の要求量（体内の貯蔵量）に応じて変動する．したがって，同一の栄養素が含まれる食物であっても，栄養価は必ずしも同一になるとは限らない．

C 遺伝形質と栄養の相互作用

a 栄養素に対する応答の個人差

1） 遺伝子とは

　生物の形や生理作用などは親から子へ伝えられていく．これらの性質を形質と呼び，親から子へ伝わる現象を遺伝という．一つひとつの形質はその情報を担う因子によって伝えられることが，メンデルによって発見された．つまり，1つの因子が1つの形質を遺伝させるのである．後にこの因子のことを遺伝子と呼んだ．

　現在は，遺伝子の本体がデオキシリボ核酸（DNA）であることが明らかになっている．DNAに保存されている情報が**メッセンジャーRNA**＊（mRNA）にコピーされ，たんぱく質に翻訳されることでその機能を果たす（**図1.6**）．さらにいうと，遺伝子とは長い（ヒトで約1.8 m）DNAの一部の領域のことで，1つの遺伝子から1種類のmRNAが転写され，1種類のたんぱく質が翻訳される．つまり遺伝子とは「たんぱく質の設計図」であり，たんぱく質は「生命活動の実行部隊」である．ヒトの遺伝子は約22,000個あるとされている．スプライシング（後述）のされ方によって，1つの遺伝子から数種類のたんぱく質が合成されることがあるので，ヒトには少なくとも数万種類のたんぱく質が存在すると考えられる．これらの多様なたんぱく質がそれぞれの役割を果たすことで，生命現象（形や生理作用）は成り立っている．

　DNAは，塩基（アデニン：A，チミン：T，グアニン：G，シトシン：C），糖（デオキシリボース），リン酸からなるヌクレオチドが長く連なった構造をしている（**図1.7**）．DNAは2本鎖となり，二重らせん構造を形成している．このとき，AとT，GとCはそれぞれ水素結合を形成して2本鎖構造を保っている．AとT，GとCのペアは塩基対と呼ばれ，必ずこの組み合わせで結合する．したがって，DNAの複製やRNAの合成（転写）でコピーされるときには，DNAの情報（塩基配列）は正確に保存される．これが親から子へ遺伝する理由である．

　ヒトは1.8 mもの長いDNAに30億塩基対もの情報を保存している．このすべての遺伝情報のことをゲノムという．ヒトにはさまざまな種類の細胞があるが，すべての細胞が1.8 m，30億塩基対のDNAをもっている．ゲノムのうち必要な遺伝子のみが発現することでさまざまな役割を担う細胞が形成される．

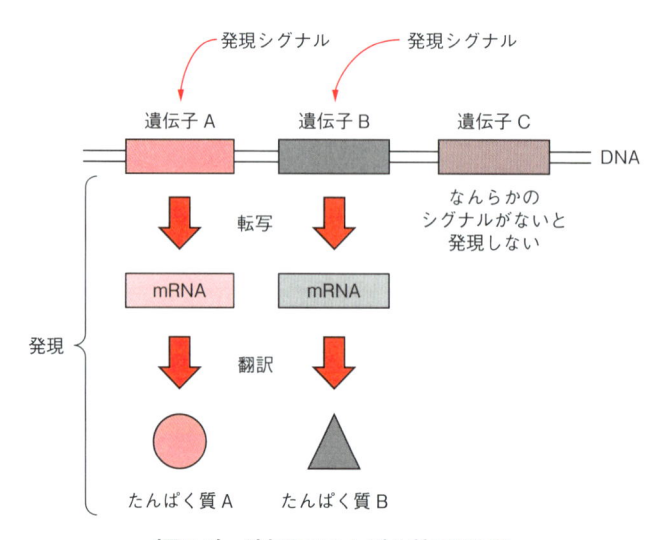

〈図1.6〉 遺伝子はたんぱく質の設計図

C 遺伝形質と栄養の相互作用

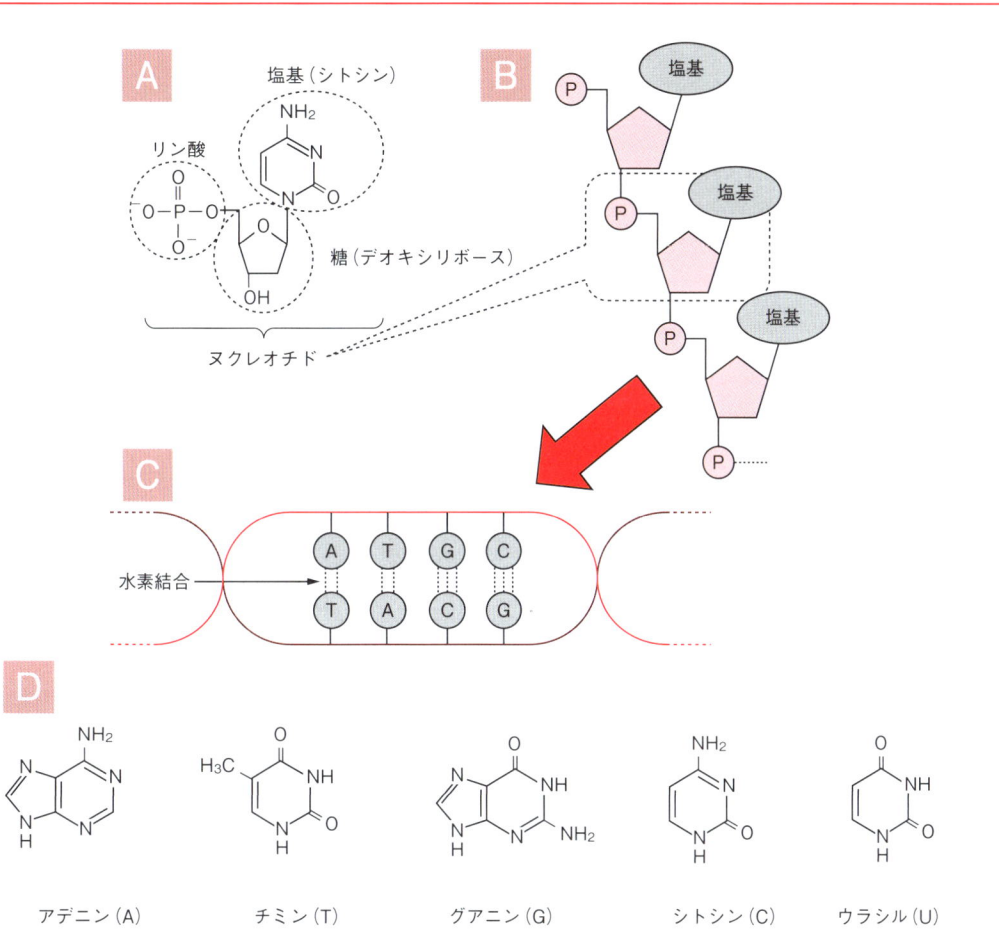

〈図1.7〉 DNAの構造

A：DNAの基本単位であるヌクレオチド．B：ヌクレオチドがリン酸を介して結合する．C：DNA二重らせん．D：5種類の塩基（ウラシルはRNAにのみ含まれる）．

2) 遺伝子のはたらき

　遺伝子からmRNAへの転写は，RNA合成酵素（RNAポリメラーゼ）によって行われる（**図1.8**）．DNAのうち，mRNAにコピーされる領域，すなわち設計図本体の領域を構造遺伝子または単に遺伝子という．転写は，**転写因子**＊（転写調節因子）がDNAの調節領域（たいてい構造遺伝子の直前にある）に結合することによって促進される（または抑制される）．したがって，発現シグナルとは転写因子のことを指す．

　転写直後の未熟なmRNAは，アミノ酸を指定するエキソンと，アミノ酸配列情報をもたないイントロンの2種類の領域がある．未熟なmRNAは，キャップ構造とポリA（アデニンからなるヌクレオチドが数十個連なる構造）が付加され，さらにイントロンが削除（スプライシング）されて成熟mRNAとなる．

　翻訳は，細胞小器官である**リボソーム**＊で行われる（**図1.9**）．mRNAの塩基配列は，3つずつの塩基（コドン）でアミノ酸1個を指定している（**表1.4**）．たんぱく質合成に使用される20種類のアミノ酸が，コドンで指定される．コドンにより指定されたアミノ酸がトランスファーRNA（tRNA）によってリボソームに運ばれ，そこでアミノ酸が連結されて，たんぱく質が合成される（図1.9）．翻訳とは，コドンで書かれた「暗号」の「解読」ということができる．

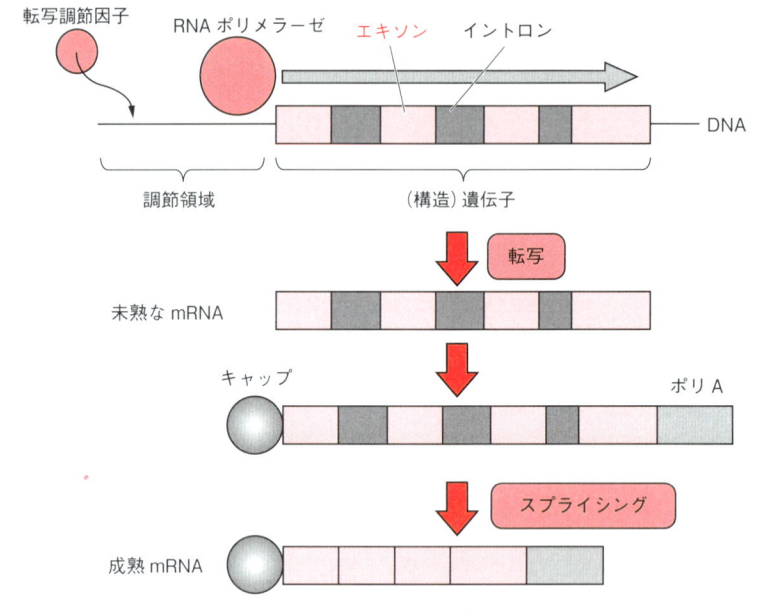

〈図1.8〉 mRNA の転写からスプライシングまで

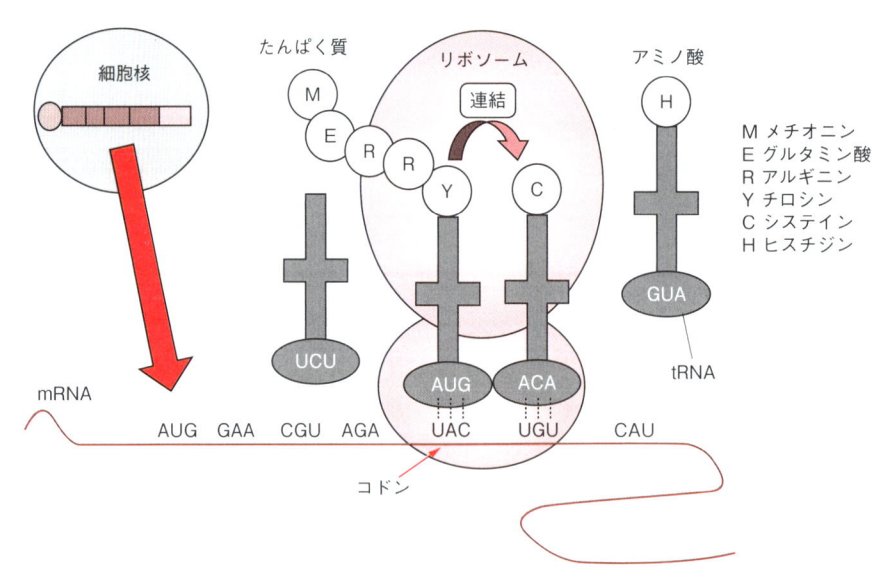

〈図1.9〉 リボソームと tRNA による翻訳

3) 遺伝形質と環境因子，栄養とのかかわり

　代謝の主役は，酵素や受容体（ホルモンなどを受け取る物質）などのたんぱく質である．ペプチドホルモンはたんぱく質であるし，その他のホルモンも酵素が合成している．したがって，遺伝子を理解することはたんぱく質を理解することであり，代謝を理解することにもつながる．近年は遺伝子を理解することで，こうした代謝や疾病を理解するという考え方が増えてきた．これを分子生物学といい，栄養学ではとくに分子栄養学という．

　遺伝情報の結果である形質（親から受け継いだ性質）は，代謝や疾病と密接にかかわっている．遺伝病や体質，後述する生活習慣病がその例である．体質には，たとえば太りやすい体質

C 遺伝形質と栄養の相互作用

〈表1.4〉 遺伝暗号表

1文字目	2文字目 U		2文字目 C		2文字目 A		2文字目 G		3文字目
U	フェニルアラニン	(UUU)	セリン	(UCU)	チロシン	(UAU)	システイン	(UGU)	U
	フェニルアラニン	(UUC)	セリン	(UCC)	チロシン	(UAC)	システイン	(UGC)	C
	ロイシン	(UUA)	セリン	(UCA)	停止	(UAA)	停止	(UGA)	A
	ロイシン	(UUG)	セリン	(UCG)	停止	(UAG)	トリプトファン	(UGG)	G
C	ロイシン	(CUU)	プロリン	(CCU)	ヒスチジン	(CAU)	アルギニン	(CGU)	U
	ロイシン	(CUC)	プロリン	(CCC)	ヒスチジン	(CAC)	アルギニン	(CGC)	C
	ロイシン	(CUA)	プロリン	(CCA)	グルタミン	(CAA)	アルギニン	(CGA)	A
	ロイシン	(CUG)	プロリン	(CCG)	グルタミン	(CAG)	アルギニン	(CGG)	G
A	イソロイシン	(AUU)	トレオニン	(ACU)	アスパラギン	(AAU)	セリン	(AGU)	U
	イソロイシン	(AUC)	トレオニン	(ACC)	アスパラギン	(AAC)	セリン	(AGC)	C
	イソロイシン	(AUA)	トレオニン	(ACA)	リシン	(AAA)	アルギニン	(AGA)	A
	メチオニン	(AUG)	トレオニン	(ACG)	リシン	(AAG)	アルギニン	(AGG)	G
G	バリン	(GUU)	アラニン	(GCU)	アスパラギン酸	(GAU)	グリシン	(GGU)	U
	バリン	(GUC)	アラニン	(GCC)	アスパラギン酸	(GAC)	グリシン	(GGC)	C
	バリン	(GUA)	アラニン	(GCA)	アスパラギン酸	(GAA)	グリシン	(GGA)	A
	バリン	(GUG)	アラニン	(GCG)	アスパラギン酸	(GAG)	グリシン	(GGG)	G

たとえば,メチオニンはAUGというコドンで指定される.「停止」は,終止コドン(停止コドン)といい,そこで翻訳が終了することを意味する.

と太りにくい体質とがある.これには遺伝子の影響があり,これを遺伝的要因という.ただし,太りやすいからといって必ずしも太っているわけではない.食生活に気をつけ,適切な運動を心がけていれば太ることはない.この食生活や運動習慣のような外的要因を,環境因子という.

遺伝病とは,遺伝的要因がほぼ100%で,環境因子とは無関係に発症する疾患のことをいう.例としてフェニルケトン尿症がある.フェニルアラニンをチロシンに変換するフェニルアラニン水酸化酵素が遺伝的に欠損し,フェニルアラニンやフェニルピルビン酸が蓄積し,逆にチロシンが欠乏する.知能障害(フェニルピルビン酸蓄積による)やメラニン色素欠乏(チロシン欠乏による)などの症状が現れるが,フェニルアラニン摂取量を制限することで知能障害を防ぐことができる.

b 生活習慣病と遺伝子多型

1) 遺伝子多型

遺伝子多型(genetic polymorphism)のpolymorphismとは,多様性などと訳される.したがって遺伝子の多様性,個人差といった意味になる.定義としては,人口の1%以上の頻度で起こる遺伝子変異のことを遺伝子多型としている.遺伝子多型には,大きく分けて次の3つがある.

① **一塩基多型**: 1個の塩基が置き換わっている遺伝子多型のことを**一塩基多型***(SNP(スニップ),single nucleotide polymorphism)という.普通,数百〜1000塩基対に1ヵ所の変異が入るとされているので,ヒトゲノム中に300万〜1000万個のSNPs(スニップス,SNPの複数形)がある.

SNPが調節領域に存在すると,遺伝子の発現効率に影響する可能性がある.また,構造遺伝子にSNPが存在すると,翻訳されてできたたんぱく質のアミノ酸配列に変異が生じる可能性がある.これらの作用によって特定のたんぱく質の働きに個人差が生じて,疾患の遺伝的な要

> **コラム　お酒に強い人と弱い人**
>
> 　お酒の成分であるアルコールには、いわゆる強い人と弱い人がいる．これは、ある酵素のSNPによって説明することができる．
> 　アルコールは、肝臓のアルコールデヒドロゲナーゼ（ADH）によってアルデヒドに分解される．アルデヒドは、さらにアルデヒドデヒドロゲナーゼ2（ALDH2）によって酢酸に分解され、最終的に二酸化炭素と水になる．悪酔いの原因はアルデヒドであり、ALDH2の活性が高く、すばやく分解できることが、お酒に強い要因となる．
> 　ALDHの487番目のアミノ酸が、グルタミン酸（コドン：GAA）であると活性が高く、リシン（AAA）だと活性が低いことがわかっている．両親からグルタミン酸型遺伝子を受け継ぐと（GG型）お酒に強くなり、リシン型だと（AA型）お酒に弱くなる．片親からグルタミン酸型を受け継ぐと（GA型）、その中間の体質になる．日本人はリシン型が多く、欧米人に比べるとお酒に弱い傾向がある．

因となりやすい．ただし、すべてのSNPが発現効率・アミノ酸配列・たんぱく質の機能に影響を及ぼすとは限らない．たとえばGCAというコドンとGCCというコドンは、同じアラニンを指定している（**表1.4**）．また、1つのアミノ酸が変異しても、数十～数千個のアミノ酸からなるたんぱく質は機能が変化するとは限らない．したがって、このような場合は体質に影響しない．

② **塩基の欠失や挿入**：1～数十個程度の塩基が欠失または挿入されることがある．
③ **繰り返し配列の繰り返し回数**：ゲノム中には2～数十個程度の塩基配列が繰り返している領域が存在する．この配列のことを繰り返し配列（tandem repeat）といい、その繰り返し回数は人によって異なる．繰り返し配列の長さが数個～数十個のものをVNTR（variable number tandem repeat）、長さが2～4個のものをマイクロサテライト多型という．

　遺伝子多型はゲノム中に書き込まれた変異であるので、遺伝し、生涯変化しない．したがって、遺伝子多型は人種・民族・家系などで傾向が変化する．

2）生活習慣病

　生活習慣病は、高血圧、動脈硬化、骨粗鬆症、糖尿病などがあり、QOLの低下だけでなく生命の危機にさらされることもある．

　これらの疾患は、先天的な遺伝的要因と、後天的な環境因子（生活習慣）とが相互に絡み合って発症する．同じような生活習慣（食生活、運動習慣、喫煙など）をしていても、糖尿病や高血圧になりやすい人となりにくい人がいる．また、糖尿病になりやすい家系であっても、生活習慣に気をつけていれば糖尿病を発症することはまれである．したがって、遺伝的要因を知り、生活習慣を健全に保つことが生活習慣病の予防に重要である．

3）高血圧

　高血圧関連の遺伝子は約20種類が知られている．中でもアンジオテンシノーゲンのSNPが重要である．

　アンジオテンシノーゲンは**レニン**＊によってアンジオテンシンⅠに変換され、さらにアンジオテンシン変換酵素（ACE, angiotensin-converting enzyme）によってアンジオテンシンⅡとなる（**図1.10**）．アンジオテンシンⅡは強力な血管収縮作用があり、血圧上昇効果をもたらす．また、アンジオテンシンⅡは副腎皮質に作用してアルドステロンの内分泌を促進させ、ナトリウム再吸収を促進することで、血圧が上昇する．

　このアンジオテンシノーゲンの235番目のトレオニンがメチオニンに置き換わったSNPが見出され、メチオニン型の方が高血圧を起こしにくいことが明らかになった．日本人の高血圧

C 遺伝形質と栄養の相互作用

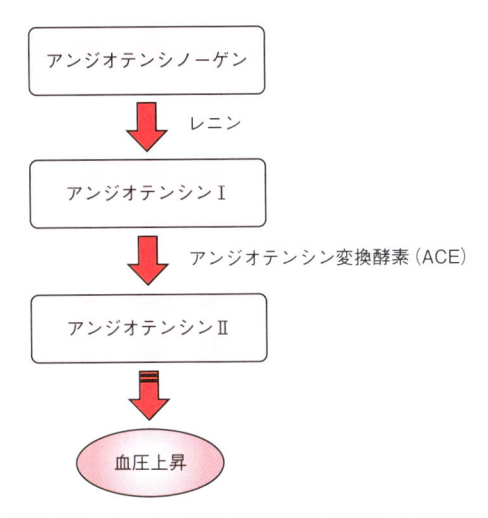

〈図1.10〉 レニン・アンジオテンシン系による血圧上昇

者の60％が高血圧になりやすいトレオニン型であったことから，日本人の高血圧の遺伝的要因として重要であるといえる．

4）糖尿病

　糖尿病は血液中のグルコース（血糖）の調節作用が低下し，血糖値が慢性的に高くなる疾患である．糖尿病によって引き起こされるさまざまな合併症によって，重篤な症状にもなりうる．糖尿病には1型と2型の2種類がある．1型糖尿病は，膵臓ランゲルハンス島のβ細胞が自己免疫疾患によって破壊され，血糖値を下げるホルモンであるインスリンが分泌されなくなる．その他は2型糖尿病に分類され，インスリンの働きの低下（インスリン抵抗性）や，β細胞の破壊に由来しないインスリン分泌低下によって引き起こされる．日本人成人の糖尿病の95％以上が2型糖尿病である．

　2型糖尿病の遺伝的要因として見出されている遺伝子としては20種類以上知られているが，完全な解明にはいたっていない．明らかになっている遺伝的要因の中では，1970年代に行われた調査で見出された若年発症成人型糖尿病（MODY：maturity onset diabetes of young）の原因遺伝子が代表的である．MODYは6つのタイプに分けられ，それぞれの原因遺伝子が見つかった（**表1.5**）．HNF-4α（hepatoma nucleus factor 4α, 肝細胞核成長因子4α）はMODY1の原因遺伝子で，HNF-1α（MODY3の原因遺伝子）を介してグルコーストランスポーターGLUT2の遺伝子発現を制御している（**図1.11**）．グルコキナーゼ（MODY2の原因遺伝子）はインスリン分泌のためのグルコースセンサーとして機能している．Pdx-1（pancreatic and duodenal homeobox 1）とNeuroDはインスリン遺伝子の発現に関係している．

〈表1.5〉 MODYの原因となる遺伝子

糖尿病のタイプ	原因遺伝子	糖尿病に関するおもな作用
MODY1	HNF-4α	HNF-1αの発現制御
MODY2	グルコキナーゼ	インスリン分泌のためのグルコースセンサー
MODY3	HNF-1α	GLUT2の発現制御
MODY4	Pdx-1（IPF-1）	膵臓発生にもっとも重要な因子
MODY5	HNF-1β	HNF-1αと二量体を形成
MODY6	NeuroD	インスリンの発現制御

（佐藤隆一郎，今川正良：生活習慣病の分子生物学，三共出版，2007より引用）

```
HNF-4α
   ↓
HNF-1α     Pdx-1    NeuroD
   ↓         ↘        ↙
 GLUT2        インスリン
```

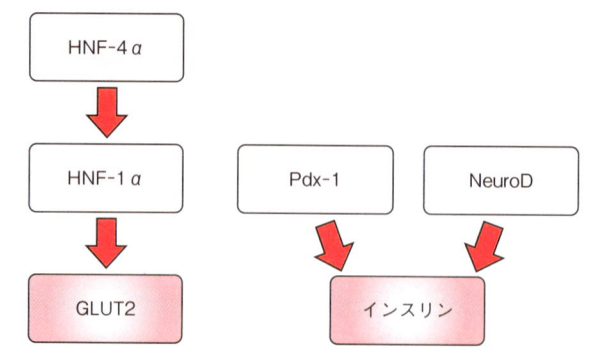

〈図1.11〉 MODYの原因となる遺伝子
(佐藤隆一郎, 今川正良:生活習慣病の分子生物学, 三共出版, 2007より引用)

c 倹約(節約)遺伝子仮説

　倹約遺伝子とは, 少ないエネルギーで効率的に生きるため, あるいは体内にエネルギーを蓄えやすくするための遺伝子のことである. 生物が飢餓に耐えるために進化の過程で獲得した遺伝子といえる. この遺伝子は, 1962年にアメリカの遺伝学者ニールが仮説として提唱した. のちに1990年代になって, $β3$アドレナリン受容体やペルオキシソーム増殖剤応答性受容体$γ$($PPARγ$)が発見され, 倹約遺伝子の候補とされた.

　飽食の時代にある現代日本においては, 消費エネルギーを節約してしまう倹約遺伝子は肥満や糖尿病の原因となっている.

1) β3アドレナリン受容体

　アドレナリンとノルアドレナリンを受容し, その作用の引き金となるたんぱく質をアドレナリン受容体という. $α$と$β$の2種類あり, $β$受容体はさらに$β1$〜$β3$の3つの遺伝子がある. $β3$アドレナリン受容体は, 消化管弛緩, 脂肪組織における熱産生, 脂肪分解の促進, 骨格筋のグリコーゲン生合成にかかわる(コラム参照).

2) PPARγ

　ペルオキシソーム増殖剤応答性受容体(PPAR)は, 細胞小器官であるペルオキシソームの

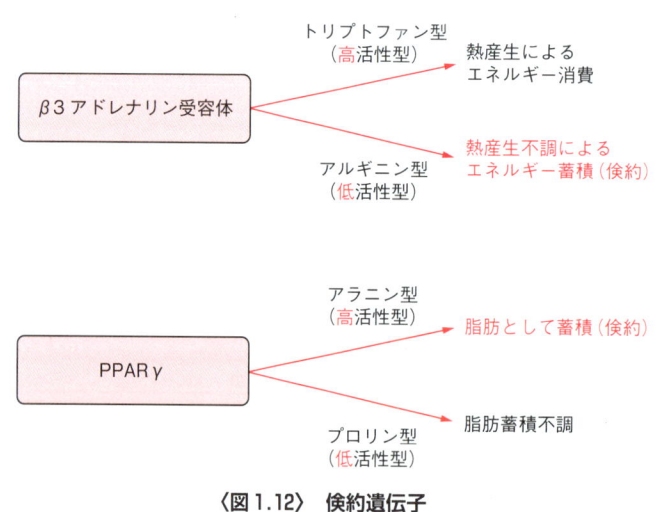

```
                    トリプトファン型
                    (高活性型)        熱産生による
                  ↗                    エネルギー消費
β3アドレナリン受容体
                  ↘   アルギニン型    熱産生不調による
                     (低活性型)       エネルギー蓄積(倹約)


                    アラニン型
                    (高活性型)        脂肪として蓄積(倹約)
                  ↗
    PPARγ
                  ↘   プロリン型        脂肪蓄積不調
                     (低活性型)
```

〈図1.12〉 倹約遺伝子
(林　淳三　編著:改訂・基礎栄養学, 建帛社, 2010より引用)

C 遺伝形質と栄養の相互作用

> **コラム　塩基多型**
>
> β3アドレナリン受容体の64番目のトリプトファン（コドン：TGG）がアルギニン（CGG）に置き換わっているSNP（一塩基多型）が見出された．白人で10人に1人，日本人で3人に1人がアルギニン型であるとされる．この変異は，1995年にアリゾナ州に居住するピマインディアンから見つかった．アルギニン型の遺伝子をもつと，熱産生作用が低下し基礎代謝量が1日あたり約200 kcal少なくなることが明らかになった（図1.12）．これによってエネルギー過剰になりやすく，肥満の原因となる．
>
> ピマインディアンはもともとメキシコにいた狩猟民族で，一部アリゾナ州に移住していた．第二次大戦後，アメリカ政府より小麦，砂糖，油の供給を受け，パンを油で揚げ砂糖をまぶしたものやハンバーガーなどを摂取するようになったことで，肥満患者が激増した．メキシコ在住のピマインディアンは伝統的な食生活により，平均体重はアリゾナ在住のピマインディアンより約20 kg少ない．

増殖剤によって活性化する遺伝子として見出されてきた転写因子である．α, β/δ, γの3種類あり，PPARγは脂肪細胞の分化に関与するため，より多くの脂肪を脂肪細胞に蓄積できるように働くとされる．PPARγの12番目のアミノ酸がプロリンとアラニンの人がおり，アラニン型の場合に脂肪細胞蓄積作用が大きいとされている（**図1.12**）．

現代では，成人においてPPARγが筋肉への糖質の取り込みを妨害する大型脂肪細胞をつくり，インスリン抵抗性を高める原因の1つとなっている．

d　栄養指標としての遺伝子型

遺伝子解析の進歩によって，遺伝子型の個人差に応じた医療が可能になりつつある．このような医療のことをテーラーメイド医療という．栄養学においても，同じ食事を摂取しても体質によって代謝の応答は変化してくる．このような栄養素や食品成分の作用，栄養・代謝状態を，個人の遺伝子型と関連づけて考える必要がある．

これらの研究が進めば，ある特定の**遺伝子型***を栄養指標として利用することができる可能性がある．すでにフェニルケトン尿症のような特定の遺伝病に対して食事制限などが行われているが，こういったものをよりきめ細かく行えるようになると予想される．とくに，生活習慣病になりやすい体質かを判断し個人の体質に合った栄養指導（テーラーメイド栄養指導）を行うことで，生活習慣病の予防につなげることができる．

e　栄養とがん

1）が　　ん

がんとは，コントロールを外れて無限に増殖したり脱分化したりする細胞（腫瘍）のうち，悪性のものをいう．正常な細胞は，幹細胞から分裂し分化することで成熟細胞となり，決められた役割を果たす．そして適切なタイミングで，プログラム細胞死（**アポトーシス***）によって消滅する．これらの分裂・分化・アポトーシスは厳密なコントロール下に置かれており，組織の形や働きは保たれている．このコントロールが効かなくなった細胞が，がん細胞である．

がんの発生には，次の3つの段階があるとされる．

① イニシエーション

正常な遺伝子に変異が起こると機能が変化する．正常な遺伝子には，がん原遺伝子とがん抑制遺伝子の2種類がある．がん原遺伝子に変異が入ると，がん化を促進する．この変異したがん原遺伝子をがん遺伝子という．がん抑制遺伝子は，がん化を抑制する働きをもつ．これに変異が入ると不活性化してしまう．このような遺伝子変異のことをイニシエーションという．

変異の原因のことをイニシエーターという．イニシエーターの例として，発がん物質，活性

〈表1.6〉 植物性抗酸化物質とおもな含有食品

	抗酸化物質	おもな含有食品
ビタミン	ビタミンC	果実類，いも類，緑黄色野菜
	ビタミンE	植物油，緑黄色野菜，胚芽
カロテノイド	β-カロテン，リコペン，β-クリプトキサンチン	緑黄色野菜，藻類，果実類
ポリフェノール	アントシアニジン	いちご，ブルーベリー
	イソフラボン	大豆
	フラボノール	カカオ，たまねぎ，ブロッコリー
	フラバノン	みかん，レモン

(鈴木和春ほか：サクセス管理栄養士講座 基礎栄養学，第一出版，2010 より引用)

酸素，紫外線，がんウイルスなどの DNA に損傷を与えるものがある．

② **プロモーション**

イニシエーションの変異が蓄積し，細胞レベルで増殖異常がみられるようになった（細胞ががん化した）段階を，プロモーションという．

③ **プログレッション**

悪性の性質が固定してさらに進行していく段階を，プログレッションという．

2) 酸化ストレスと栄養素

細胞中のミトコンドリアでのエネルギー産生（電子伝達系-酸化的リン酸化）の過程で，**活性酸素***が生成する．活性酸素は，生体内で病原菌などに対する生体防御反応に重要な役割を果たす．しかし，その強い酸化力によって，細胞内のたんぱく質やDNA，細胞膜の脂質を酸化する．このような有害な作用が蓄積すると，老化，がん，動脈硬化などの疾患の一因になる．このような酸化障害を，酸化ストレスという．

活性酸素に対する生体内の防御システムとして，スーパーオキシドジスムターゼ，カタラーゼ，グルタチオンペルオキシダーゼなどの酵素，ビタミンC，ビタミンE，β-カロテンなどの抗酸化物質があり，通常はこれらが活性酸素を無毒化している（8章D節参照）．しかし活性酸素を十分に消去できなかったり，局所的に活性酸素が増えてしまったりした場合に，酸化ストレスの状態になる．これらの酸化は，植物性食物に含まれる抗酸化物質を摂取することにより防げることが明らかになってきている（**表1.6**）．

2 食物の摂取

　健康を維持・増進するためには，生体リズムに沿った規則正しい生活習慣がきわめて重要である．とくに食事の回数や時間は，身体の日内リズム形成に影響を及ぼす．したがって摂食行動は，どのようにして調節されているか，摂食行動と生体リズムとのかかわりについて，また生体リズムに沿わない不適切な摂食（欠食や夜食）における健康阻害などについても理解を深める必要がある．

A 空腹感と食欲

a 摂取量の調節

　摂食行動は生命を維持するうえで生まれながらにして備わっている本能的な行動で，食欲によって引き起こされる．食欲（appetite）とは，食物を食べたいという欲望である．空腹を満たしたいという空腹感（hunger sense）は，「何か食べたい」という本能的感覚である．これに対して「これを食べたい」という食欲（狭義の食欲）は，空腹感からのみ刺激を受けるとは限らない．時に空腹感とは別に食欲を感じることがある．狭義の食欲の選択は，視覚，嗅覚，味覚などの五感や食べたときの精神状態，過去の食経験などによって支配される．したがって空腹感と狭義の食欲を合わせて「食欲」といっている．

　摂取量の調節は，大脳中央付近の間脳の第3脳室にある視床下部に近接している視床下部外側野と視床下部腹内側核で行われている．まず，視床下部外側野にある摂食中枢（feeding center）が興奮すると食欲が起こり，摂食行動が始まる．満腹感が形成されると視床下部腹内側核にある満腹中枢（saturation center）が刺激され，摂食行動を抑制する（図2.1）．さらに視

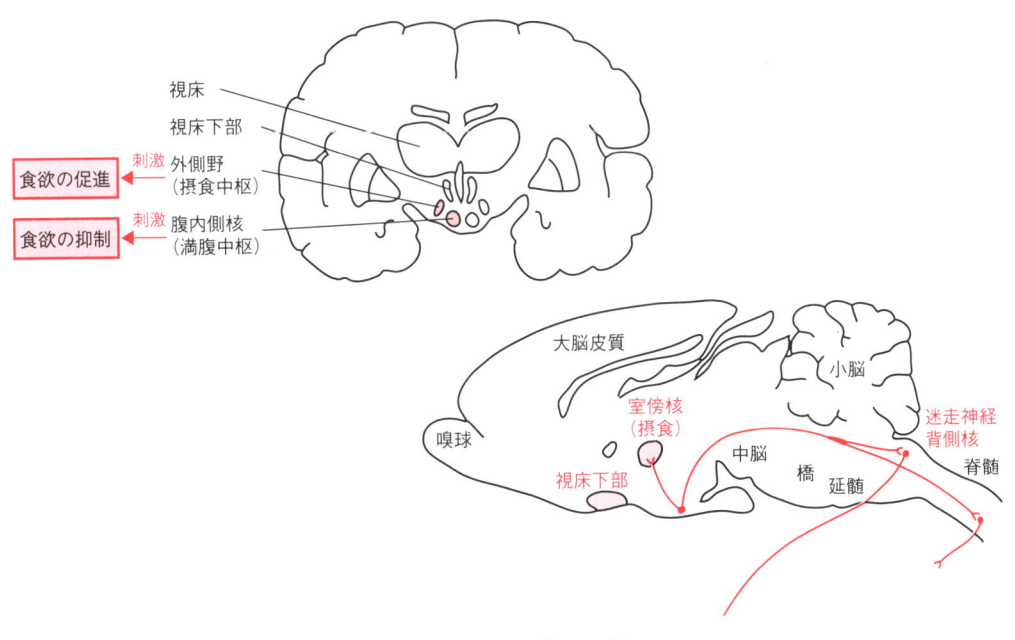

〈図2.1〉 摂食調整のしくみ

〈表2.1〉摂食を調節する消化管ホルモンの例

調節	部位	物質	働き
亢進	胃	グレニン	エネルギー消費抑制，体重増加
抑制	胃	コレシストキニン（CCK）	腸管内を通過中の食物を押し出すための筋収縮や，胆嚢の収縮を制御
抑制	小腸	ペプチドYY（PYY）	胃酸，膵外分泌および胆嚢収縮を抑制し，縮蠕動運動を調節
抑制	小腸	グルカゴン様ペプチドI（GLP-1）	膵臓からのインスリンの放出を増やす
抑制	膵臓	エンテロスタチン	トリプシンによるコリパーゼが生成される際にできるペプチドで，高脂肪食の摂取を選択的に抑制する

床下部の弓状核，室傍核が摂食調節シグナルの伝達より食欲が調節されていることが見出され，弓状核から室傍核や外側野に摂食と満腹の情報が伝達されていることが明らかになった．

1） 消化器系による調節

空腹感は，空腹時の胃の強い収縮（飢餓収縮）や血液中のグルコースの低下などによって起こる．また胃や小腸へ食物が移動すると迷走神経が刺激されて，摂食中枢が抑制する．摂食の調節に関係する消化管ホルモンは，数多く確認されている（**表2.1**）．これらは，空腹時や摂食後すぐに起こる調節であるため，短期的な調節といわれている．

2） 血糖値（血中グルコース値）による食欲の調節

摂食中枢のある外側野にはグルコース感受性ニューロンがあり，満腹中枢のある腹側核にはグルコース受容体ニューロンがある．それぞれが動脈血中と静脈血中のグルコース値の差の大小により反応して興奮する．

食後，代謝による血糖値の上昇が満腹中枢に興奮が伝わり，グルコース受容ニューロンが興奮されて摂食行動が抑えられる．血糖値を下げるホルモンであるインスリンも脳内に作用して摂食を抑制する．血糖値が低下するとグルコース感受性ニューロンが興奮して摂食行動が促進される．

3） 熱産生による食欲の調節（体温定常説）

食事誘発性産熱＊（DIT：diet induced thermogenesis）はエネルギー摂取量の約10％前後に相当する．産生される熱が体温の上昇をもたらし，これが摂食を抑制するといわれている．

また，夏場，暑いと体温が上昇（暑熱刺激）して摂食を抑制し，逆に冬場に体温が低下すると摂食が促進する（寒冷刺激）と考えられているが，病気による発熱は，満腹感を形成しないことから，必ずしも体温の昇降だけが空腹感や満腹感に関与しているとはいえない．

4） 脂肪細胞による摂食調節

レプチン＊は167個のアミノ酸からなるたんぱく質で，成熟脂肪細胞から発現して摂食抑制作用とエネルギー消費増強作用が認められている．レプチンは視床下部神経核の弓状核の2つの神経に作用して摂食を調節している．

体脂肪の減少によりレプチンの分泌が減少すると，神経ペプチドY（NPY：neuropeptide Y）/AgRP（agouti-related peptide）神経が興奮して摂食を促進させる．また，体脂肪の増加によりレプチンの分泌が増加するとPOMC（proopiomelanocortin）/CART（cocaine and amphetamine-regulated transcript）神経が興奮して，摂食を抑制する．体脂肪が増加すると逆の調節が起こる．レプチン受容体は，弓状核の他に腹内側核，室傍核，背内側核，腹側前乳頭核などにも存在が確認されている．

肥満者の多くは脂肪細胞が肥大しているため，レプチンの分泌が増加している状態にあるのにもかかわらず，レプチンによる摂食抑制が起きない．レプチンに対する感受性が低下している状態をレプチン抵抗性といい，脂肪エネルギー比率が減少するとすみやかに消失するといわ

れている．

これらは，体脂肪量の増減によって調節されるため，長期的な調節といわれている．

5) 視床下部の弓状核，室傍核や外側野による摂食調節

視床下部に存在する神経ペプチドに，摂食を促進するものとして，メラニン凝集ホルモン（MCH），オレキシン（ORX），神経ペプチドY，アグーチ関連たんぱく質（AgRP），ガラニンなどがあり，エネルギー消費を抑制して体脂肪を増加させる作用を有する．

摂食を抑制するものは，色素細胞刺激ホルモン（αMSH），甲状腺刺激ホルモン放出ホルモン（TRH），副腎皮質刺激ホルモン放出ホルモン（CRH）などがあり，エネルギー消費を亢進させ，体脂肪量を減少させる作用を有する．これらの神経ペプチドは，視床下部の弓状核，室傍核や外側野に多く存在し，摂食行動を調節している．

また，食欲はノルアドレナリンが摂食促進，ヒスタミン，セロトニン，ドーパミンが摂食抑制に関与している．他にも精神状態（精神的ストレス，過去の食経験や嗜好），視覚，嗅覚，味覚などの五感などにも影響される．したがって，食欲は複雑かつ繊細に調節されているので，一概にこれらが要因であるとはいえない．

B 食事のリズムとタイミング

a 日内リズムと栄養補給

地球の自転に伴う昼夜の別など，24時間に1周期のリズムを示すものをサーカディアンリズム（circadian rhythm）または日内リズム（概日リズム）という．視床下部視交叉上核からの指令により体外環境の日周リズム変動に適応しながら規則正しい食事摂取を続け，神経系や内分泌系を調節し，**ホメオスタシス**＊（homeostasis：恒常性）を維持している．一般に，体温は早朝に最も低く，夕方に最も高くなる．

副腎皮質ホルモン（コルチゾール）の内分泌は明らかな日内リズムを示し，その分泌は早朝目覚めた直後に最も高く，深夜に最低になる．この日内リズムを規定しているのは，明暗の変化よりも規則正しい摂食サイクルであるといわれている．

小腸粘膜から分泌される消化酵素のスクラーゼやマルターゼなどの酵素活性は，摂食サイクルに応じて日内変動するが，これは規則正しい摂食時刻に上昇する．この反応を摂食予知反応と呼んでいる．

ヒトのもつ体内時計が約25時間1周期であるにもかかわらず，24時間1周期の日内リズムに適応できるのは，昼と夜の明暗の変化と食事習慣が関与している．光刺激が目の網膜を介して視床下部にある視交叉上核（SCN：suprachiasmatic nucleus）に興奮が伝わり，松果体に作用して**メラトニン**＊の分泌を調節することにより，体内時計を修正していると考えられている．

松果体から分泌されるセロトニンやメラトニンの日内リズムは明暗周期に同調していて，昼間に低く，夜間に高くなる．セロトニンは睡眠を誘い，食欲を抑制することが知られている．食事の回数や時間は，ホルモンや消化酵素の日内リズム形成に影響する．この日内リズムが夜型生活によって撹乱されると慢性的な睡眠不足や疲労の蓄積を引き起こし，免疫力も低下させるので感染症にかかりやすくなる．

ヒトの体の生体リズムには，サーカディアンリズムを基本として睡眠と覚醒，体温や血圧の変動など約1日の周期で変動するが，サーカルーナルリズム（circalunal rhythm：概月リズム）は，約30日，またはその半分の約15日を1周期とする生体リズムである．女性の性周期は卵

胞刺激ホルモン（FSH），黄体形成ホルモン（LH），エストロゲン，プロゲステロンの分泌による子宮粘膜の増殖・剥離，基礎体温の変化など，約28日を1周期とするリズムに従っている．さらにサーカニュアルリズム（circannual rhythm：概年リズム）は，1年を1周期として，四季がある日本では，基礎代謝が夏に低下し，冬には亢進するサイクルがある．また，**五月病***やうつ病などの病気が発症する季節的変動，ある時期のみの植物の開花や動物の繁殖期なども概年リズムに含まれる．

b 夜食，欠食

平成22（2010）年度の国民栄養調査では，朝食の欠食率は男性13.7％，女性10.3％であった．性・年齢階層別では，20歳代の男女の約3人に1人（男29.7％，女28.6％），15〜19歳の男女でも約7人に1人（男14.5％，女14.0％）が欠食していた．30歳代男27.0％，40歳代20.5％と働き盛りの男性の欠食が目立った．

近年，共働き家庭の増加，単身者の増加，さらには高齢者の一人暮らしの増加などの核家族化の増加によって，家族や親しい人たちとのコミュニケーションが希薄になり，**孤食***や**個食***の頻度が増える傾向にある．また，個人の価値観の多様化は加工食品，調理済み食品および冷凍食品の普及，いつでもどこでも飲食を可能にした24時間営業のコンビニエンスストアやファミリーレストランといった外食産業の拡大などを社会にもたらし，さらに孤食や個食を後押しする状況下にある．

とくに朝食の欠食，夕食・夜食の過食などの生体リズムに沿わない不適切な摂食パターンに加えて，運動量の低下，夜型生活は，肥満および生活習慣病のリスクを高めることが懸念されている．したがって，健康を維持・増進するためには適正な栄養素摂取はもとより，生体リズムに沿った規則正しい生活習慣がきわめて重要である．

コラム　ヨーロッパ旅行の方が時差ボケになりにくい？

英語で時差ボケのことをジェットラグ（jet lag）といい，飛行機に搭乗して高速度で3時間以上の時差がある場所まで移動すると，体内時計と現地の生活時間にずれが生じる（外的脱同調）．さらに，体内時計に同調している体温やホルモンの分泌，睡眠・覚醒のリズムが撹乱されるため，倦怠感や胃腸障害などの症状を引き起こす（内的脱同調）．人間の体内時計は1日が約25時間なので，夜ふかしをするのは比較的容易である．東行きフライト（ハワイやアメリカへ向かう航路）は体内時計の調整がしにくく，時差ボケの症状が強くなる．それに比べて西行きフライト（ヨーロッパ方面へ向かう航路）は，体感日長時間が伸びるため体内時計の調整がしやすいので，症状が軽いことが多い．その対策として，出発の1週間ほど前から，東行きフライトでは早寝早起きを，西行きフライトでは遅寝遅起きを行い，あらかじめ体内時計を現地の時間に近付ける生活に慣れておく．まず現地に到着したら，光刺激が体内時計の調整にきわめて重要なので，積極的に太陽の光を浴びることが良いとされている．しかし，体内時計が時差を調整できるのは，東行きで1日につき1時間，西行きで1時間半ともいわれており，3〜4日程度の短い期間の滞在なら，日本時間のまま行動したほうが帰国後に生活リズムを早く取り戻せるので，臨機応変に対応することが必要である．

3 消化・吸収と栄養素の体内動態

消化管内で消化された各栄養素は小腸の微絨毛膜を透過したのち細胞内を移動し，さらに側底膜を通過してから血液またはリンパ管に移行され，全身の組織に供給される．

A 消化器系の構造と機能

　私たちの身体は，口から摂取した食物中の栄養素を細胞が吸収し利用できる形や大きさに変化させ（この過程を消化という），分解された食物（栄養素）を消化管（細胞）を通して血管またはリンパ管に取り入れ（この過程を吸収という），活動のためのエネルギーや身体の構成成分として利用している．このように，食物を消化し，栄養素を吸収する器官系が消化器系である．
　消化器系は口腔から始まり，咽頭，食道，胃，小腸，大腸，肛門までの1本の長い管とこれに付属する器官である肝臓，膵臓，胆嚢からなる（図3.1）．

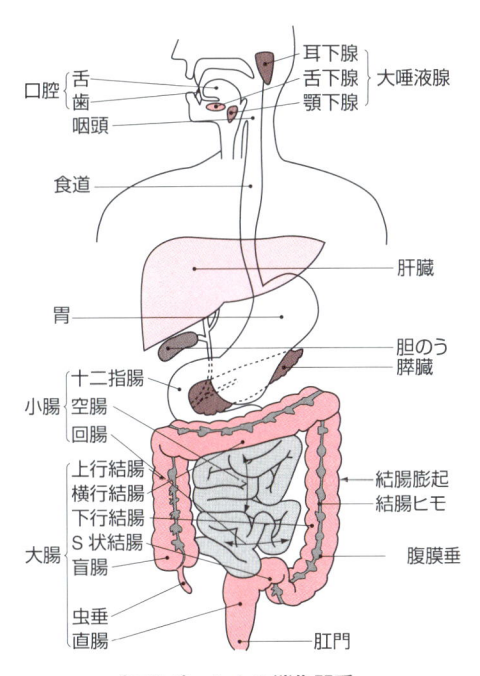

〈図3.1〉 ヒトの消化器系
（五明紀春ほか 編：スタンダード人間栄養学 基礎栄養学，朝倉書店，2010 より引用）

〈表3.1〉 嚥下してから腸管各部位に到達するまでの時間

	胃に到着	小腸に到着	大腸に到着	排便
開始	1〜2秒（液体）	5分	4〜5時間	24〜
終了	30〜60秒（固体）	4時間	12〜15時間	72時間

（細谷憲政 監修：ビジュアル臨床栄養百科 第1巻 臨床栄養の基礎，小学館，1996 より引用）
胃までは液体から先に到着するが，それ以降は粥状態．

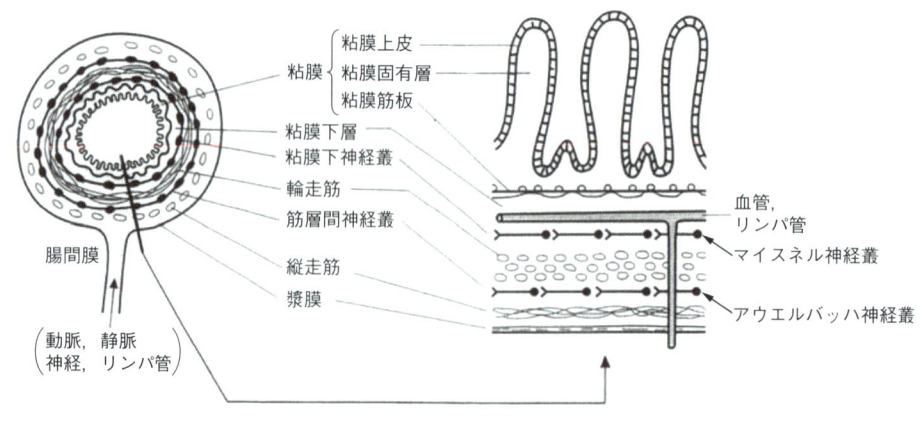

〈図3.2〉 消化管壁の構造模式図（左：横断面，右：縦断面）
（佐藤昭夫ほか：生理学，医歯薬出版，2003より引用）

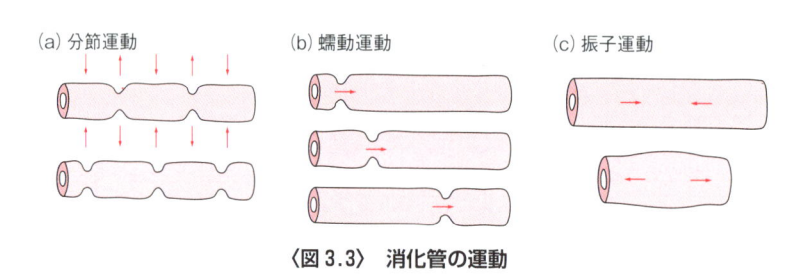

〈図3.3〉 消化管の運動

a 食道・胃・小腸・大腸の基本構造

　　消化管の剖検時の長さは全長8～10 m（身長の5～6倍程度）であるが，生体内では4～5 mの管状組織である．摂食後，食物が排便されるまでには24～72時間を要する（**表3.1**）．

1）消化管の一般構造

　　消化管は，粘膜，筋層，漿膜の3層からなる（**図3.2**）．

①**粘膜**：　消化管の最内層で，消化液・粘液を分泌する腺がある．胃や腸のように分泌・吸収する部位では単層の上皮細胞により覆われ，口腔・食道・直腸のように機械的な刺激が強く加わる部位では重層扁平上皮によって覆われている．

②**筋層**：　胃は斜走筋，輪状筋，縦走筋の3層から，小腸・大腸は輪状筋，縦走筋の2層からなる．消化管の長軸に垂直，平行の2方向の収縮を組み合わせることにより，消化管の分節運動と蠕動運動が起こり，食物を効率よく移動させている．

③**漿膜**：　消化管の外側を覆う薄い膜．

　　消化管の運動は，内輪筋の収縮・弛緩による分節運動（a），隣接する内輪筋が順次収縮する蠕動運動（b），外縦走筋の収縮・弛緩による振子運動（c）によりなる．これにより，食塊は消化管内を移送され，各部位で消化・吸収が行われる（**図3.3**）．

2）消化器系各部位の構造と食物の流れ

①**口腔**：　食物を咀嚼して小片に嚙み砕く（機械的消化）．また食塊を粘性のある唾液と混合することで嚥下が容易となる．食物中のデンプンの初期消化を行う（化学的消化）．

　機械的消化：咀嚼によって食物固形分を破砕し，さらに消化管運動により糜汁化（びじゅうか）する．また，消化液と混合・撹拌し，移送して化学的消化を助ける）．

A 消化器系の構造と機能

化学的消化：消化液に含まれる消化酵素により，高分子の栄養素を加水分解して腸壁を通過・吸収できるように低分子化すること．変性・中和・乳化なども含まれる．

② **咽頭・食道**： 消化管と気道が交差する部位が咽頭であるが，食塊が舌の運動で咽頭に押し込まれ，咽頭の粘膜に触れると，反射的に嚥下運動が起こる．食道の長さは約25 cmで，延髄の嚥下中枢が刺激を受けると蠕動運動により下方に（胃の噴門部まで）運ばれる．食物の消化・吸収は起こらない．

③ **胃**： 入り口の噴門，胃底と胃体，出口の幽門部に区分される（図3.4）．

食道から入ってくる食塊を一時的に貯め，胃液と混合し，食物に付着した微生物の殺菌，脂肪・たんぱく質の初期消化を行う．食塊は胃の収縮運動により胃液と混合され粥状となり（糜粥），規則的に少量ずつ十二指腸に送られる．

④ **小腸**： 腹腔内を蛇行して右下腹部で大腸に移る6〜7 m（剖検時）の管（生体内3〜4 m）である．十二指腸（約25 cm），空腸（残りの小腸の約2/5），回腸（約3/5）に分けられる．幽門から約10 cmのところ（十二指腸下行部）で総胆管と膵管が合流して開口しており，胆汁，膵液を放出する．

小腸粘膜（内壁）には栄養素を吸収しやすいように輪状ひだがあり，その表面には絨毛が生えさらに微絨毛で隙間なく覆われ（吸収上皮細胞），表面積を増している（小腸内腔を平均直径4 cm，長さ2.8 mの直管とすると，絨毛などにより表面積は約200 m^{2}となり直管表面積の600倍に達する）．

胃から腸に移行した酸性度の強い内容物は胆汁やアルカリ性の小腸液，膵液で希釈・中和され，さらに分節運動と蠕動運動によりよく混和され，化学的消化と機械的消化を受けながら小腸下部に移送され，大部分の栄養素が吸収される．

⑤ **大腸**： 消化管の最終部で，盲腸，結腸，直腸に分けられる．結腸はさらに上行結腸，横行結腸，下行結腸，S状結腸に分けられる．大腸には腸内細菌が多く棲息し，発酵による未消化物の分解が行われる（生物学的消化）．

生物学的消化：大腸の腸内細菌による未消化物や難消化物の発酵・腐敗をいう．

大腸のおもな機能は，未消化物の処理と排泄で，大腸前半部で水分・電解質の吸収が行われ，後半部で糞便が形成される．糞便は消化・吸収されなかった食物残渣，脱落した粘膜上皮片，腸内細菌からなり，70〜80％が水分，残りが固形分である（図3.5）．

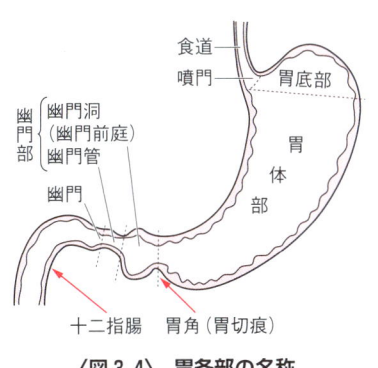

〈図3.4〉 胃各部の名称

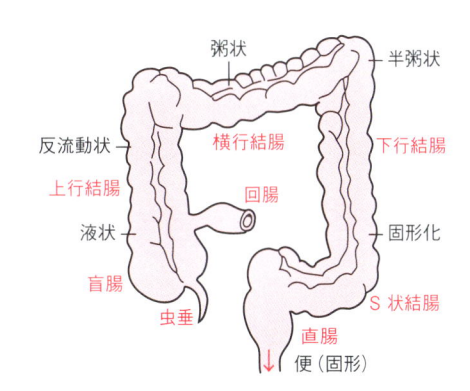

〈図3.5〉 大腸における糞便の性状

b 肝臓の構造と機能

1) 肝臓の構造

　肝臓は，右上腹部を占め横隔膜に接している人体最大の臓器である．成人男性で1,000〜1,500 g，成人女性で900〜1,300 gの実質臓器であり，左右の葉に分けられ，さらに肝小葉を構造単位としている．肝臓には肝臓自身に栄養を与える固有肝動脈と門脈が入り，肝静脈が出て行く（**図3.6**）．

　肝小葉の中心に中心静脈が流れ，小葉間の結合組織の中を流れる肝動脈と門脈から生じた毛細血管叢（類洞）が合流して，中心静脈に向かって求心性に注ぐ．毛細血管は肝細胞に囲まれており，その壁にはマクロファージの一種である**クッパー星細胞***が存在し，異物処理をしている．さらに肝細胞には毛細胆管が接しており，胆汁は毛細胆管から遠心性に流れ，胆管で合流する．

2) 肝臓の機能

　肝臓は，小腸などで吸収した栄養素の同化・異化・貯蔵・薬物の代謝・解毒と，脂質の消化を助ける胆汁酸の生成・分泌など，生命活動を維持するうえで重要な臓器である．

　肝実質細胞は類洞側と毛細胆管側の2つの極をもつことで，物質による輸送の方向性が異なっている．類洞面の膜を通じて血液からグルコース，アミノ酸，脂肪酸を取り込み，アルブミン，リポたんぱく質，新生したグルコースを分泌する．ビリルビン，胆汁酸も類洞面から取り込まれるが，それぞれグルクロン酸，グリシンあるいはタウリンと抱合し，毛細胆管に分泌され，胆汁となる．

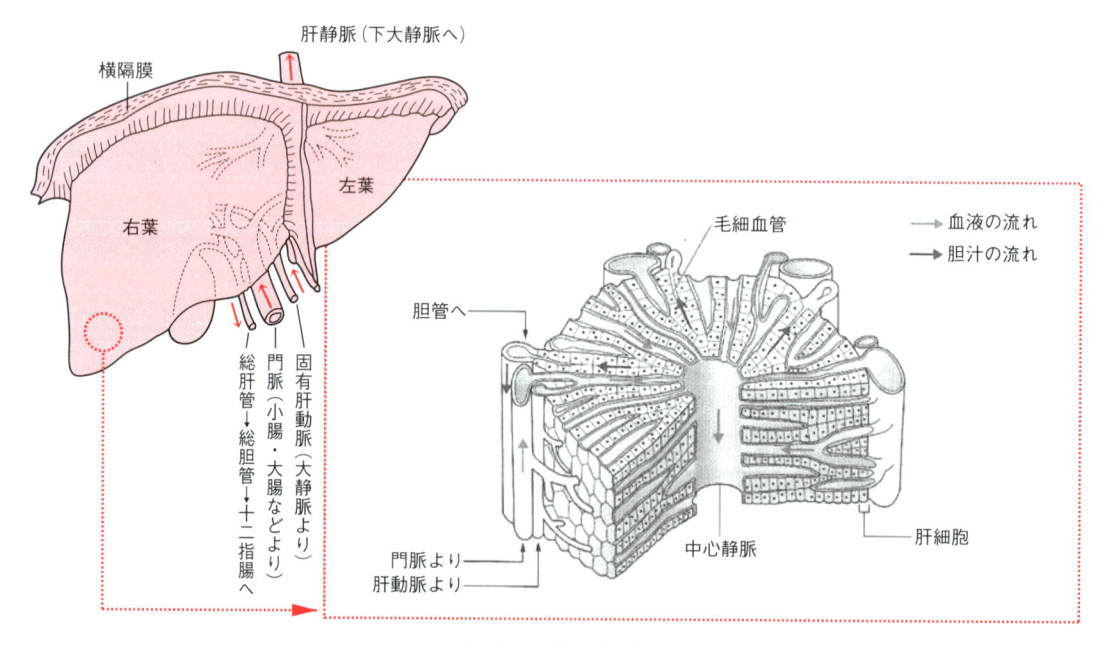

〈図3.6〉 肝臓の構造

（鈴木和春ほか：サクセス管理栄養士講座 基礎栄養学，第一出版，2012を引用改変）

B 消化・吸収と栄養

小腸粘膜上皮細胞に吸収された栄養素は、その溶解性により異なった運搬経路をたどる（**図3.7**）．

a 水溶性栄養素

糖質，たんぱく質，水溶性ビタミン，ミネラル（電解質）は水溶性である．これらの栄養素は消化酵素の働きにより，糖質は単糖（ガラクトース，フルクトース，グルコース）に，たんぱく質はアミノ酸やオリゴペプチドに分解され，腸管から吸収され，毛細血管から門脈を経て肝臓に集められる．さらに，水と親和性のある短鎖・中鎖脂肪酸も門脈経由で肝臓に運ばれ，生体にもともと存在する成分と合流し，身体に必要な成分に合成あるいは代謝される．

b 疎水性栄養素

長鎖脂肪酸やグリセロールなどの脂質は疎水性であるため，腸管内で胆汁酸，リン脂質などとミセルを形成し，吸収される．その後，上皮細胞内でトリアシルグリセロールに再合成され，コレステロールや脂溶性ビタミンなどとともにリポたんぱく質の一種であるキロミクロンが形成される．キロミクロンは，乳び管（毛細リンパ管）からリンパ管に分泌され，胸管を経て左鎖骨下静脈から大静脈に入り全身に運ばれる．

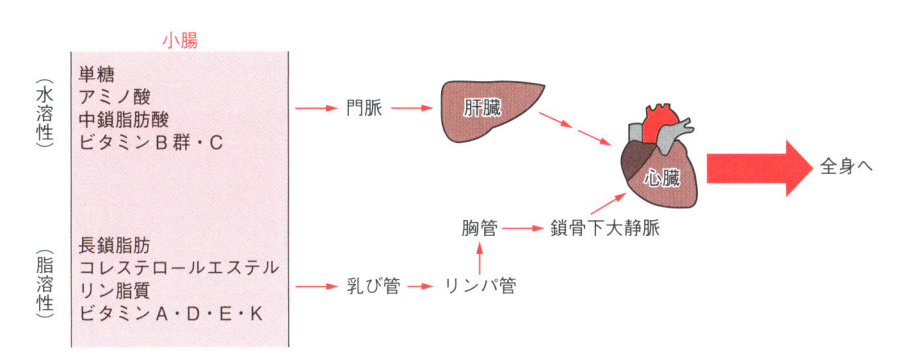

〈図3.7〉 水溶性栄養素と脂溶性栄養素の吸収経路の違い

C 消化過程の概要

消化管上皮の一部が陥入してできた腺（特有の物質を分泌または排泄する器官．導管をもち，体外または消化管内に分泌する外分泌腺と，導管をもたず血管内に直接分泌する内分泌腺がある）の中には消化酵素やその促進因子（胆汁など）を管腔内へ分泌するものがみられる．消化腺から分泌された消化液の特徴を**表3.2**に示す．

a 唾液腺，舌腺

1) 唾液の分泌と成分

唾液腺は口腔に唾液を分泌する腺で，口腔内粘膜に散在する小唾液腺と，口腔粘膜から離れたところにある導管で唾液を分泌する3対の大唾液腺（耳下腺，顎下腺，舌下腺）がある．唾液は成人1日あたり1〜1.5L程度分泌される．

通常時，顎下腺（70％）からは漿液性・粘液性の混合液，耳下腺（25％）からは漿液性，舌下腺（5％）からは粘液性の唾液が分泌され，刺激（食事）により耳下腺唾液分泌量が増し，全唾液の2/3を占めるようになる．

〈表3.2〉 消化液の一般性状と消化酵素

消化液	性状	酵素	至適条件	基質	おもな生成物	おもな非酵素成分
唾液	無色 pH 6.3〜6.8 1.0〜1.5 L/日	α-アミラーゼ (α-1,4 グルコシダーゼ)	pH 6.6〜6.8 Cl⁻ 活性化	デンプン (アミロース, アミロペクチン)	リミット・デキストリン グルコース(3-10)重合体 マルトース	ムチン Cl⁻, HCO₃⁻ SCN⁻, K⁺
胃液	無色, pH 1.5〜2 0.5〜1.5 L/日	ペプシン	pH 1〜3	たんぱく質	ペプトン	HCl Na⁺
膵液	無色 pH 8.5 0.7〜1.5 L/日	α-アミラーゼ トリプシン キモトリプシン カルボキシペプチダーゼ リパーゼ その他*	pH 7 pH 8〜9 pH 8〜9 pH 7〜9 pH 8	デンプン (アミロース, アミロペクチン) たんぱく質, ペプトン たんぱく質, ペプトン ペプチド C 末端 トリアシルグリセロール	マルトース グルコース(3-10)重合体 オリゴペプチド オリゴペプチド ポリペプチド, アミノ酸 脂肪酸 モノアシルグリセロール グリセロール	Na⁺ HCO₃⁻
腸液 (膜消化)	無色 pH 8 1.5〜3.0 L/日	アミノペプチダーゼ アミノジペプチダーゼ マルターゼ ラクターゼ スクラーゼ	pH 8〜9 pH 8〜9 pH 8〜9 pH 8〜9 pH 8〜9	ペプチド (N 末端からアミノ酸を切断) ジペプチド マルトース ラクトース スクロース	アミノ酸 アミノ酸 グルコース グルコース, ガラクトース グルコース, フルクトース	ムチン Na⁺ HCO₃⁻
胆汁	肝胆汁：黄褐色 pH 7.8〜8.6 0.6〜1.0 L/日 胆嚢胆汁：赤褐色 pH 7.0〜7.4				胆汁酸塩 コレステロール 胆汁色素, ムチン HCO₃⁻, Na⁺	

(細谷憲政 監修：ビジュアル臨床栄養百科 第1巻 臨床栄養の基礎, 小学館, 1996 を引用改変)
* リボヌクレアーゼ(リボ核酸→ヌクレオチド), デオキシリボヌクレアーゼ(デキシリボ核酸→ヌクレオチド),
コレステロールエステル水解酵素, ホスホリパーゼ A (レシチン→リゾレシチン)などがある.

　唾液分泌の中枢は延髄にあり，唾液腺は自律神経によって支配されている．リラックスしながらの食事は，副交感神経支配が優位（アセチルコリンの分泌）となり，漿液性の唾液分泌が促進される．しかし，乾物や酸（梅干など）の摂取，咀嚼運動，味，においで分泌が増加し，交感神経が刺激（ノルアドレナリンの分泌）されると唾液の分泌量が減少し，粘度が増加する．精神的疲労，不安，恐怖などにより口渇感を覚える．

　唾液はほぼ中性（pH 6〜7）で，水分は 99.3％，固形成分は 0.7％である．唾液には，唾液アミラーゼ（糖質消化酵素 α-アミラーゼ：プチアリン），ムチン（粘性をもたらす），無機塩類などが含まれる．唾液アミラーゼはおもに耳下腺から分泌され，α-1,4 グリコシド結合を加水分解し，デンプンをマルトース（麦芽糖）を含む少糖類にまで分解する（膵臓 α-アミラーゼの方が作用が強い）．デンプンを長時間咀嚼していると甘味を感じるようになるのはこのためである．

2) 唾液の作用

　デンプンの消化（α-1,4 グリコシド結合を加水分解）のほか，粘液に含まれるムチンにより粘膜を保護している．また，水分，ムチンの働きにより食塊の嚥下を容易にする．

　さらに，唾液には口腔内殺菌・洗浄作用があるリゾチームやペルオキシダーゼ，IgA を含む．

b 胃　腺

1) 胃　腺

　胃腺は胃粘膜にみられるくぼみである胃小窩に開口し，約 350 万個ある．胃腺は部位により，噴門腺，胃固有腺（胃底腺），幽門腺に分類される．胃腺は位置によって細胞の構成に変化がある（図 3.8）．

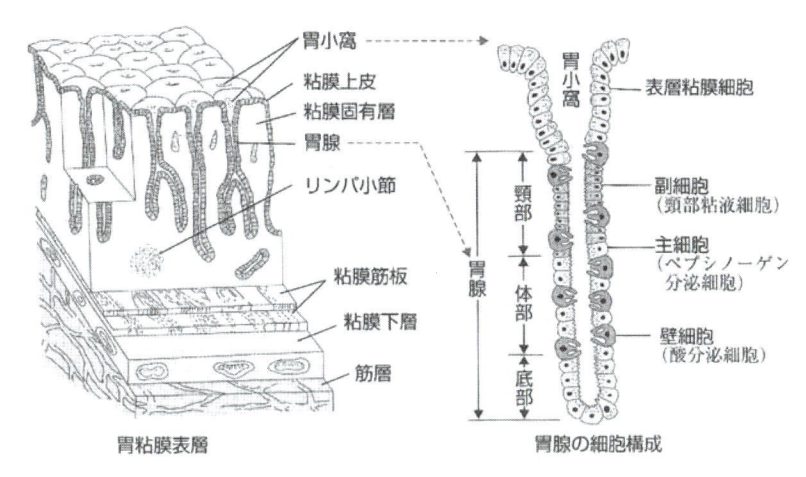

〈図3.8〉 胃粘膜表層と胃腺の細胞構成
(林淳三 編：Nブックス 改訂基礎栄養学，建帛社，2010より引用)
内分泌細胞は幽門前庭部で多くみられる．

　胃内表面や胃小窩の上皮細胞は表層粘液細胞と呼ばれ，多量の粘液性物質を分泌し，塩酸に溶けないため胃粘膜の保護に関与している．胃腺の上部（頸部）の上皮細胞は副細胞と呼ばれ（頸部粘液細胞ともいう），粘膜保護作用をもつムチンを分泌する．胃腺の中央部（胃体部）から底部（腺底部）には主細胞と壁細胞と呼ばれる2種類の上皮細胞が混在する．主細胞はペプシノーゲンを分泌し，壁細胞は塩酸（胃酸）を分泌する．また胃酸分泌亢進作用のあるガストリン産生細胞（G細胞）である内分泌細胞が存在する．
　さらに，胃腺はビタミンB_{12}の吸収に必須のムコたんぱく質である内因子も分泌している．

2）胃液の分泌と成分

　胃液は胃腺から分泌され，分泌量は成人1日あたり1.5～2.5Lである．胃液は強酸性（pH 1.5～2.0）の無色透明の希薄な液で，胃酸（塩酸），たんぱく質分解酵素（ペプシン），粘液物質（ムチン）などを含む．胃酸は経口で入った食塊を消毒・殺菌し，易溶化，たんぱく質変性などに働き，酵素作用を受けやすくする．ペプシンは不活性型のペプシノーゲンとして分泌され（自己消化防止のため），まず胃酸によりペプシンに活性化され，さらに生成したペプシンによって自己触媒的に活性化される．粘液物質は，消化酵素や塩酸による細胞障害を防止する機能をもつ．

3）栄養素の胃内消化

　胃ではおもにたんぱく質の初期消化が行われる．胃酸によりたんぱく質の3次構造が崩壊し，ペプシンによりプロテオースやペプトンにまで部分分解される．

プロテオース： たんぱく質の加水分解時に生じるペプチドの総称．
ペプトン： ペプシンによるたんぱく質の加水分解産物．プロテオースより低分子．

c 膵　　臓

1）膵　臓

　胃の後部にあり，十二指腸の弯曲部に接する長さ約15cm，厚さ約2cm，重さ80～160gの横長の腺器管である（**図3.9**）．膵臓は膵液を分泌する外分泌腺と，ホルモンを分泌する内分泌腺をもつ（後述）．膵臓の容積の98％は外分泌腺で，その中に約100万個の内分泌細胞のランゲルハンス島が散在する．

①外分泌腺： 膵臓の外分泌腺である腺房細胞では，消化酵素（膵液）の合成が活発に行われ，

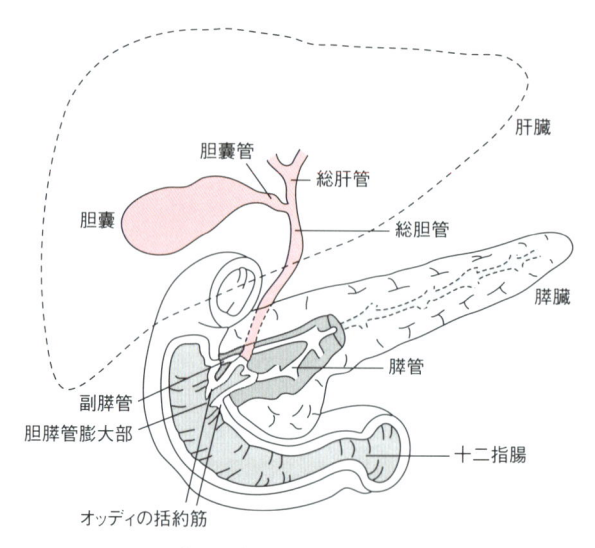

〈図 3.9〉 胆管および膵管
（奥恒行ほか 編：健康・栄養科学シリーズ 基礎栄養学（改訂第 4 版），南江堂，2010 を引用修正）

分泌顆粒として腺内腔側に蓄積する．導管上皮細胞は HCO_3^-（炭酸水素イオン）と大量の水分を分泌する．1 日あたり約 1〜2 L の膵液を分泌する．

②**内分泌腺：** 血糖値が高くなると内分泌腺であるランゲルハンス島の B 細胞（β 細胞）からインスリンが内分泌され，血糖値が正常レベルより下がると A 細胞（α 細胞）からグルカゴンが内分泌されて，血糖値の調節を行っている．

2） 膵液の作用

膵液には HCO_3^- が含まれるためアルカリ性を示し（pH 8.5），胃酸による酸性を中和し，十二指腸を中性に保つ働きがある．食塊が胃内部で酸性の消化粥となり十二指腸に送られると，十二指腸粘膜の内分泌細胞は敏感に反応し，消化管ホルモンを内分泌し膵液と胆汁の分泌を亢進させる．さらに，十二指腸に存在する S 細胞は消化粥の H^+ 濃度の上昇を感受してセクレチンを内分泌し，膵液の HCO_3^- の分泌を促進する．

また膵液には，多種類の消化酵素が含まれている．三大栄養素の分解酵素（糖質分解酵素，たんぱく質分解酵素，脂肪分解酵素）のほか，核酸，コレステロールなどの分解酵素も含まれている．これらの消化酵素の至適 pH はほとんどが中性付近にある．

①**糖質分解酵素：** 膵液 α-アミラーゼ（アミロプシン）によって，デンプンの α-1,4 グリコシド結合を分解する．

②**たんぱく質分解酵素：** トリプシノーゲン，キモトリプシノーゲン，カルボキシペプチダーゼを含むが，これらはすべて不活性型の前駆体たんぱく質（チモーゲン）として分泌され，消化液中で活性型となる（**図 3.18**）．まずトリプシノーゲンは腸粘膜上皮細胞に存在するエンテロキナーゼにより活性化され，トリプシンとなりポリペプチドを加水分解する．トリプシンは他のチモーゲンを活性化する．キモトリプシノーゲンはトリプシンによって活性化されキモトリプシンとなり，同じくポリペプチドを加水分解する．これらの酵素はペプチドの中央部に作用する酵素で，エンドペプチダーゼと呼ばれる（トリプシンは塩基性アミノ酸のカルボキシル基 −COOH 側のペプチド結合を切り，キモトリプシンは芳香族アミノ酸のカルボキシル基側を加水分解する）．

また，カルボキシペプチダーゼはペプチドのカルボキシル基側末端からアミノ酸を遊離させる．このように，ペプチド鎖のN末端またはC末端に作用する酵素（ペプチダーゼ）をエキソペプチダーゼという．

③脂肪分解酵素： 脂肪の分解は膵液リパーゼによって小腸上部で行われ，トリアシルグリセロールのエステル結合を分解する．

d 胆　　嚢

胆嚢は肝臓の下にある小さな器官で，肝臓で生成された胆汁の貯蔵，濃縮を行う．食物の摂取により，胆嚢の収縮が起こり，胆汁が胆管を経由して十二指腸へ排出される．

1） 胆汁の分泌と成分

胆管は毛細胆管から1本の肝胆管となり胆嚢に続く胆嚢管と合流して総胆管となり，最終的には大膵管と合流して十二指腸下行部に開口している．肝胆汁は空腹時に胆嚢に蓄えられ，4～10倍に濃縮される．

胆汁の分泌量は成人1日あたり500～1Lで，そのほとんどは水分（97～98％）である．主要な成分は胆汁酸塩（コール酸など，約2％）で，電解質，アミノ酸，胆汁色素（ビリルビン），レシチン，コレステロールなどを含むが，消化酵素は含まれていない．

胆汁の分泌は，消化管ホルモンのコレシストキニンおよび迷走（自律）神経によって調節される．

> **胆汁酸塩：** 胆汁酸塩は肝細胞でコレステロールから生成され，十二指腸に排出された後，回腸の下部で吸収され，肝臓に戻る（腸肝循環，6章D節d項参照）．胆汁酸塩は強い界面活性をもち，小腸内で脂肪を乳化し，リパーゼによる脂肪分解を助ける作用がある．

e 小腸，大腸

食物は口腔内消化の後，各消化管における管腔内消化，小腸粘膜での膜消化を受けて体内に吸収される．

1） 小腸粘膜

小腸の粘膜上皮には無数の絨毛があり，さらに絨毛の吸収細胞の管腔側の表面には微細な微絨毛が覆っている．微絨毛は長さ約1μm，直径0.08～0.14μmで，1個の細胞あたりの表面積を約20倍に増大し栄養素の吸収効率を高め，膜消化や微小環境の形成（細菌の物理的排除や栄養素の選択）の役割を担っている（**図3.10**）．

2） 小腸液

小腸液は十二指腸上部のみに分布するブルンネル腺と小腸に広く分布するリーベルキューン腺から分泌される．ブルンネル腺は粘性に富んだアルカリ性溶液（pH 8.2～9.3）を多く含む．食塊が十二指腸に達すると分泌量は増加し，酸に弱い十二指腸粘膜の保護を行う．リーベルキューン腺は小腸液の中でも分泌量（消化酵素を多く含む）が多く，消化粥をさらに水様化する．pHを調整し，消化の進行に伴う浸透圧の上昇を弱めている．

3） 大腸液

大腸における分泌液の量はわずかであり，消化酵素は含まれていない．分泌液の性状は粘稠な乳白色で，粘液，K^+，Na^+，HCO_3^-などを含む．粘液は粘膜を保護し，内容物の移送を容易にしている．

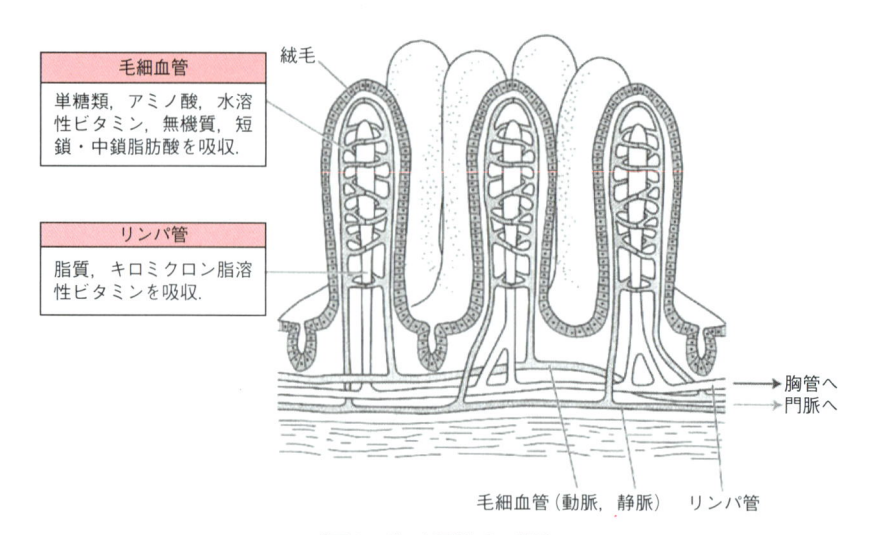

〈図3.10〉小腸絨毛の構造
（鈴木和春ほか：サクセス管理栄養士講座 基礎栄養学，第一出版，2012を引用改変）

毛細血管
単糖類，アミノ酸，水溶性ビタミン，無機質，短鎖・中鎖脂肪酸を吸収．

リンパ管
脂質，キロミクロン脂溶性ビタミンを吸収．

D 管腔内消化の調節

　消化液（唾液，胃液，膵液，腸液，胆汁など）は，消化管内での食物の存在や消化の具合，栄養素の血中濃度，生体の生理学的・心理学的状態などに応じて，分泌が促進されたり抑制されたりする．消化管の運動もこれらの状況に応じて変化する．消化管のこれらの活動は，自律神経および消化管ホルモンにより調整されている．

a 脳相，胃相，腸相

　食物に対する消化器系の応答は，脳相（頭相），胃相，腸相に分けられる．

1) 脳相

　食物摂取の開始時には，視覚，聴覚，嗅覚，味覚などの刺激や条件反射も加わり，唾液分泌だけでなく迷走神経の終末からアセチルコリンが分泌され，胃酸，ペプシノーゲンが分泌される．食塊が直接胃に到達する前に，脳からの迷走神経を介した刺激により胃酸の分泌亢進が起こることを消化の脳相という．また，迷走神経はG細胞にも働き，ガストリンが分泌されることで二次的な胃酸の分泌を引き起こす．

2) 胃相

　食塊が胃に入ると，食物の量による機械的刺激（膨満）は自律神経反射および壁在神経叢を介した反射により，本格的な胃酸，ペプシノーゲン，ガストリンの分泌を引き起こす．一方，脳相によって一部開始されたたんぱく質分解産物（ペプチド，アミノ酸）や，カフェイン，薄いエタノール，香辛料といった胃内腔からの化学的刺激は直接G細胞に受容され，ガストリンが分泌される．ガストリンは胃平滑筋に作用して，胃の運動を強めるとともに壁細胞からの胃酸分泌を促進する．このような胃による胃液分泌調節を消化の胃相という．胃内容物のpHが2以下になるとガストリンの分泌は抑制される．

3) 腸相

　酸性の胃内容物が十二指腸に到達すると，小腸上部のS細胞から消化管ホルモンのセクレチン，コレシストキニン（CCK），グルコース依存性インスリン分泌刺激ホルモン（胃抑制ペプチド，GIP）などが内分泌され，膵液や胆汁の分泌を促進し，小腸における管腔内消化が急速に進

D 管腔内消化の調節

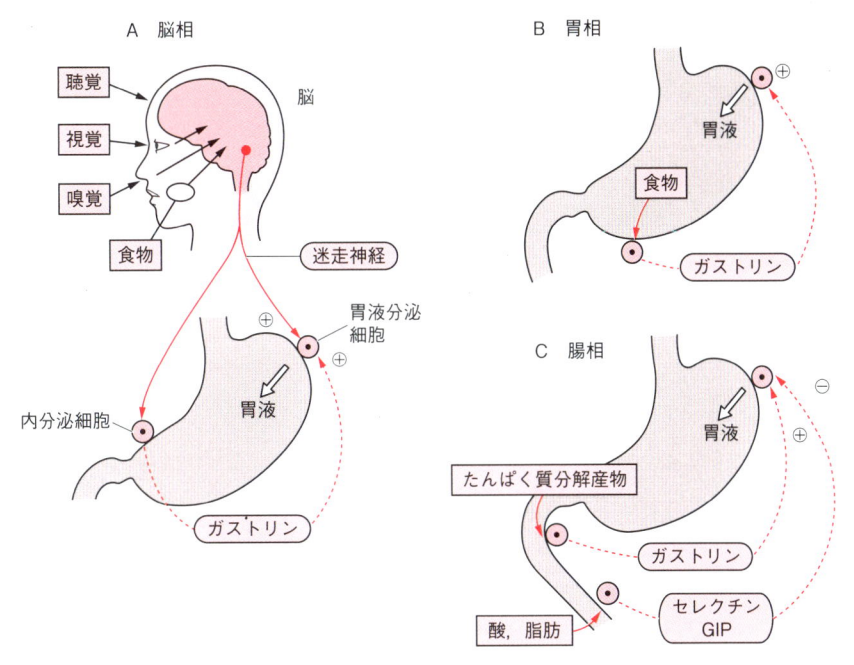

〈図3.11〉 脳相・胃相・腸相における胃液分泌の機序

む．また，セクレチンは胃腺に作用し胃液分泌を抑制したり，胃内容物の排出を抑制する作用をもつ．このような腸による胃液分泌調節を消化の腸相という（**図3.11**）．

b 自律神経による調節

消化器の多くの器官は交感神経と副交感神経の二重支配を受け，それらは拮抗的に働く．おもに，副交感神経が消化を促進する方向（消化器の運動・分泌機能の促進）に働き，交感神経は消化を抑制する方向に作用する．

食道，胃，小腸，結腸に入力している交感神経は内臓神経，副交感神経は迷走神経から構成される．結腸から直腸にかけては，下腹神経が交感神経に，骨盤内臓神経は副交感神経に作用する．局所的な運動の調節はおもに壁内神経叢の反射によって行われる面が多く，各部位間の統合を外来神経が行う．交感神経が優位になると胃の弛緩，腸の蠕動運動の抑制が起こり，反対に副交感神経が優位になると胃の収縮，腸の蠕動運動の促進が引き起こされる．

また，唾液腺は例外的に双方が促進し，交感神経は粘性に富んだ少量の唾液分泌を促進し，副交感神経は漿液性の多量の唾液分泌を促進する．食物摂取により副交感神経が優位となり唾液が分泌される．

上記のように消化管の運動や消化液の分泌は神経による作用を受けるため，消化には精神的な状態が影響する．そのため，楽しい食事環境では唾液や胃酸の分泌が促進されるが，慢性的なストレス状態では，胃酸分泌の持続的亢進を受け，胃や十二指腸粘膜の傷害につながる．

c 消化管ホルモンによる調節

胃や小腸などの基底部には消化管ホルモンを分泌する内分泌腺細胞が存在し，管腔内消化を調節している（**表3.3**）．消化管ホルモンは管腔からの機械的・化学的刺激を受けて血液中に放出され，血液循環を介して複数の消化管ホルモンが協調・拮抗して標的細胞の消化腺に作用する．

〈表3.3〉 主要な消化管ホルモンの作用

ホルモン名	分泌細胞 (局在部位)	標的細胞	作用
ガストリン	G細胞 (幽門, 十二指腸)	胃腺の主細胞・壁細胞 胃の筋肉	塩酸・ペプシノーゲンの分泌促進 胃運動の促進
セクレチン	S細胞 (十二指腸, 空腸)	膵臓腺房細胞 肝細胞 オッディの括約筋 胃腺の壁細胞	HCO_3^-, H_2O 分泌促進 胆汁産生促進 弛緩 塩酸分泌抑制
コレシストキニン (CCK)	I細胞 (十二指腸, 空腸)	膵臓腺房細胞 胆嚢 オッディの括約筋	チモーゲン顆粒分泌促進 胆汁促進 弛緩
ソマトスタチン	D細胞 (膵ランゲルハンス島, 幽門, 十二指腸)	G細胞 S細胞	ガストリンの分泌抑制 セクレチンの分泌抑制
胃抑制ペプチド (GIP)	K細胞 (十二指腸, 空腸)	胃腺の主細胞・壁細胞 膵ランゲルハンス島β細胞	塩酸・ペプシノーゲンの分泌抑制 インスリンの分泌促進
血管作動性小腸ペプチド (VIP)	上部小腸の神経	消化管平滑筋 S細胞	消化管の運動抑制 胃液分泌抑制, 膵液分泌促進
モチリン	小腸	消化管平滑筋	胃や腸管の運動促進（飢餓収縮を誘発）

1) 消化管ホルモンの種類

胃の幽門腺および十二指腸の腸腺にはガストリンを分泌するG細胞が存在し, 十二指腸および空腸の腸腺にはコレシストキニン（CCK），セクレチン，モチリンなどを分泌する腺細胞が存在する．

2) 消化液分泌の機序

摂食（胃のpH上昇など）によりガストリンが血液中に分泌され, 胃腺の壁細胞に作用し塩酸の分泌を促進し, さらに主細胞に作用してペプシノーゲン分泌を促進する. 分泌された塩酸により胃内のpHが低下すると, ガストリンの産生分泌は停止する.

十二指腸に糜粥が到達しpHが低下するとセクレチン，コレシストキニンが放出され，膵液と胆汁が分泌される. セクレチンは胃腺の壁細胞の塩酸分泌を抑制し, 同時に, 導管細胞に作用し重炭酸イオン（HCO_3^-）と水, すなわち膵液の分泌を促進する. コレシストキニンは胆嚢に作用し, 胆汁の排出を促す. さらに胃液の分泌抑制や, 膵腺房細胞に作用しさまざまな消化酵素の分泌を促進する.

消化管ホルモンの放出は副交感神経により促進, 交感神経により抑制される. 糜粥が移送されるに従い, 消化管ホルモンの生産と放出が次々とフィードバックされることで消化がスムーズに行われている.

E 膜消化, 吸収

a 小腸における消化

小腸の管腔内消化では, 膵消化酵素によりデンプンは少糖類まで, たんぱく質はオリゴペプチドにまで分解される. さらに微絨毛膜表面の糖被に接触して微絨毛の間に入り込み, 単糖類, アミノ酸やジペプチドにまで小腸上皮細胞の酵素により加水分解される. この過程は**膜消化***（membrane digestion）と呼ばれ, 栄養素は分解されると同時に, 細胞内にすばやく吸収され

E 膜消化，吸収

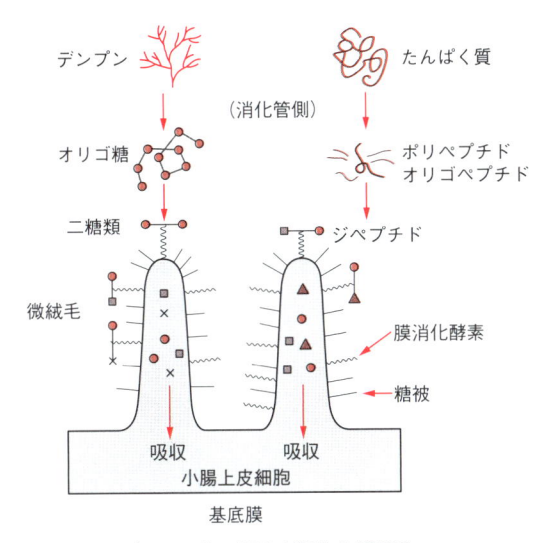

〈図 3.12〉 管腔内消化と膜消化

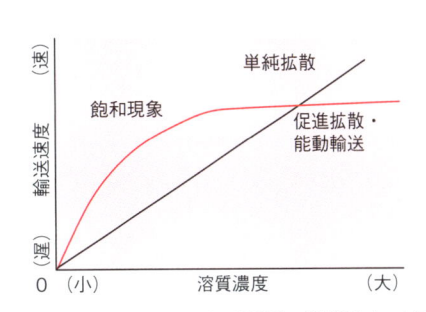

〈図 3.13〉 単純拡散と促進拡散の輸送速度の関係

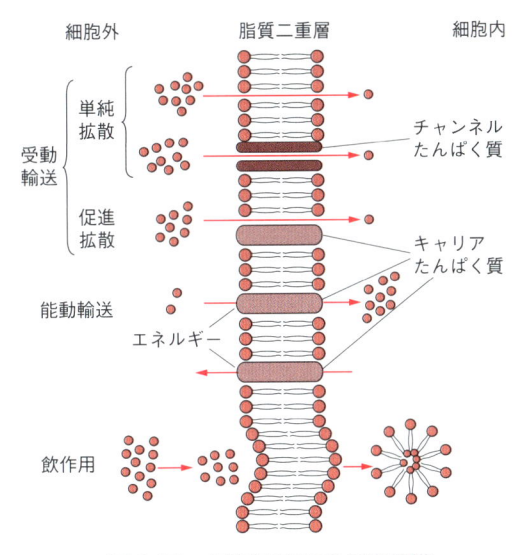

〈図 3.14〉 細胞膜を隔てた吸収機構

る．微絨毛の構造は膜消化酵素および吸収表面積を増やし，腸内細菌を排除する機能をもっている（**図 3.12**）．栄養素が細胞内に取り込まれ，基底膜側から血管に出るしくみは受動輸送，能動輸送と飲（食）作用に分けられる．

b 吸収のしくみ

1) 受動輸送（図 3.13）

①**単純拡散**：　微絨毛膜のリン脂質の二重層には細孔，チャンネル（たんぱく質），分子間隙があり，そこから吸収される栄養素などの物質は高い濃度から低い濃度へ，濃度勾配に従った拡散によって移動する．その輸送速度は濃度差が大きいほど速くなる．

②**促進拡散**：　吸収される物質がキャリアたんぱく質という輸送担体と結合し，膜を通過することを促進拡散といい，その輸送速度は単純拡散より速い．促進拡散においても物質の濃度勾

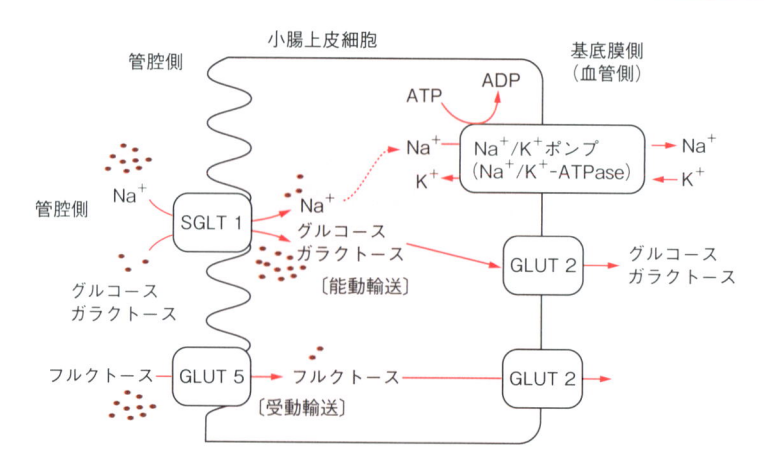

〈図 3.15〉 能動輸送の機構（単糖類の吸収）

配に従って吸収されるが，物質の濃度が高くなるとキャリアたんぱく質が飽和され，拡散速度は一定以上には上昇しない．また，吸収物質と似た構造のものは，吸収を阻害することがある．

2) 能動輸送（図 3.14）

小腸管腔側のグルコース，アミノ酸などの濃度が細胞内の濃度より低い状況下で，積極的に吸収細胞へ取り込むしくみを能動輸送という．能動輸送ではATPの加水分解によるエネルギーを直接利用する一次性能動輸送と，これにより生じたイオン濃度勾配を利用した二次性能動輸送に分けられる．一次性能動輸送にはNa^+/K^+-ATPase（Na^+ポンプ，細胞内から細胞外にNa^+をくみ出す），二次性能動輸送にはNa^+ポンプを介してNa^+濃度の細胞内外の濃度勾配を利用して輸送するNa^+/D-グルコース共輸送担体が存在する（**図 3.15**）．

F 栄養素別の消化・吸収

a 炭水化物

1) デンプンの管腔内消化

デンプンは口腔内で唾液のα-アミラーゼ（プチアリン）によって，内部のα-1,4結合が切断されるが，口腔内滞留時間が短く分解は部分的である．デンプンは胃に送られると胃酸の塩酸によりα-アミラーゼの活性が失われデンプンの分解は止まる．小腸上部でデンプンのα-1,4グルコシド結合は膵液のα-アミラーゼで切断され，マルトース，マルトトリオースにまで分解される．しかし，α-アミラーゼはα-1,6グルコシド結合を切断しないので，イソマルトース，α-限界デキストリンなども生じる．

2) 糖質の膜消化

デンプンの消化により生じた分解生成物は，吸収細胞の微絨毛膜にあるグルコアミラーゼ（マルターゼ），スクラーゼ・イソマルターゼ複合体の作用を受け，グルコースとなり吸収される．一方，砂糖の主成分であるスクロースはスクラーゼ，乳汁中に存在するラクトースはラクターゼ，マッシュルームなどに含まれるトレハロース（グルコースが1,1-グリコシド結合してでき

F 栄養素別の消化・吸収

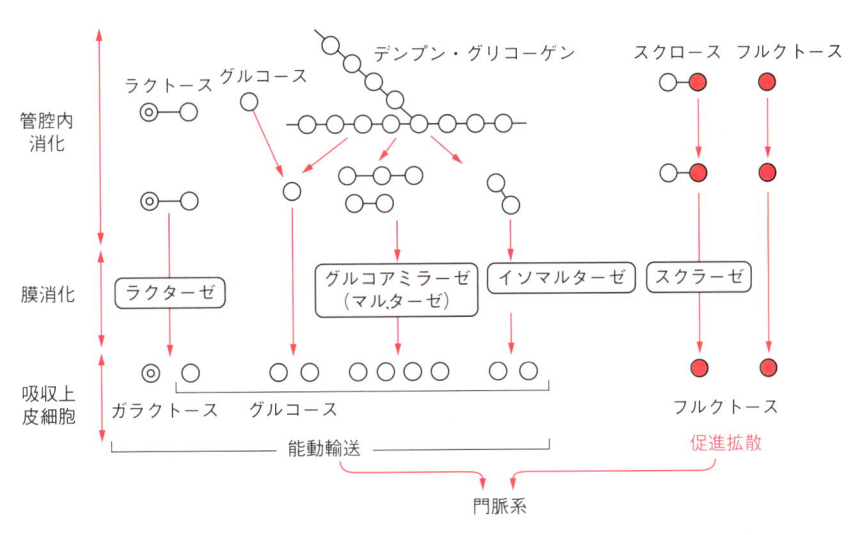

〈図 3.16〉 糖質の消化・吸収

〈表 3.4〉 糖質の輸送担体

輸送する糖質	輸送担体	存在する組織
グルコース	GLUT 1	胎盤, 脳, 赤血球, 腎臓, 小腸など
	GLUT 2	膵臓 B 細胞, 肝臓, 小腸上皮細胞
	GLUT 3	胎盤, 脳, 腎臓, 多くの器官
	GLUT 4	骨格筋, 心臓, 脂肪組織など
フルクトース	GLUT 5	空腸, 精子
グルコース 6-リン酸	GLUT 7	肝臓

た二糖類)はトレハラーゼによりそれぞれ単糖類に分解される(**図 3.16**).

3) 糖質の吸収

　グルコースやガラクトースは能動輸送で,フルクトースは促進拡散で小腸吸収細胞に取り込まれる.吸収細胞の Na^+ 濃度は,吸収細胞の側面・基底膜の Na^+/K^+-ATPase(Na^+ ポンプ)により低く保たれ,その結果,Na^+ 濃度勾配(一次性能動輸送)が生じ,電気化学的勾配が維持されることでグルコースが輸送される(二次性能動輸送).次にグルコースの細胞内濃度が高まると,側面・底面膜のグルコース輸送体(GLUT2)の促進拡散によって血管中に移行する.これらはグルコースや Na^+ により高い浸透圧をもたらし,水や電解質の吸収を促進させる.一方,フルクトースはフルクトース輸送体(GLUT5)により,管腔から吸収細胞に促進拡散で取り込まれ,グルコース輸送体により血管側に移行する(**図 3.15**,**表 3.4**).

b たんぱく質

　食物のたんぱく質はヒトにとって異物のたんぱく質であるため,分解することで拒絶反応をなくすとともに,消化後にアミノ酸として輸送されやすくなる.消化管内のたんぱく質は,食物から摂取した約 60 g のほかに,唾液,胃液,膵液,胆汁,腸液などの消化酵素,消化管上皮細胞の脱落,血清アルブミンの小腸内への移行などの 50〜60 g 程度が存在している.たんぱく質分解酵素には,ペプチド鎖の中央部分の結合を切断する**エンドペプチダーゼ**[*](ペプシン,トリプシン,キモトリプシン,エラスターゼ)と,ペプチド鎖を N 末端もしくは C 末端から順次切断し,アミノ酸を遊離する**エキソペプチダーゼ**[*](アミノペプチダーゼ,カルボキシペプチ

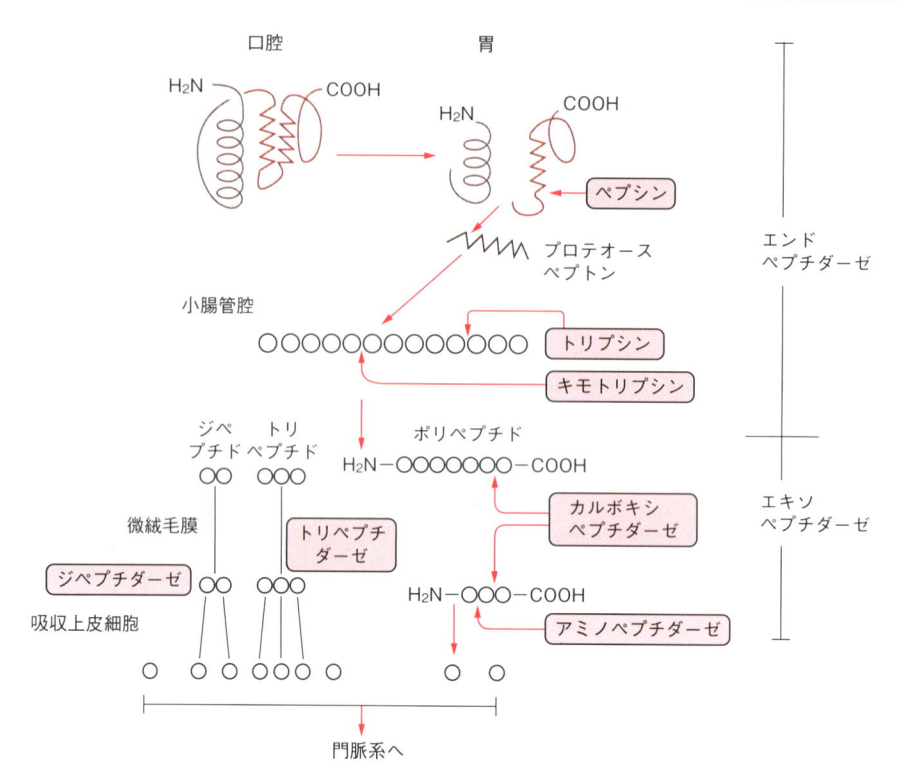

〈図 3.17〉 たんぱく質の消化・吸収

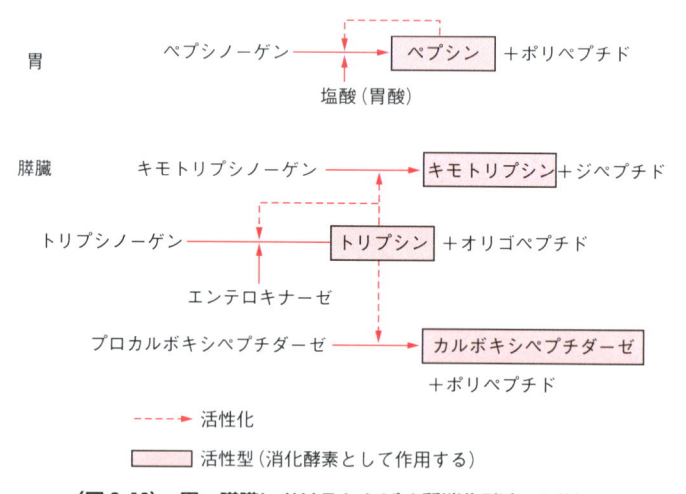

〈図 3.18〉 胃，膵臓におけるたんぱく質消化酵素の活性化

ダーゼ）がある（図 3.17）．

1） 管腔内消化

①**胃内での消化：** 食物が胃に入ると胃液に含まれる塩酸で pH 2 程度にまで下がり，たんぱく質は変性するとともに，不活性型のペプシノーゲンは活性型のペプシンとなる（**図 3.18**）．さらにペプシンの作用でペプシノーゲンはペプシンに変化し，食塊のたんぱく質は部分的に加水分解される．ペプシンはたんぱく質のペプチド結合をトリプトファン，フェニルアラニン，

F 栄養素別の消化・吸収

〈表3.5〉 たんぱく質の消化酵素の前駆体，作用部位

酵素	分泌	前駆体	ペプチド結合切断箇所	その他
ペプシン	胃	ペプシノーゲン	Phe, Tyr, Leu, Met などのアミノ基側.	自己消化あるいはペプシンにより活性化．最適pHは2前後．
トリプシン	膵臓	トリプシノーゲン	Arg, Lys のカルボキシル基側.	エンテロペプチダーゼ，トリプシンにより活性化．
キモトリプシン	膵臓	キモトリプシノーゲン	Tyr, Trp, Phe のカルボキシル基側.	トリプシン，キモトリプシンにより活性化．最適pHは7.8前後．
エラスターゼ	膵臓	プロエラスターゼ	Ala, Leu, Ile, Val などのカルボキシル基側.	エラスチン，その他のたんぱく質を加水分解．トリプシンの作用により活性化．
カルボキシペプチダーゼA	膵臓	プロカルボキシペプチダーゼA	C末端から酸性および中性アミノ酸を遊離．C末端がPro, Gly, Arg, Lysには働かない．	トリプシンにより活性化．亜鉛を含む．
カルボキシペプチダーゼB	膵臓	プロカルボキシペプチダーゼB	C末端からLys, Argを遊離．	トリプシンにより活性化．亜鉛を含む．

Phe：フェニルアラニン，Tyr：チロシン，Leu：ロイシン，Met：メチオニン，Arg：アルギニン，Lys：リシン，Trp：トリプトファン，Ala：アラニン，Ile：イソロイシン，Val：バリン，Pro：プロリン，Gly：グリシン

チロシン，メチオニン，ロイシンのアミノ基側から加水分解し，プロテオース，ペプトンといった誘導たんぱく質が生成する．また，一部はペプチドやアミノ酸にまで分解される．

②小腸での管腔内消化： 小腸に送られた誘導たんぱく質は，膵液に含まれるたんぱく質分解酵素によって管腔内消化を受ける．膵液中のたんぱく質分解酵素の多くはたんぱく質の内部のペプチド結合を切断するエンドペプチダーゼであるため，空腸上部ではアミノ酸が2～6結合したオリゴペプチドが60～70％を占めている．また，膵液にはペプチド鎖のカルボキシル基側からアミノ酸を順番に切断するエキソペプチダーゼ（カルボキシペプチダーゼA, B）も含まれるため，少量のアミノ酸も生成する．それぞれの酵素は，**表3.5**に示されるようにたんぱく質の切断部位が異なっている．

2） 小腸での膜消化

管腔内消化で生じたオリゴペプチドは，小腸粘膜上皮細胞の微絨毛膜表面および細胞質内に存在する各種ペプチダーゼの作用でアミノ酸，ジペプチド（あるいはトリペプチド）にまで分解されてから，微絨毛膜の吸収担体によって細胞内に取り込まれる．アミノペプチダーゼにはAとNがあり，いずれもアミノ基末端のペプチド結合を切断してアミノ酸を遊離する．Aは酸性アミノ酸に，Nは中性アミノ酸に強く作用する．

3） アミノ酸・ペプチドの吸収

小腸の微絨毛膜ではアミノ酸のほかにジペプチド，トリペプチドが細胞内に取り込まれ，アミノ酸にまで分解される．アミノ酸の上皮細胞への取り込みは，吸収担体によるNa^+共輸送に依存した能動輸送が中心で，①側鎖の短い中性アミノ酸系，②側鎖の長い中性アミノ酸系，③塩基性アミノ酸系，④酸性アミノ酸系，⑤イミノ酸系の5つの輸送系に分けられる．中性アミノ酸の吸収はNa^+と共輸送されるグルコースの吸収と類似し，メチオニン，ロイシン，イソロイシンなどの必須アミノ酸に対して親和性が高く，これらのアミノ酸を優先的に吸収するのに適している．他のアミノ酸輸送系もNa^+ポンプを利用している．一方，ジペプチド，トリペプチドの能動輸送系は，Na^+の輸送体としてNa^+/H^+逆輸送体により行われる．これは吸収細胞の管腔側にH^+を放出することで，微絨毛の表面のpHは酸性（約pH6）となり，微絨毛膜を横切るNa^+の濃度勾配に連動してH^+の濃度勾配が形成される．このH^+の駆動力を利用

〈図3.19〉 脂質の消化吸収

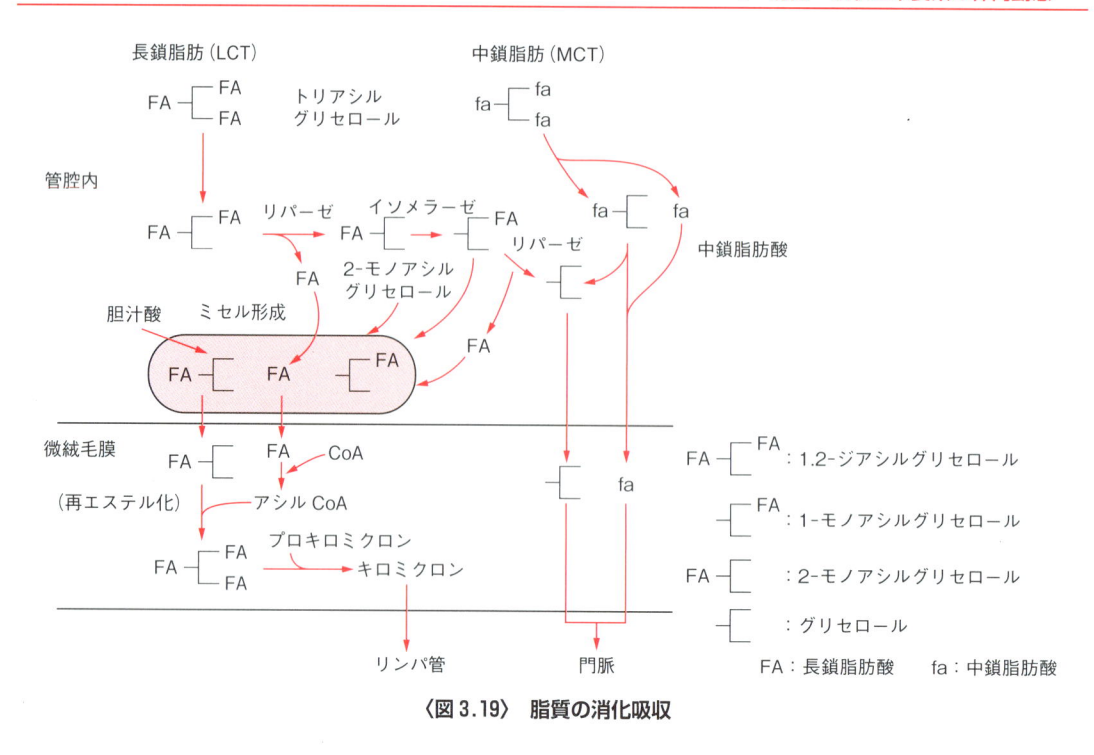

c 脂　肪

1) 管腔内消化

　食物の脂肪の消化産物は，十二指腸でコレシストキニンやグルコース依存性インスリン分泌刺激ホルモン（GIP）の分泌を促して胃の運動を抑制する．このため，脂質が胃にとどまっている時間は4～6時間と栄養素の中でもっとも長い．長鎖脂肪酸のトリアシルグリセロールは，胃液のリパーゼによって一部が消化されるが，ほとんど大半は小腸に到達する．膵液リパーゼによりトリアシルグリセロールの1,3位の脂肪酸エステル結合が加水分解され，2-モノアシルグリセロールと遊離脂肪酸が生成すると同時に，胆汁酸塩と複合ミセルを形成し可溶化される．リン脂質は膵臓のホスホリパーゼA2によりリゾレシチン，コレステロールエステルはコレステロールエステラーゼによりコレステロールとなり，複合ミセルに取り込まれる（図3.19）．

2) 脂肪酸の吸収

　胆汁酸と脂質の複合ミセルは微絨毛に到達すると脂質が解離し，脂肪酸は単純拡散によって小腸吸収上皮細胞内に取り込まれる．膜通過できない胆汁酸塩は回腸にまで運ばれ，大部分が能動輸送によって門脈中に吸収され，肝臓を経て胆汁として再び分泌される（腸肝循環）．
①**長鎖脂肪酸**：　吸収細胞に移行した長鎖脂肪酸の多くは特異的な結合たんぱく質（脂肪酸結合たんぱく質：FABP）と結合して滑面小胞体に運ばれ，ATPのエネルギーを利用して活性型の脂肪酸（アシルCoA）となる．さらにアシルCoAはモノアシルグリセロールと反応し，トリアシルグリセロールが再合成される．小腸吸収上皮細胞に移行した残りの脂肪酸は，キロミクロンを囲むリン脂質の合成に利用される．再合成されたトリアシルグリセロールやコレステロールエステルは，リポたんぱく質（キロミクロン）となり，リンパ管へ移行し胸管を経て大静

F 栄養素別の消化・吸収

脈に輸送される．

②中鎖脂肪酸，短鎖脂肪酸： これらのトリアシルグリセロールは管腔内消化吸収が速く，解離した脂肪酸は胆汁酸複合ミセルを形成せずに吸収細胞内に輸送され門脈へ移行される．

③リン脂質，コレステロール： レシチンはリゾレシチンとして複合ミセルに取り込まれ，細胞内に移行した後，レシチンに再合成されキロミクロンの構成成分となる．コレステロールは細胞内で脂肪酸と再エステル化され，キロミクロンに取り込まれリンパ経路で輸送される．

d ビタミン

1) 脂溶性ビタミン

脂溶性ビタミン（A，D，E，K）は脂質と胆汁による複合ミセルを形成し吸収される．そのため，胆汁の排泄や膵臓の消化酵素が脂溶性ビタミンの吸収量や吸収速度に影響を及ぼす．したがって，食事の脂質に影響を受けやすい．

①β-カロテン： レチノールに比べて胆汁酸の混合ミセルへの取り込みは遅い．受動輸送により吸収され，開裂酵素によってレチナール2分子に分解されたのち，還元されてレチノールになる．β-カロテン開裂反応の効率は低く，吸収率は30%程度と低いため，「日本人の食事摂取基準」ではβ-カロテンの吸収率をレチノールの1/3，β-カロテンからレチノールへの転換効率を50%とし，β-カロテンのビタミンA活性をレチノールの1/6としている．

②レチニルエステル： 小腸の微絨毛膜の加水分解酵素により脂肪酸が取れてレチノールとなり，吸収細胞に取り込まれ，細胞性レチノール結合たんぱく質II（CRBP II）と複合体を形成し小胞体に移送される．そこでエステル化されてレチニルエステルとなり，キロミクロンに取り込まれリンパ管から輸送され肝臓に貯蔵される．

③ビタミンD： 動物性のビタミンD_3（コレカルシフェロール）と植物性のビタミンD_2（エルゴカルシフェロール）は，ともに小腸で受動輸送により吸収されてリンパ管に運ばれ，肝臓に取り込まれる．肝臓と腎臓で水酸化反応を受け，活性型の$1\alpha,25(OH)_2$ビタミンD_2，$1\alpha,25(OH)_2$ビタミンD_3に転換される．

④ビタミンE： α-トコフェロールは胆汁酸の存在下で吸収されるとキロミクロンに取り込まれて肝臓へ輸送され，さらにVLDLに取り込まれて末梢組織へ転送される．

⑤ビタミンK： 胆汁酸の存在下で小腸上部から吸収され，キロミクロンに取り込まれてリンパ管に移行し，肝臓へ取り込まれてからVLDLによって末梢組織に輸送される．ビタミンK_1（フィロキノン）の吸収率は70〜80%で，腸内細菌がつくるビタミンK_2（メナキノン）は，おもに結腸で吸収されて門脈を通って肝臓に取り込まれる．

2) 水溶性ビタミン

①チアミン，リボフラビン，ナイアシン，ピリドキシン，パントテン酸，ビオチンおよびアスコルビン酸： これらのビタミンは，上部小腸管内において濃度が高いときは単純拡散によって吸収される．しかし通常の食事では上部小腸での濃度が低いので，Na^+との共輸送で能動的にあるいは担体によって細胞内に取り込まれる．

②葉酸： 食事の葉酸は還元型のポリグルタミン酸型が多く，小腸粘膜にある葉酸コンジュガーゼによってモノグルタミン酸型に分解後に吸収される．コンジュガーゼは還元型より酸化型葉酸に親和性が高いので，酸化型モノグルタミン酸型が取り込まれやすい．酸化型葉酸は粘膜細胞でテトラヒドロ葉酸（THF）まで還元され，さらにメチル化やホルミル化を受ける．

③ビタミンB_{12}： 食物にはアデノシルコバラミンとしてたんぱく質と結合して存在し，胃の内因子が介在する複雑なしくみで吸収される．ビタミンB_{12}は胃で塩酸や消化酵素によってた

んぱく質から解離し，唾液中のRたんぱく質と結合して胃酸の塩酸から保護される．ビタミンB_{12}とRたんぱく質の複合物は，小腸で再び遊離型ビタミンB_{12}となった後，胃腺の壁細胞から分泌された糖たんぱく質の内因子と結合し，複合体を形成する．この複合体は，回腸下部にある受容体と結合し粘膜細胞に取り込まれ，カテプシンによりたんぱく質が分解を受けてビタミンB_{12}が遊離し，トランスコバラミンIIによって血液に移行する．

e ミネラル（無機質）

①カルシウム： 食品のカルシウム塩は，消化に伴ってCa^{2+}イオンを遊離し吸収される．その吸収率は成長期で40〜50％，成人で30％程度である．Ca^{2+}の輸送は，上部小腸でおもに吸収細胞を通る細胞路と，吸収細胞の間隙を通り毛細血管に入る細胞外路の2つがある．カルシウムの吸収細胞内への輸送は，受動輸送によって行われるが，吸収細胞から毛細血管への移動は，側底面膜のCa-ATPaseによるエネルギーを必要とする能動輸送で，活性型ビタミンDに調節されているカルシウム結合タンパク質（**カルビンディン**＊，calbindin，CaBP）により輸送速度が約60倍に促進される．カルシウムの能動輸送速度は，カルシウム摂取量が少ないと高まり多いと低下する．一方，細胞間隙を通るカルシウムの輸送は，小腸全域でビタミンDに依存しない単純拡散で行われ，摂取量に従い吸収量も増加し，ラクトースや難消化性および難吸収性の糖類，中鎖脂肪酸やアミノ酸（リシン，アルギニン）によって促進される．

②鉄の吸収： 鉄の吸収は小腸上部で行われる．管腔内の鉄濃度が低いと能動的に吸収され，高いと受動輸送によって吸収される．鉄は微絨毛膜の鉄受容たんぱく質と結合し吸収されるので，体内の鉄量が多いと鉄受容たんぱく質が飽和するため吸収速度は遅くなり，上皮細胞の離脱によって失われる鉄の量も増える．反対に体内の鉄量が低下すると吸収率は2倍程度まで上昇する．吸収された鉄の95％以上は，門脈に移行しトランスフェリンと結合して輸送される．

　食事による鉄吸収率は10％程度とされる．動物性食品に含まれるヘム鉄は20〜30％であるが，植物性食品の非ヘム鉄は10％以下で低い．非ヘム鉄は胃酸によって可溶化された後に，アスコルビン酸でFe^{3+}がFe^{2+}に還元され，Fe^{2+}として保たれる必要がある．また肉や魚類の摂取により非ヘム鉄の吸収率が高まる．

③その他のミネラル： 銅は30〜50％が吸収され，大部分はアルブミンと結合して肝臓に蓄積し，セルロプラスミンにより肝臓から末梢組織へ輸送される．亜鉛およびマグネシウムの吸収率は，それぞれ約20％，約40％である．セレンの吸収はセレノメチオニンの形で行われ，吸収率は80〜90％である．クロムの吸収率は1〜2％である．

G　栄養素の体内動態

　小腸から吸収された栄養素の輸送には，門脈から肝臓を経て肝静脈，上大静脈，心臓から全身に至る門脈系と，乳び管からリンパ管を経て胸管，鎖骨下大静脈，大静脈，心臓から全身に至る2つの経路がある．栄養素が水溶性か脂溶性かによって，体内の組織に運搬される経路は異なる（図3.7参照，p.29）．

a　門脈系

　小腸で消化・吸収された単糖類，アミノ酸，無機質，水溶性ビタミン，短鎖・中鎖脂肪酸などの水溶性栄養素は，血管内皮細胞を通過して血管に入り，門脈を経て肝臓に取り込まれる．その後，肝静脈を通り下大静脈と合流し心臓の右心房に移動する．

b リンパ系

　中性脂肪，コレステロール，脂溶性ビタミンなどの脂溶性成分は，小腸でキロミクロンに取り込まれ，小腸間膜よりリンパ管，胸管を通って左鎖骨下静脈に合流し心臓に移動する．一方，水溶性栄養素は門脈系に入り最初に肝臓に到達する．したがって，リンパ系の輸送では吸収された物質は，肝臓で代謝されることなく全身に輸送される．リンパ液の流速は毎時 0.1〜0.2 L で血液の流速より遅いため，脂質の吸収には糖質やアミノ酸の吸収よりも多く時間を要する．

c 細胞外液（細胞間質液）

　門脈系およびリンパ系は，血漿と間質液からなる細胞外液により満たされている．血液によって輸送された栄養素は，血管から細胞間質液を経て細胞内に取り込まれる．栄養素の細胞間質液から細胞内への取り込みは，たんぱく質からなる輸送担体を介して行われる．

H 食物繊維・難消化性糖質の作用

a 消化管の微生物相

　ヒトの消化管内の細菌は口腔から胃，空腸，回腸から直腸に至るまで，500〜1,000 種，おおむね 100 兆個の細菌が生息して**腸内細菌叢**＊（腸内フローラ）を構成し，摂取された未吸収の食物や消化管に分泌された生体成分を利用している．口腔では粘膜細胞や歯に細菌類が生息し，また胃ではヘリコバクター・ピロリ菌が生息することがある．腸内細菌叢は消化管によって種類や数が異なり，内容物 1 g あたりで空腸では 10^4 個以下，回腸で 10^7 個程度，盲腸から結腸で 10^{11} 個程度分布している．これらの細菌種は互いに排除と共生関係を保ちながら生態系を形成しており，宿主であるヒトの加齢などの生理的状態の他に，薬物，疾病，食物，ストレスなどの影響も受けている（**図 3.20**）．健康との関係も深く，ビフィズス菌や乳酸菌は有用菌として，ウェルシュ菌などは有害菌としてヒトの健康に影響を及ぼし，その占有率はとくに食事要因によって変動する．

b 難消化性糖質の発酵・吸収

　難消化性糖質や糖アルコールは，腸内細菌による発酵によって生成した物質を介して宿主にエネルギーを供給するとともに，種々の生理作用を発現して生活習慣病予防にもかかわっている．消化性糖質であるデンプンやショ糖などは単糖類になり小腸で吸収されるが，オリゴ糖や食物繊維などの難消化性糖質，糖アルコールは大腸へ移動する．これらの物質は腸内細菌によって発酵分解され，炭酸ガス（二酸化炭素），メタンガス，水素ガスを発生させるとともに，短

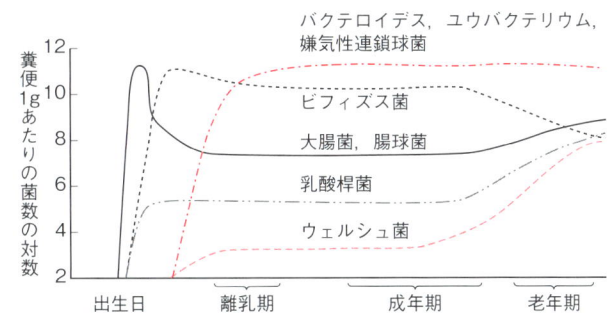

〈図 3.20〉　加齢とともに変化する腸内細菌叢

（光岡知足：腸内フローラと生活習慣病―食生活とのかかわり，学会出版センター，2001 より引用）

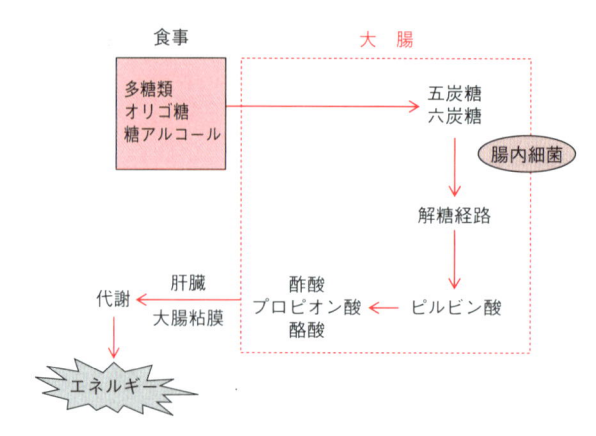

〈図 3.21〉 腸内細菌による難消化性糖質の発酵と代謝

〈表 3.6〉 おもな難消化性多糖類，オリゴ糖，糖アルコール

難消化性多糖類	水溶性：ペクチン，ポリデキストロース
	不溶性：セルロース，レジスタントスターチ
オリゴ糖	難消化性：フラクトオリゴ糖，ガラクトシルスクロース，ガラクトオリゴ糖，ラクチュロース，セルビオース
	消化性：カップリングシュガー，パラチノース，トリハロース
糖アルコール	難消化性：マルチトール，ラクチトール，パラチニット
	難吸収・代謝性：ソルビトール，キシリトール
	易吸収・非代謝性：エリスリトール

鎖脂肪酸，アミノ酸，アンモニア，硫化物，インドール，スカトールなどの物質も生成する．

酢酸，プロピオン酸，酪酸などの短鎖脂肪酸は大腸から吸収され，大腸粘膜細胞あるいは肝臓などといった部分でエネルギー源として利用される．短鎖脂肪酸として人体において利用されるエネルギー量は難消化性糖質などの種類によって異なるが，1 g あたり平均 2 kcal 程度とされ，腸内細菌に利用されないものは糞便として排出される．また，難消化性のたんぱく質や剥離脱落した小腸の上皮細胞のたんぱく質なども同様にエネルギー源として利用されている（**図 3.21**）．

c 機能性をもった難消化性成分

従来，食物繊維はヒトの消化酵素では分解されない多糖類とされていたが，動物性食品，微生物合成多糖類，化学合成多糖類にも共通した生理作用があることが明らかにされ，食物繊維の概念は拡大されている．食物繊維といわれる難消化性多糖類とは別に，非消化性の**レジスタントスターチ***，**レジスタントプロテイン***など特殊な機能をもったものや，ポリデキストロースのような合成多糖も広く利用されている．難消化性オリゴ糖や糖アルコールは，多くの種類が開発され，砂糖に代わる甘味料として使用されている（**表 3.6**）．

d 腸内細菌

1) プロバイオティクス

難消化性糖質が腸内細菌に利用されると大腸内で短鎖脂肪酸が生成され，腸管腔内は酸性の環境になる．酸性環境下ではビフィズス菌や乳酸菌は増殖できるが，酸性に弱い腐敗菌や病原菌などの増殖が抑制され，結果的に有用菌が増加して有害菌が減少し，宿主にとって好ましい腸内環境が作り出される．このような腸内微生物のバランスを改善する作用をもつ生菌剤や生

〈表 3.7〉 プロバイオティクスに用いられる菌種

1) Lactobacillus : L. bulgaricus, L. acidophilus, L. casei, L. salivarius, L. gasseri, L. plantarum, L. rhamnosus, L. reuteri etc.
2) Streptococcus（Enterococcus を含む）: E. faecalis, E. faecium, S. thermophilus etc.
3) Lactococcus ; Lc. lactis
4) Bifidobacterium : B. thermophilum, B. pseudolongum, B. animalis etc.
5) Bacillus : B. megaterium, B. subtilis, B. cereus etc.
6) Clostridium : C. butyricum
7) 酵母：Saccharomyces cerevisiae

（光岡知足：機能性食品―プロバイオティクスとプレバイオティクス―21 世紀の食と健康を考える，ネスレ科学振興会，2003 より引用）

〈表 3.8〉 腸内細菌叢に及ぼすガラクトシルスクロース摂取の影響

	摂取前	摂取 1 週間	摂取 2 週間	摂取 3 週間
Bacteroidaceae	50.6	41.5	46	42.2
Eudacterium	24.5	17.1	14.3	13.1
Bifidobacterium	9.2	28.7	27.5	35.6
Peptococcaceae	6.9	6.9	4.6	3.7

高齢者が 1 日体重 1kg あたり 0.32g 摂取したときの腸内細菌叢(%)．

菌を含んだ発酵乳，乳酸飲料，サプリメントなどをプロバイオティクスという．プロバイオティクスには，免疫力の亢進，アレルギー発症の緩和，栄養素の利用向上，ある種のがん発症の低減などの効果も期待されている．おもに，乳酸桿菌，ビフィズス菌，ラクトバチルスがヨーグルトやサプリメントなどに利用されている（**表 3.7**）．

2) プレバイオティクス

難消化吸収性オリゴ糖および多糖類，ある種のペプチドおよびたんぱく質などは，乳酸菌やビフィズス菌などの腸内有用菌の増殖を促進し菌の活性を高める．その結果，腸内細菌叢のバランスを改善し，宿主であるヒトにエネルギーや代謝産物なども供給するとともに，便通改善により腸内環境を改善し健康の維持に寄与する（**表 3.8**）．このような成分はプレバイオティクスと呼ばれ，ヨーグルトやサプリメントなどに広く利用されている．健康に効果をもたらすためには，継続的に 1 日 3〜10 g のプレバイオティクスと 1×10^9〜2×10^9 の細菌数のプロバイオティクスの摂取が必要とされている．

一方，このような効果のない食物繊維（レジスタントスターチ，ヘミセロース，ペクチン，ガム質など）も，便通改善，血糖上昇抑制，脂質異常症の改善などの作用を通じて宿主の健康改善に役立っている．

I 生物学的利用度

a 消化吸収率

摂取した栄養素のすべてが完全に吸収されるわけではなく，食品および栄養素の種類により吸収の程度はかなり異なっている．摂取した栄養素がどれだけ消化吸収されたかを示す指標を，消化吸収率という．吸収された栄養素の求め方により，消化吸収率は見かけの消化吸収率と真の消化吸収率に分けられる．吸収された栄養素を摂取した栄養素から糞便中に排泄された栄養素を差し引いたものとして捉えた場合，見かけの消化吸収率といい，以下のように求められる．

$$見かけの消化吸収率（\%）＝\frac{吸収量}{摂取量}\times 100＝\frac{摂取量－糞中排泄量}{摂取量}\times 100$$

しかし，この糞中排泄量には消化されなかった栄養素のほかに消化液の成分，剝離した消化管粘膜細胞や腸内細菌など内因性成分が含まれているため，その分だけ実際の吸収量は見かけの吸収量より多くなる．栄養素の吸収量のみから算出した消化吸収率を真の消化吸収率といい，見かけの消化吸収率より高い値になる．

$$真の消化吸収率（\%）＝\left\{\frac{（摂取量－（糞中排泄量－糞中内因性成分量）}{摂取量}\right\}\times 100$$

求めようとする栄養素について糞中内因性成分量を求めるためには，その栄養素を含まない食事を被験対象に与える必要がある．たとえば，たんぱく質について糞中内因性成分量を求める場合は，無たんぱく質食を与えたとき糞便中の消化液，細胞剝離成分や腸内細菌に由来するたんぱく質を窒素量として調べる．また，脂肪について求める場合も無脂肪食を与えて同様に行う．

しかし，普通食と異なる無たんぱく質食や無脂肪食を与えることによって消化液，細胞剝離成分や腸内細菌なども変化するので，必ずしも普通食のときの糞中内因性成分量と同じということはできない．したがって，厳密には真の消化吸収率は完全な消化吸収率に等しいものとはいえないが，普通食のときの糞中内因性成分を正確に求める方法がないため，この考え方に基づいて測定される．

b　生物学的利用度に与える要因

食物には栄養素のほかに多くの成分が含まれており，それらが相互に関連し合って生体に利用されている．身体の生理的な状況，腸内環境など人体の要因だけではなく，摂取した食品の組み合わせや食べ方，時間的タイミング，調理・加工法，また共存物質などさまざまな要因によって，相殺効果，相加効果や相乗効果などが複雑に発現し，それに伴って栄養素の生体利用度は変動する．

生理的な要因として，同一の食品を摂取しても消化吸収機能の高い人と低い人という消化吸収率の個人差がある．さらに，個人の体調，心理的要因や喫食環境なども，消化吸収率や生体内における利用に影響を与える．

食品の生物学的利用度（bioavailability）が食品の組み合わせによって異なる例をあげると，にんじんやほうれん草などに含まれるβ-カロテンの吸収率は単独摂取では低いが，食油やバターなどで炒めたりマヨネーズをつけるなど，脂質とともに摂取すると吸収率は高くなる．たんぱく質では，穀類はリシンが制限アミノ酸である場合が多いが，リシンを多く含む動物性食品と組み合わせて摂取すると，穀類に不足する必須アミノ酸が捕足され，たんぱく質の栄養価が改善されて生物学的利用度は高くなる．非ヘム鉄についても，動物性たんぱく質と組み合わせると生物学的利用度は向上する．

また，食べるタイミングや時間などといった食事の食べ方も，影響しあう栄養成分が異なり生体の利用性に差異が生じる．食事摂取によってエネルギー代謝が亢進し，熱産生が増加する食事誘発性熱産生については，各栄養素を単独で摂取させたときにもっとも高くなる．たとえば，牛肉たんぱく質単独摂取では摂取エネルギーの約32％が熱エネルギーとして消費されるが，糖質を一緒に摂取すると約20％が節約される．たんぱく質と脂質，糖質と脂質を組み合わ

せた場合も食事誘発性熱産生は低減する．

このように，日常の食事においてはいろいろな食品の組み合わせによって，食品の保有エネルギーを熱以外の機械的エネルギーとして，効率よく利用するしくみが生体には備わっているといえる．

4 たんぱく質の栄養

　たんぱく質は無機質とともにからだの構成物質をなし，体内の組織や細胞の構成成分であり，酵素，生体防衛，代謝制御，物質の運搬や貯蔵など生命現象に携わっている．たんぱく質は，炭水化物，脂肪と異なり窒素を含んでいる．体内に摂取されたたんぱく質は遊離アミノ酸として存在し，必要に応じてたんぱく質に合成され，他のアミノ酸に変換し，生体に利用される．これらのたんぱく質代謝ならびにたんぱく質・アミノ酸の栄養学的特徴を明らかにする．

A　たんぱく質・アミノ酸の体内代謝

　からだを構成しているたんぱく質は毎日分解するので，これを補うたんぱく質が体内で合成される．毎日分解されるたんぱく質は，**体たんぱく質***の1～2％である．

　食事から摂取されたアミノ酸や体内でたんぱく質の分解によって生ずる遊離アミノ酸は，そのまま新しいたんぱく質の生合成の材料として使われる．一方，たんぱく質合成に使われない**遊離アミノ酸***は体内で脂肪酸合成や**糖新生***に使われ，エネルギー（ATP）に変換され，**尿素回路***（オルニチン回路）でアンモニアを尿素に処理して排出される．

a　食後・食間期のたんぱく質・アミノ酸代謝

　食事より摂取したたんぱく質は消化管内で分泌された酵素により消化されアミノ酸（**表4.1**）となり，小腸の空腸と回腸の粘膜上皮細胞から吸収される．吸収されたアミノ酸は門脈を経て肝臓に運ばれる．アミノ酸は血液たんぱく質や肝臓自体のたんぱく質の合成に利用されるが，一部はそのまま血液中に送り出され，各組織たんぱく質の合成素材となる．

　食後は血液中のアミノ酸濃度が上昇し，筋肉などの組織でたんぱく質合成を促進する．たんぱく質合成にはロイシンが強い促進作用をもつことが明らかにされつつあるが，まだ完全に解明されていない．また，食後のたんぱく質利用は，健常人ではたんぱく質の質，量や摂取パターンに影響されることが示されている．高たんぱく質の摂取は，アミノ酸分解を促進する．これは，過剰なアミノ酸の分解が促進された結果であると考えられる．

　食後は糖質（グルコース）の摂取により血糖値が上昇するため，インスリン分泌が促進され，その血液中濃度が上昇する．インスリンはアミノ酸を筋肉組織へ取り込み，たんぱく質合成の促進とたんぱく質分解の抑制を促すため，食後では血液中アミノ酸濃度の上昇とインスリン作用の両方で体たんぱく質の合成が促進される．

　食事からたんぱく質を多く摂取すると，**分岐鎖アミノ酸***（branched chain amino acid，BCAA）であるバリン，ロイシン，イソロイシンは肝臓から放出され，筋肉に取り込まれる．このとき生じるアミノ基はピルビン酸からアラニンの生成に使われる．たんぱく質が過剰に摂取されると，体たんぱく質への合成は限界に達し，余剰のたんぱく質は脂質に転換される．

　食後時間が経つ食間期には，摂食により上昇したアミノ酸濃度や血液中インスリン濃度は食事前の濃度に戻り，摂食による影響は消失する．この食間期の血液中アミノ酸濃度は，体内組織のたんぱく質から遊離されたアミノ酸と組織のアミノ酸の利用のバランスにより決まる．さらに時間が経つと絶食の影響が現れる．この状態では血糖値は低下の傾向を示し，肝臓におい

A　たんぱく質・アミノ酸の体内代謝

〈表 4.1〉　たんぱく質を構成するアミノ酸

分類	名称	構造（R-の部分）	分類	名称	構造（R-の部分）
脂肪族アミノ酸	グリシン (Gly)	H–	酸性アミノ酸と酸アミド	アスパラギン酸 (Asp)	HOOC–CH_2–
	アラニン (Ala)	H_3C–		アスパラギン (Asn)	H_2N–CO–CH_2–
	バリン (Val)	$(H_3C)_2$CH–		グルタミン酸 (Glu)	HOOC–CH_2–CH_2–
	ロイシン (Leu)	$(H_3C)_2$CH–CH_2–		グルタミン (Gln)	H_2N–CO–CH_2–CH_2–
	イソロイシン (Ile)	H_3C–CH_2–CH(CH_3)–	含硫アミノ酸	**メチオニン (Met)**	H_3C–S–CH_2–CH_2–
	セリン (Ser)	HO–CH_2–		システイン (Cys)	HS–CH_2–
	トレオニン (Thr)	H_3C–CH(OH)–		シスチン	S–CH_2–CH(NH_2)–COOH S–CH_2–CH(NH_2)–COOH
塩基性アミノ酸	**リシン (Lys)**	H_3N–$(CH_2)_3$–CH_2–	芳香族アミノ酸	**フェニルアラニン (Phe)**	(C_6H_5)–CH_2–
	アルギニン (Arg)	HN=C(NH_2)–NH–$(CH_2)_3$–		チロシン (Tyr)	HO–(C_6H_4)–CH_2–
	ヒスチジン (His)	(imidazole)–CH_2–		**トリプトファン (Trp)**	(indole)–CH_2–
イミノ酸	プロリン (Pro)	（全構造）ピロリジン-COOH			

※アミノ酸の基本構造　R–CH(NH_2)–COOH

※太字は必須アミノ酸，色字は分岐鎖アミノ酸を示す．

〈表 4.2〉　食後・食間期のたんぱく質・アミノ酸の変動

	食後	食間期	絶食状態
血液	・アミノ酸濃度 ・インスリン濃度　｝上昇	・アミノ酸濃度 ・インスリン濃度　｝食事前の濃度へ	・血糖値低下
組織	・たんぱく質合成促進 ※たんぱく質多量摂取 ・分岐鎖アミノ酸のアミノ基 　→ピルビン酸→アラニン ※たんぱく質過剰摂取 ・体たんぱく質合成限界 ・余剰たんぱく質→脂質		・肝臓→糖新生 ・体たんぱく質・アミノ酸分解促進 ・一部アミノ酸→エネルギー ※絶食状態継続 ・糖新生増強 ・骨格筋たんぱく質分解促進

て糖新生が促進される．糖新生が促進される状態では体たんぱく質およびアミノ酸の分解が促進し，一部のアミノ酸はエネルギーとして利用され，また糖新生の材料としても利用される．さらに絶食が継続された場合，糖新生は増強され，骨格筋たんぱく質の分解が促進される．分岐鎖アミノ酸が筋肉から放出され，脳における重要なエネルギー源となる（表4.2）．

b　たんぱく質・アミノ酸代謝の臓器差

　体内たんぱく質は合成と分解を繰り返し，一定に保たれている．これを動的平衡という．新しいたんぱく質と古いたんぱく質が入れ替わることを代謝回転といい，その速度を**代謝回転速度***（metabolic turnover rate）と呼んでいる．代謝回転速度は臓器によって異なり，比較的速

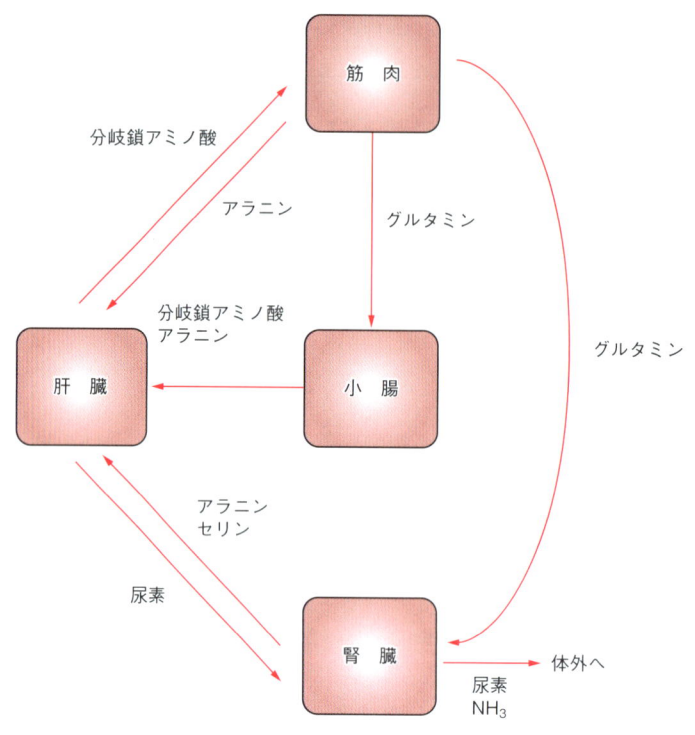

⟨図 4.1⟩　臓器間のアミノ酸輸送

い臓器は血液，肝臓および消化管であり，とくに消化管の粘膜は，消化液の分泌や管壁粘膜の離脱が起こるので，合成と分解がともに活発である．血液，肝臓の平均のたんぱく質半減期（構成成分の半分が入れ替わるのに要する時間）は約10日であるとされている．これに対して，骨格筋や骨中のたんぱく質代謝は遅く，それぞれ約180日，約240日である．体全体のたんぱく質の半減期は約80日とされている．

各臓器はたんぱく質合成に必要なアミノ酸を血液から取り込むほか，臓器たんぱく質の分解によって生じたアミノ酸も利用している．アミノ酸代謝における主要臓器は，小腸，肝臓，腎臓，筋肉（骨格筋）である（**図4.1**）．これらの臓器間でアミノ酸代謝はかなり異なり，臓器特異性がある．

小腸は食事由来のアミノ酸を腸粘膜細胞や分泌たんぱく質の合成に利用し，循環血液中の25％，食事由来の約90％のグルタミン酸を代謝する．しかし，門脈血液中には食事性グルタミン酸，アスパラギン酸，グルタミン量は少なく，アラニンは食事に由来する量を超えて血液中に放出される．このことは，グルタミン酸などのアミノ酸が小腸の腸粘膜細胞で代謝され，酸化されるか他のアミノ酸（アラニンなど）の生成に利用されると考えられている．

肝臓は，門脈血アミノ酸の全身への配分量・割合を調節している臓器と考えられている．食事由来のアミノ酸から血漿アルブミンを合成する．これはたんぱく質の貯蔵形態の一種と考えられている．肝臓はほとんどのアミノ酸を代謝し，門脈血アミノ酸の25％を利用するが，分岐鎖アミノ酸の代謝は少ない．肝臓には，分岐鎖アミノ酸代謝の最初の酵素である分岐鎖アミノ酸アミノ基転移酵素がほとんど発現していないためである．なお，小腸においても分岐鎖アミノ酸代謝の第2番目の酵素の分岐鎖 α-ケト酸脱水素酵素の活性が低いためほとんど分解されず，肝臓を通過し全身の組織に運ばれる．

肝臓では，たんぱく質摂取量が低くなるとアミノ酸の代謝利用は低下し，循環血液から取り

込んだアラニン，グルタミンならびにグルタミン酸からアンモニア（NH_3）を生じ，尿素回路で尿素を生成し，糖新生を行ってグルコースとなり再び血液中に放出される（グルコース-アラニン回路）．

腎臓は取り込んだグルタミンを尿細管に存在するグルタミナーゼの作用により，グルタミン酸とアンモニアを生成し，アンモニアを尿中に排泄する．また，アンモニアは体液の酸塩基平衡の調節にも用いられている．腎臓中のシトルリンはアルギニン合成に用いられる．グリシンをセリンに転換して放出する．セリン，アラニンの供給源であり，肝臓と末梢組織に運ばれる．

骨格筋は分岐鎖アミノ酸を優先的に取り込み代謝する臓器である．分岐鎖アミノ酸の窒素は，グルタミンやアラニンとして骨格筋より血液中に放出される．骨格筋で代謝できるアミノ酸は，基本的に分岐鎖アミノ酸の3種類と，アラニン，アスパラギン酸，グルタミン酸の6種類といわれている．

c アルブミン

アルブミン*は肝臓で合成され血液中に放出されるたんぱく質であり，血漿たんぱく質（約7 g/dL）の約60%を占める．血中での半減期は18〜23日である．アルブミンのおもな機能は，血液浸透圧の維持，脂肪酸やビリルビンなどの疎水性血液中成分の運搬，血液の**pH調節***，組織細胞へのアミノ酸の供給などである．アルブミンは種々の疾患で変動し，とくに肝硬変などの慢性肝疾患では，肝臓でのアルブミン合成能が低下して，血漿中のアルブミン濃度は減少する．また，内臓たんぱく質の質量をよく反映するため栄養評価の指標とされる．低たんぱく質栄養時に顕著であり，アルブミン/グロブリン（A/G）比は低下を示し，**クワシオルコル***では比較的早期に低下する．なお，代謝回転速度は遅いので鋭敏さに欠ける．アルブミンの分子量（約69,000）は，割合に小さく量が多い．アルブミンは遊離脂肪酸，カルシウム，ステロイドホルモンなどと結合し，また，銅の輸送にも関与している．

d 短半減期たんぱく質（RTP）

たんぱく質の栄養評価にアルブミンは有効な指標となるが，半減期が約20日間と長いため短期間の変化を鋭敏に反映することはできない．血液中には半減期（1日〜10日）のかなり短い（代謝回転が速い）たんぱく質が存在する．肝臓で合成され血液中のビタミンA輸送を担うレチノール結合たんぱく質（RBP，半減期は12〜16時間），肝臓で合成され甲状腺ホルモン（サイロキシン）の輸送や，RBPと複合体を形成して血液中のビタミンA輸送を担うトランスサイレチン（TTR，プレアルブミン（PA），基準値22〜40 mg/dL，半減期は3〜4日），おもに肝臓で合成される糖たんぱく質で，血液中の鉄輸送を担うトランスフェリン（TF，基準値190〜320 mg/dL，半減期は8〜10日）などは**短半減期たんぱく質***（急速代謝回転たんぱく質，rapid turnover protein：RTP）と呼ばれる．これらの値は，たんぱく質やエネルギー摂取不足，たんぱく質栄養の悪化や高度の肝機能の低下による影響を受けやすく，栄養状態の評価に用いられる．とくに術後の栄養状態の管理に用いられる．

コラム　肝臓と骨格筋の間のグルコース-アラニン回路

運動時や絶食時または飢餓時では肝臓のグリコーゲンが著しく減少するため，肝臓では活発に糖新生を行い血糖を維持しようとする．糖新生の基質としては分岐鎖アミノ酸のイソロイシンやバリンも考えられるが，アラニンが重要な基質である．筋肉でピルビン酸から生成されたアラニンが肝臓でグルコースに変換し，そのグルコースは筋肉で再び利用される．このような肝臓と骨格筋の経路をグルコース-アラニン回路という．

B アミノ酸の臓器間輸送

a アミノ酸プール

　体内には，食物たんぱく質が消化を受けて吸収された遊離アミノ酸と組織たんぱく質の分解により生じた遊離アミノ酸とが混じり合って存在している．この遊離アミノ酸は，体内で一定量が常に蓄えられており，この蓄えを**アミノ酸プール***という．アミノ酸プールの遊離アミノ酸は，新しい組織たんぱく質の合成素材となるほか，血漿たんぱく質，酵素，ペプチドホルモン，**抗体***（免疫グロブリン），その他の非たんぱく質の誘導体（生理活性物質）の合成素材となるなど，アミノ酸代謝やたんぱく質合成に重要な役割を果たしている（**図4.2**）．なお，骨格筋は1 kgあたり3〜5 gの遊離アミノ酸を含むといわれており，この遊離アミノ酸は体内の総アミノ酸プールの50%以上を占めていると考えられる．

　生体はアミノ酸プールを仲立ちとして，異なる速度で体たんぱく質を分解すると同時に，その分解量に見合う体たんぱく質の合成を行う．このような状態を体たんぱく質の動的状態といい，とくに合成量と分解量とが釣り合っている場合を動的平衡にあるという．

　体たんぱく質の1日の合成量は体重1 kgあたりに換算して，新生児が17.4 g，幼児が6.9 g，成人が3.0 g，老人が1.9 gである．したがって，体重60 kgの成人の場合には，1日あたり180 gの体たんぱく質が合成されると同時に分解されることで動的平衡を保つことができる．現に体重60 kgの成人では，たんぱく質の摂取量と排泄量は等しく1日約65 gである．なお，アミノ酸プールの容積は一定であると仮定されており，プールにアミノ酸が満杯に貯蔵されているときは体重が一定に維持されており，この場合の窒素出納はゼロである．

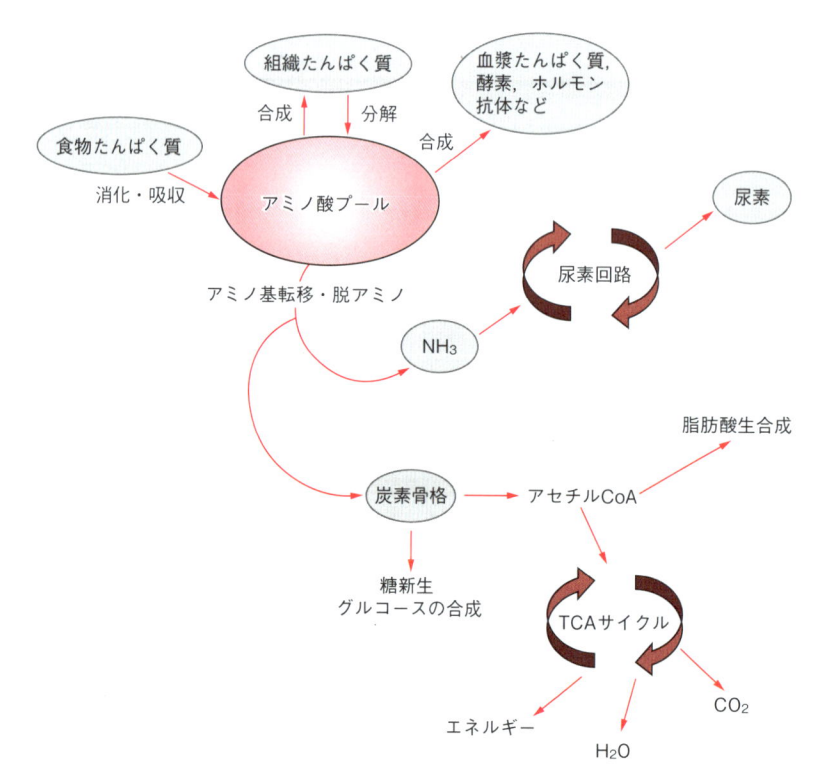

〈図4.2〉　たんぱく質代謝の概略

コラム　アミノ酸の窒素部分の代謝とアミノ酸の炭素骨格部分の代謝

　組織たんぱく質は，リソソームに含まれる種々のたんぱく質分解酵素により加水分解されアミノ酸になる．アミノ酸は主として肝細胞のミトコンドリアにおいて，アミノ基転移と酸化的脱アミノとなり，アミノ基が除かれ，アンモニアを生成する．アンモニアは肝臓において無毒の尿素に変換されたのち，血液循環を介して尿中に排泄される．

　アミノ基転移とは，多くのアミノ酸のアミノ基は，アミノ基転移反応により$α$-ケトグルタル酸に転移し，グルタミン酸が生成されることである（図4.3）．おもなアミノ基転移酵素に，ALT（アラニンアミノトランスフェラーゼ，GPT）とAST（アスパラギン酸アミノトランスフェラーゼ，GOT）がある．

　グルタミン酸がグルタミン酸デヒドロゲナーゼによって酸化的脱アミノ化されると，$α$-ケトグルタル酸とアンモニア（NH_3）を生成する．アンモニアは有害なため，ただちに二酸化炭素と結合してカルバモイルリン酸を生じ，尿素回路に入り尿素として合成される．

　一方，アミノ基を離したアミノ酸の炭素骨格は，アミノ酸の種類により糖質や脂質の代謝経路に入り，代謝される．糖新生によりグルコースとなるものを**糖原性アミノ酸***，ケトン体や脂肪酸となるものをケト原性アミノ酸という．

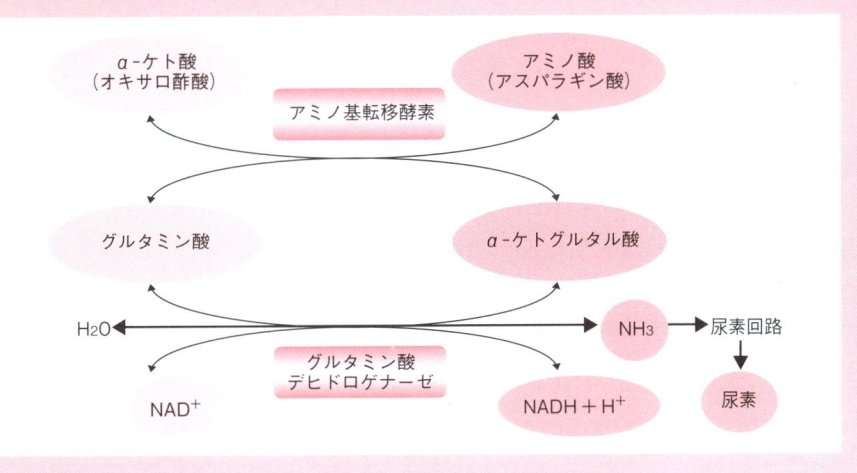

〈図4.3〉　アミノ酸のアミノ基転移および酸化的脱アミノ

b　分岐鎖アミノ酸の特徴

　分岐鎖アミノ酸はバリン，ロイシン，イソロイシンなど分子内の側鎖に分枝アルキル鎖をもつアミノ酸であり，疎水性を有する．バリン，ロイシンおよびイソロイシンは**必須アミノ酸***であり，筋たんぱく質中に多く含まれ必須アミノ酸の約35％を占める．また，食物たんぱく質では，必須アミノ酸の40〜50％を占めると報告されている．

　分岐鎖アミノ酸は，ほかのアミノ酸と異なり肝臓では直接代謝されず，おもに筋肉で代謝される．分岐鎖アミノ酸は筋肉で酸化分解され，多くのエネルギーを発生するが，運動中では骨格筋でもある程度消費される．しかし，運動中のエネルギー代謝のうち約10％がたんぱく質によるものとされ，その中に占める分岐鎖アミノ酸の割合は高いと考えられている．筋肉で代謝された分岐鎖アミノ酸のアミノ基は，供与体としての役割もある．すなわち，グルコース-アラニン回路では筋肉でピルビン酸からアラニンが生成されるが，そのアミノ基供与体として分岐鎖アミノ酸が作用すると考えられている．

　分岐鎖アミノ酸は体たんぱく質合成には必須のアミノ酸であるが，このアミノ酸のロイシンは体たんぱく質の中でもとくに筋たんぱく質の合成を促進し，分解を抑制する両方の作用をもつことが明らかにされている．このことは，分岐鎖アミノ酸は筋肉づくりに有効なアミノ酸で

あることを示し，運動との関係が注目されている．また，ロイシンは膵臓からのインスリン分泌を刺激するので，この作用からも体たんぱく質合成を促進するアミノ酸といえる．なお，筋たんぱく質の分解で生じたバリンは脳に取り込まれ，エネルギー源として利用される．

血液中の分岐鎖アミノ酸濃度と芳香族アミノ酸（AAA：フェニルアラニンとチロシンを指し，トリプトファンは含まない）濃度の比率（mol比＝BCAA/AAA）は**フィッシャー比**＊といわれ，肝硬変などの慢性肝疾患では低下することが知られている．

C 摂取するたんぱく質の量と質の評価

食物たんぱく質は種類が非常に多く，また構成アミノ酸の質的な差異があるので，単にたんぱく質含量だけで食物たんぱく質の価値を比較することはできない．たんぱく質の栄養を論ずる場合には，それぞれのたんぱく質の栄養価を判定することが必要である．

a 窒素出納

食事として摂取した窒素量から排泄（排出）した窒素量を差し引いた値を，窒素出納（nitrogen balance）という．生体成分であるたんぱく質は約16％の窒素を含み，他の栄養素には窒素はほとんど含まれていないので，窒素出納値は体たんぱく質の増減を示すものと考えられる．この値がゼロの状態，すなわち体たんぱく質量が増えても減ってもいない状態を，**窒素平衡**＊（nitrogen equilibrium）の状態にあるという．一般に成人のたんぱく質必要量は，窒素平衡の状態を維持するための最低必要量とされるが，この窒素平衡の状態は窒素出納試験により判定される．窒素の摂取量は，食事由来の窒素で判定され，排出量は，尿，糞の排泄量および毛髪や爪を含む経皮損失量が測定される．

窒素出納を正にする因子としては，成長期や病気による衰弱からの回復期，長期にわたる絶食・減食から十分な栄養を摂取後，各種のたんぱく質同化作用を有するホルモンの分泌などが挙げられる．一方，窒素出納を負に傾ける因子としては，たんぱく質欠乏，栄養価の低いたんぱく質の摂取，エネルギー欠乏などの食事性要因のほか，グルココルチコイドの分泌過剰，甲状腺ホルモン（サイロキシン）の分泌過剰，発熱などがあげられる．

窒素出納は，健常人ではゼロとなる．摂取される窒素源の大部分はたんぱく質であり，アミノ酸として吸収されるが，これが体たんぱく質に合成されるためには，必須アミノ酸すべてがバランスよくそろっていなければならない．

b 生物価

体たんぱく質は絶えず分解と合成とが行われ，体内における平衡が保たれている．摂取するたんぱく質が分解されるたんぱく質と同一組成であれば分解量だけ摂取すればよいが，組成が悪い場合にはより多く摂取しないと平衡を保つことができない．食事中の窒素（N）は主としてたんぱく質由来であるので，吸収されたたんぱく質窒素と体内に保留されたたんぱく質窒素との割合を調べることにより，たんぱく質の優劣を知ることができる．具体的には，通常4～8％のたんぱく質を含む食事を自由摂取させて窒素出納を測定する方法をとる．その測定値をたんぱく質の**生物価**＊（biological value, BV）という．試験食事給与期前後に無たんぱく質食を与えて内因性窒素量を測定し，次の式で算出する．

$$BV = \frac{体内保留 N}{吸収 N} \times 100$$

吸収 N＝摂取 N－（試験食摂取時の糞中 N－無たんぱく質食摂取時の糞中 N）

C 摂取するたんぱく質の量と質の評価

体内保留 N＝吸収 N－（試験食摂取時の尿中 N－無たんぱく質食摂取時の尿中 N）

食事中にたんぱく質が含まれていない場合でも糞や尿中には窒素が排泄されるが，糞中の窒素は消化管粘膜の剥離物，腸内細菌，消化酵素などに由来するものであり，また尿中の窒素は体たんぱく質の分解や合成に由来しているので，これらを内因性窒素と呼んでいる．

たんぱく質の栄養評価法

たんぱく質の栄養を論ずる場合には，それぞれのたんぱく質の栄養価を判定することが必要である．たんぱく質の栄養評価法には，生物学的評価法と化学的評価法がある．生物学的評価法には窒素出納法，生物価，たんぱく質効率，正味たんぱく質利用率が実際に用いられる．化学的評価法にはアミノ酸価（後述）がある．以下にたんぱく質効率と正味たんぱく質利用率を記す．

たんぱく質効率： 幼動物を数週間飼育し，その間に摂取した全たんぱく質量に対する体重増加量の比をたんぱく質効率（protein efficiency ratio, PER）という．

$$PER = \frac{体重増加量}{たんぱく質摂取量}$$

正味たんぱく質利用率： 生物価に消化吸収率を乗じたのが正味たんぱく質利用率（net protein utilization, NPU）という．

$$NPU = 生物価 \times 消化吸収率 \times \frac{1}{100}$$

c 不可欠（必須）アミノ酸

ヒトのたんぱく質合成に必要なアミノ酸は約20種類あるが，体内で合成されるアミノ酸もあるので，窒素出納試験を行い，窒素出納を正またはゼロに保つのに必要なアミノ酸を**必須アミノ酸**＊（essential amino acid）とした．

成人の場合は，イソロイシン，ロイシン，リシン，メチオニン，フェニルアラニン，トレオニン，トリプトファン，バリンの8種類のアミノ酸が，また，幼児の場合にはさらにヒスチジンを加えた9種類のアミノ酸が必須アミノ酸とされた．しかし，現在では多くの研究により，成人の場合にもヒスチジンが必須アミノ酸であるとしている．また，成長期の場合にはアルギニンも必須といわれている．これらの必須アミノ酸は体内で合成できないので食物から摂取しなければならない．

必須アミノ酸以外のアミノ酸はヒトにとって必要であるが，体内で糖質や脂質代謝の中間体などから合成することができるので，必ずしも食物中に含まれている必要はなく，非必須アミノ酸（nonessential amino acid）と呼ばれている．食品たんぱく質中の必須アミノ酸は互いにある一定のバランスがとれていないと体内における利用率が低くなり，また体内のアミノ酸プールに体たんぱく質合成に必要なすべてのアミノ酸がそろっていなければ，アミノ酸の利用率が損なわれる．

d アミノ酸価

食品中のたんぱく質の必須アミノ酸を調べることでたんぱく質の栄養価を判定する方法を**アミノ酸価**＊（アミノ酸スコア，amino acid score）という．すなわち，「基準となるたんぱく質の必須アミノ酸組成」を尺度として，これと各種食品たんぱく質中の必須アミノ酸の含有比率を比較し，含有比率の最も低いアミノ酸を第一制限アミノ酸（first limiting amino acid）と呼び，第一制限アミノ酸の含有比の値を栄養価の指標とする方法である．

〈表4.3〉 1973年FAO/WHOと1985年，2007年FAO/WHO/UNUから報告されたアミノ酸評点パターン

アミノ酸	たんぱく質あたりの必須アミノ酸 (mg/g たんぱく質)													
	1973年 (FAO/WHO)				1985年 (FAO/WHO/UNU)				2007年* (FAO/WHO/UNU)					
	乳児	学齢期 10〜12歳	成人	一般用	乳児	学齢期前 2〜5歳	学齢期 10〜12歳	成人	0.5歳	1〜2歳	3〜10歳	11〜14歳	15〜18歳	成人
ヒスチジン	14	—	—	—	26	19	19	16	20	18	16	16	16	15
イソロイシン	35	37	18	40	46	28	28	13	32	31	31	30	30	30
ロイシン	80	56	25	70	93	66	44	19	66	63	61	60	60	59
リシン	52	75	22	55	66	58	44	16	57	52	48	48	47	45
含硫アミノ酸 (メチオニン+システイン)	29	34	24	35	42	25	22	17	28	26	24	23	23	22
芳香族アミノ酸 (フェニルアラニン+チロシン)	63	34	25	60	72	63	22	19	52	46	41	41	40	38
トレオニン	44	44	13	40	43	34	28	9	31	27	25	25	24	23
トリプトファン	8.5	4.6	6.5	10	17	11	9	5	8.5	7.4	6.6	6.5	6.3	6.0
バリン	47	41	18	50	55	35	25	13	43	42	40	40	40	39

*WHO Technical Report Series 935, "Protein and amino acid requirements in human nutrition" より引用

$$アミノ酸価 = \frac{第一制限アミノ酸の含量}{アミノ酸評点パターンの基準値} \times 100$$

　従来は尺度として，理想的なアミノ酸組成をもつ比較たんぱく質が規定されたり（1957年，プロテインスコア），基準たんぱく質として鶏卵，牛乳あるいは母乳たんぱく質が選ばれたこともあった（卵価，牛乳価，人乳価など，1965年）．しかし，これらは実際の栄養価を正しく評価していないことが指摘され，1973年にFAO/WHO（国連食糧農業機構/世界保健機関）の委員会において「算定用アミノ酸評点パターン」が採用された．その後，1985年にはFAO/WHO/UNU（国連大学）の委員会により新しいパターンが提案され，現在に至る（**表4.3**）．

　表では，1973年と1985年の算定用評点パターンは原則として人体試験で得られた各必須アミノ酸必要量をたんぱく質必要量で除した値で示されている．1973年のものは乳児と学齢期10〜12歳のパターンを参考にして一般用の評点パターンが示されている．一方，1985年の評点パターンでは年齢もより細かく分けられてそれぞれのパターンを出しているが，各年齢項目のパターンの根拠が乏しいとして，学齢期2〜5歳の児童に対するアミノ酸パターンを，乳児を除くすべての年齢項目に対する食品たんぱく質の評価に用いるべきとされた．

　近年では，ヒトのアミノ酸必要量を推定する方法として安定同位元素^{13}Cで標識したアミノ酸を用いたトレーサー法が用いられ，その測定精度が高まっているといわれている．2007年にFAO/WHO/UNUは，乳児，児童（年代別）および成人の必須アミノ酸推定平均必要量から評点パターンを報告した．この報告で示された評点パターンは，今後わが国でも使用されると推察される．

　一般的に，動物性食品ではアミノ酸価が100（制限アミノ酸を含まない）のものが多いが，貝

コラム　制限アミノ酸

　食品たんぱく質に含まれるアミノ酸のうち，含量がアミノ酸評点パターンより低い値のものを制限アミノ酸という．最も値が小さいものを第一制限アミノ酸といい，比率が小さい順に，第二制限アミノ酸，第三制限アミノ酸となる．制限アミノ酸を含むたんぱく質は，不足したアミノ酸の制限のため栄養価が低くなる．

C 摂取するたんぱく質の量と質の評価

類や甲殻類の第一制限アミノ酸はおもにバリンであり，チーズはトレオニンが第一制限アミノ酸であるため，アミノ酸価は100に達しない．なお，ゼラチンのアミノ酸価はゼロである．植物性食品の多くはアミノ酸価が100に達しない．穀類や種実類はおもにリシンが，豆類は含硫アミノ酸が第一制限アミノ酸である．

e アミノ酸の補足効果

食品中のアミノ酸組成がわかれば，アミノ酸価を算出することでたんぱく質の栄養価を評価することができる．もし，栄養価が高ければ食品の摂取量は少なくて済み，逆に栄養価が低ければそれを改善する必要がある．

食品のたんぱく質に制限アミノ酸がある場合，そのアミノ酸を食品に添加することにより食品のたんぱく質の栄養価を改善することができる．このことをアミノ酸の補足効果という．実際に，制限アミノ酸を補足することで，そのたんぱく質を与えた動物の成長は改善される．ヒトの場合でも，制限アミノ酸の異なる食品を組み合わせて摂取することによりアミノ酸の補足効果が得られる．アミノ酸の補足効果をアミノ酸価の指標で調べた場合，たとえば，食パン単独では44のアミノ酸価が，卵を組み合わせることにより76のアミノ酸価に，食パンに牛乳を組み合わせで82に改善される．また，食パンと卵の組み合わせに牛乳を同時に組み合わせると，今まで第一制限アミノ酸であったリシンが完全に補足されアミノ酸価は44から92へと2倍になり，アミノ酸の補足効果が得られる．

このような穀類に対する動物性たんぱく質の補足は，同時に摂取しないと効果の低いことが多くの動物実験で証明されている．たとえば，ラットにパンとチーズをそれぞれ単独に与えた場合の生物価の値は52と76であったが，食パンとチーズを3.1：1の割合に組み合わせたものを同量与えると生物価が75に改善され，チーズ単独投与時とほぼ同じ値になるという．また，食パンとチーズとを1日おきに交互に与えた場合の生物価は67にしかならず，この値は補足効果が現れないとみなした場合の平均値である64＝((52＋76)÷2)とあまり違わないことが観察されている．これをたんぱく質相互補足のタイム・ファクターという．

アミノ酸の補足効果はたんぱく質の栄養価を改善する有効な方法ではあるが，1つの制限アミノ酸のみを補足すると他の制限アミノ酸の要求量を増加させる結果となり，動物の成長が抑制され，肝臓に脂質が蓄積して脂肪肝になることがある．このような現象をアミノ酸インバランスとよび，低たんぱく質食の場合に起きやすい．なお，通常の食事で摂取したたんぱく質のアミノ酸バランスが悪いことは，アミノ酸アンバランスという表現を用いる．

コラム　制限アミノ酸を補足した動物の成長

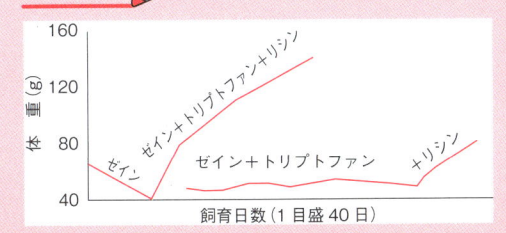

〈図4.4〉 ゼインをたんぱく質源として含む食餌にトリプトファンあるいはトリプトファンとリシンとを添加した場合のラットの成長曲線

20世紀の初頭にトウモロコシのたんぱく質であるゼインを唯一のたんぱく質源とする食餌を実験動物に与え成長を観察した．図4.4のように，ゼインにトリプトファンを少量添加すると体重を維持できるようになり，さらにリシンを補うとより成長するようになる．つまりゼインに不足あるいは欠けているアミノ酸を添加することにより栄養価が改善されることを証明した実験である．

D 他の栄養素との関係

a エネルギー代謝とたんぱく質

　食品中のたんぱく質は体たんぱく質の合成に利用されるとともに，エネルギー源として利用される．しかし，エネルギーの不足状態では摂取したたんぱく質もエネルギー源として供給されるため，体たんぱく質合成に優先的には利用されない．そのため，たんぱく質利用効率は低くなる．

　エネルギー不足の状態時に糖質，脂質を十分に摂取すると，たんぱく質よりも優先的にエネルギー源として使われる．たんぱく質を有意義に利用するには糖質，脂質からエネルギーを十分にとることが必要である．それによりエネルギー源として消費されていたたんぱく質は体たんぱく質の合成に利用され，たんぱく質の利用効率が高くなる．

　一方，エネルギー充足状態においてさらに過剰のエネルギー源を加えると，たんぱく質の必要量が下がるといわれている．このことは，エネルギー源の摂取量の増加は窒素の排泄量を低下させ，窒素平衡を維持するための窒素の必要量は減少する．このような現象を，糖質，脂質またはエネルギーのたんぱく質節約作用という．

　たんぱく質からのエネルギー供給が，運動時のエネルギー代謝のどれくらいを占めるかは報告により異なっている．血中の尿素濃度と排泄された窒素から計算した値は3〜18％の間にあり，とくに，運動時間が長いほどたんぱく質からのエネルギー供給量は増加するといわれている．しかし，血中尿素値が上昇しないうちにロイシンの分解は促進されることが知られており，たんぱく質がエネルギー代謝に貢献される割合は，尿素生成より算出された値よりも高い可能性がある．おそらく平均的には10％前後のエネルギーがたんぱく質から供給されると思われる．

　アミノ酸の炭素骨格は直接エネルギー源になるが，筋肉において酸化できるアミノ酸は，アスパラギン酸，グルタミン酸，アラニンと分岐鎖アミノ酸のバリン，ロイシン，イソロイシンの6種類である．これらの中でも分岐鎖アミノ酸が主要なアミノ酸であることが報告されており，分岐鎖アミノ酸はエネルギー代謝において重要である．

b 糖新生とたんぱく質代謝

　体たんぱく質の分解は，運動や絶食などによりエネルギー代謝が促進され，とくに，血中のグルコースや肝臓と筋肉のグリコーゲンが減少する状態では，糖新生の材料として一部のアミノ酸が用いられる．肝臓では，糖原性アミノ酸の炭素骨格がピルビン酸またはTCAサイクルの代謝中間体に変換され，糖新生の材料になる．さらに飢餓・絶食などが続くと，筋たんぱく質で生じたアミノ酸が糖新生の主要な材料として用いられる．肝臓と骨格筋の間のグルコース-アラニン回路において，分岐鎖アミノ酸が骨格筋でのアラニン生成のためのアミノ基供給源として作用する．このように，アミノ酸から糖新生へのメカニズムは重要なことである．

c 脂肪酸代謝とたんぱく質代謝

　絶食時や糖尿病などの脂肪酸代謝が促進されるときには，たんぱく質の分解やアミノ酸代謝も促進されることが知られている．

　エネルギー代謝と密接な関係である分岐鎖アミノ酸代謝では，その代謝の律速酵素（分岐鎖α-ケト酸脱水素酵素複合体）が絶食やⅠ型糖尿病により活性化されることが明らかになっている．この活性化には，脂肪酸が分岐鎖アミノ酸代謝系酵素の遺伝子発現を調節することにより関与する可能性が示されている．脂肪酸の代謝が促進される状態では，糖新生も同時に促進さ

D 他の栄養素との関係

```
メチオニン
   │ 3ステップ
   ↓
ホモシステイン
   │
   ↓
シスタチオニン
   │
   ↓
システイン+αケト酪酸 ──→ プロピオニルCoA
                              │ ビオチン酵素
                              ↓
                        D-メチルマロニルCoA
                              │ メチルマロニルCoAエピメラーゼ
                              ↓
                        L-メチルマロニルCoA
                              │ ビタミン$B_{12}$補酵素  メチルマロニルCoAムターゼ
                              ↓
                        スクシニルCoA
```

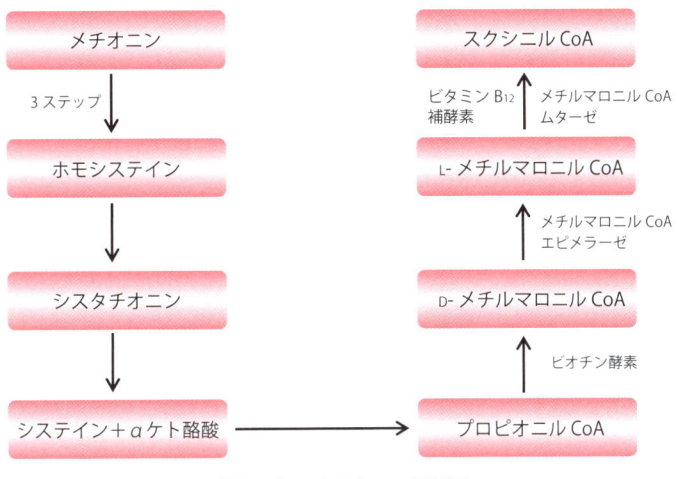

〈図4.5〉 メチオニン代謝系

れるので, アミノ酸代謝は脂肪酸代謝と糖質代謝で密接に関連すると考えられる.

d アミノ酸代謝とビタミン

アミノ酸代謝では, ビタミンB群（B_1, B_2, B_6, B_{12}, ナイアシン, パントテン酸, ビオチン, 葉酸）が補酵素として関与している.

補酵素としてビタミンB_1（TDP）, B_2（FAD, FMA）, ナイアシン（NAD^+, $NADP^+$）, パントテン酸（CoA）は糖質や脂肪酸の分解（エネルギー代謝）に用いられるのと同様に, これらのビタミンはアミノ酸代謝でも脱炭酸反応や酸化還元反応などで補酵素として用いられる.

ビタミンB_6（PLP）は, 補酵素としてアミノ酸代謝にとって必須のビタミンである. このビタミンはアミノ基転移酵素に必要な補酵素であり, たんぱく質の摂取量が増加すると必要量も増加する.

ビタミンB_{12}（コエンザイムB_{12}）と葉酸（テトラヒドロ葉酸）は, ホモシステインからメチオニンの生成を触媒する細胞質酵素であるメチオニンシンターゼ（合成酵素）の作用に必要であるとともに, B_{12}とビオチンはプロピオニルCoAの代謝でL-メチルマロニルCoAからスクシニルCoAの生成を触媒するミトコンドリア酵素のメチルマロニルCoAムターゼの作用に必要である. イソロイシン, バリン, メチオニン, トレオニンの分解ではプロピオニルCoAを経て, スクシニルCoAを生成するのでビタミンB_{12}は必要である（図4.5）.

アミノ酸やペプチド構造の分子内にビタミンをもつビタミンB群は, ナイアシン, 葉酸, パントテン酸などである. ナイアシンは体内でNAD^+や$NADP^+$になり前述したとおり酸化還元反応の補酵素として働く. ナイアシンは必須アミノ酸であるトリプトファンから生合成（トリプトファンの1/60量）され, NAD^+に変換される. 葉酸には構造の中にアミノ酸であるグルタミン酸が含まれている. パントテン酸はパントイン酸とβ-アラニンが結合したものであり, コエンザイムA（CoA, HS-CoA）の構成成分である. なお, ビオチンは体内においてアミノ酸のリシンとアミド結合をし, ビオシチンになり, ビオチン酵素の補酵素として脂肪酸代謝や糖質代謝における酵素反応に重要な役割を果たしている.

5 糖質の栄養

　糖質は，脂質やたんぱく質とならぶ3大栄養素の1つで，生体のエネルギー源として，また脳にとっては唯一のエネルギー源として重要な物質である．また，ヒトの消化酵素では消化できない，すなわちエネルギー源としての利用はできないが，肥満や2型糖尿病予防の観点から摂取が推奨されている食物繊維も糖質に含まれる．本章では，おもに生体のエネルギーとなる糖質（炭水化物）について，その化学的構造・性質，消化吸収経路と生体内における代謝調節を学んでいく．

A　糖質の体内代謝

　糖質が炭水化物と呼ばれるのは，その構造がおもに$(CH_2O)_n$で表されるためである．本節では，まず糖質の種類とその化学的構造について解説し，食物に含まれる糖質がどのような消化・吸収経路をたどるのかを説明する．

a　食後・食間期の糖質代謝

1）糖質の種類とその化学的構造

単糖：　糖の基本単位であり，それ以上加水分解を受けない糖類である．単糖類はそれぞれに含まれる炭素の数によって，トリオース（三炭糖），テトロース（四炭糖），ペントース（五炭糖），ヘキソース（六炭糖），ヘプトース（七炭糖）に分類される．また，分子中にアルデヒド基（-CHO）を含むものはアルドース，ケトン基（=CO）を含むものをケトースと呼び分類する．代表的なアルドースとしてグルコース（ブドウ糖）やガラクトース，ケトースとしてフルクトース（果糖）があり，これらはいずれもヘキソースである．

　①光学異性体：単糖を構成する炭素の中には，4つの結合手にそれぞれ異なる原子（あるいは原子団）が結合した，不斉炭素と呼ばれる炭素原子を含む分子が多い．不斉炭素を含む分子は光学異性体（立体異性体）をもつ．たとえば，グルコースは不斉炭素に結合する-OH基の向き

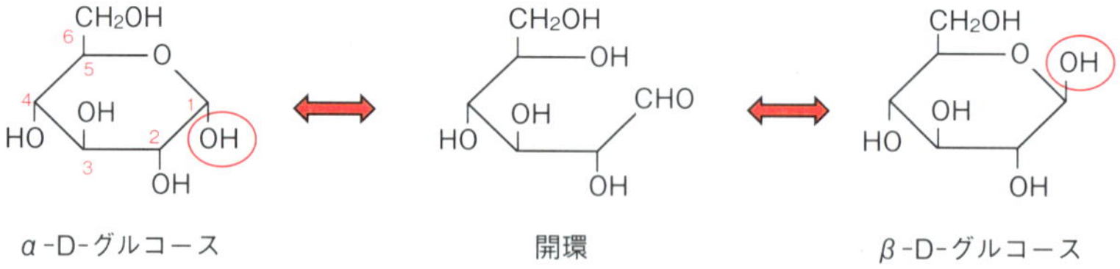

〈図5.1〉　グルコースの開環

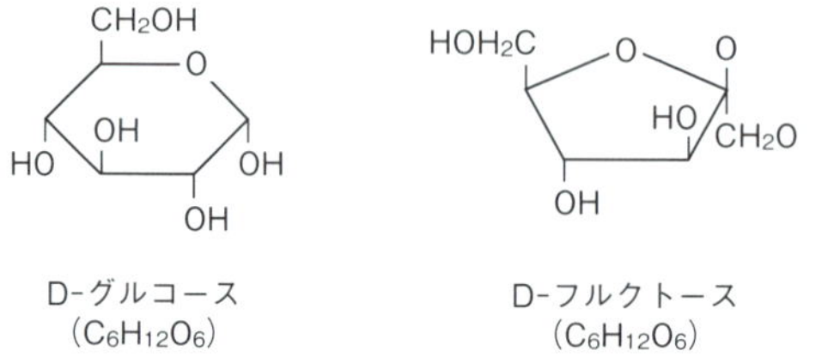

〈図5.2〉　単糖（グルコース，フルクトース）の構造異性体

A 糖質の体内代謝

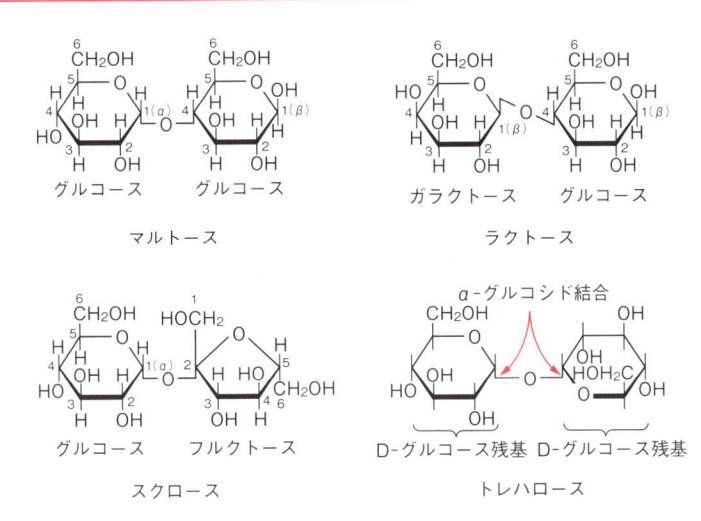

〈図5.3〉 二糖（マルトース，ラクトース，スクロース，トレハロース）

によってD型とL型に分けられる．自然界に存在する単糖の多くはD型である．さらに，グルコースの場合，環状構造をとるため，図5.1のように1位の炭素に結合する-OH基の位置によりα型（-OH基が下側）とβ型（-OH基が上側）の異性体が存在する．水溶液中では鎖状構造を介して相互への変換がある．

②構造異性体：グルコースとフルクトースは分子式がいずれも $C_6H_{12}O_6$ である（図5.2）．このように，分子式が等しく，原子の配列・配置が異なるものを構造異性体という．

二糖：2つの単糖がグリコシド結合した糖を二糖といい，われわれの日常生活でもっとも頻繁に利用されているスクロース（ショ糖）は，グルコースとフルクトースがβ1→2の部位でグリコシド結合した二糖である．二糖には，その他にマルトース（麦芽糖，グルコースが2つ結合）やラクトース（乳糖，グルコースとガラクトース），トレハロースなどがある（図5.3）．ラクトースは乳児期の重要な栄養素であるが，ラクトースの消化酵素であるラクターゼの活性は授乳期を過ぎると低下する．

少糖：3～10個の単糖がグリコシド結合した糖を，少糖またはオリゴ糖と呼ぶ．フラクトオリゴ糖（スクロース1分子にフルクトース1～3分子が結合），ラフィノース（フルクトース，ガラクトース，グルコースが1分子ずつ結合）などがある．フラクトオリゴ糖はヒトの酵素では消化されず，おもに腸内細菌叢により分解利用される．

多糖：多数（10個～）の単糖がグリコシド結合したものであり，貯蔵多糖と構造多糖に分類される．植物の貯蔵多糖であるデンプンはグルコースのみで構成される単純多糖であるが，直鎖状のアミロース（α1→4結合）と枝分かれした網目構造のアミロペクチン（α1→4結合の直鎖がところどころα1→6結合で枝分かれ）が混合して存在している．動物の貯蔵多糖であるグリコーゲンも単純多糖であり，アミロペクチンとよく似た網目構造をとる．グリコーゲンはデンプンよりも枝分かれ構造が多く，分子量も大きい．

構造多糖としては植物のセルロースが代表的であり，グルコースがβ1→4結合した直鎖状の単純多糖である植物や藻類，菌類の細胞壁由来の多糖類である食物繊維はヒトの消化管では消化されないが，食物繊維は生活習慣病や大腸がんの予防因子として作用し，消化管機能の正常化に寄与している．さらに近年の研究の進歩により，腸内細菌による嫌気発酵で生じる短鎖脂肪酸がエネルギーとして利用されることが明らかとなり，2001年の「五訂日本食品標準成分表」

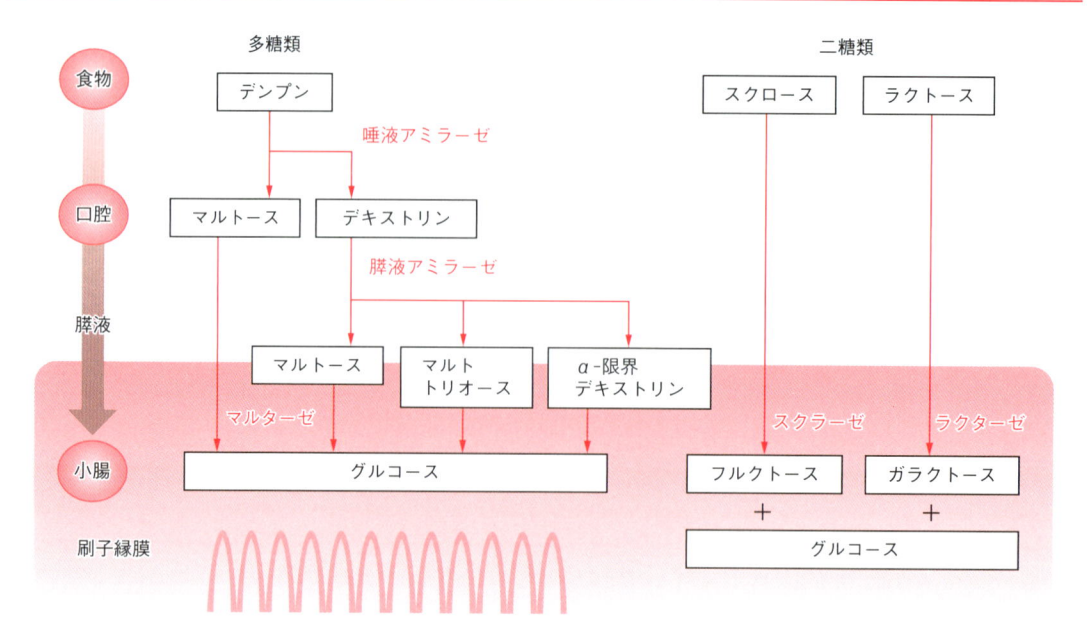

〈図5.4〉 糖質の消化

から海藻類やキノコ類にもエネルギーが設定されている．

2） 糖質の消化・吸収

　糖質は，生体のエネルギー源として利用される糖質と，ヒトの消化酵素によって消化されない食物繊維に分類することができる．ヒトがエネルギー源として利用する糖質は主としてデンプンとスクロースであるが，その他にラクトースやフルクトース，グルコースもエネルギーとして利用される．

　グルコースやフルクトースのような単糖はそのまま小腸で吸収されるが，スクロースなどの二糖やデンプンはおもに口腔内と小腸で単糖まで消化された後に吸収される．

口腔内： 食事により口腔内に運ばれたデンプンは，唾液アミラーゼ（α-アミラーゼ）によって消化されはじめる．唾液アミラーゼによりデンプン（の一部）はデキストリンとマルトースに分解されるが，大部分のデンプンは未消化のまま胃に送られる．デンプンの加水分解に働く酵素，α-アミラーゼは直鎖のα1→4結合を切断するが，α1→6結合は切断しない．

胃内： 胃内は胃酸により強酸性（pH 1〜2）の環境となっており，唾液アミラーゼは失活するが，飲み込んだ塊全体が強酸性になるまでの間はしばらく唾液アミラーゼによる加水分解作用が持続する．

小腸： 膵臓から分泌されるα-アミラーゼにより，未消化のデンプンやデキストリンは引き続きマルトースやマルトトリオース（三糖）に分解される．また，α-アミラーゼにより分解されない枝分かれ構造（α1→6部分）を多く含むα-限界デキストリンができる．動物性食品由来のグリコーゲンも同様の消化を受け，マルトース，マルトトリオース，α-限界デキストリンに分解される．消化の最終段階は小腸上皮細胞表面（刷子縁膜）に局在するマルターゼ，グルコアミラーゼなどの消化酵素により行われる．ラクトースやスクロースの二糖類も，おもに刷子縁膜でそれぞれグルコースとガラクトース，グルコースとフルクトースに消化分解を受ける（図5.4）．こうして生成された単糖は，消化と同時に刷子縁膜の糖輸送担体によって細胞内へ吸収される．この過程を**膜消化**＊と呼ぶ．

　糖輸送担体は単糖の種類により異なり，グルコースとガラクトースはグルコース輸送担体を

A 糖質の体内代謝

共用しているが，フルクトースにはフルクトース輸送担体が存在する．それぞれの輸送担体により吸収された単糖は小腸絨毛の血管から門脈を通り，肝臓へと運ばれ，さらに全身の各組織へと送られエネルギー源として用いられる．

b 糖質の代謝

1) グルコース

小腸で吸収された単糖は各組織に運搬され，おもにエネルギー源として利用される．糖の中でもグルコースはエネルギー源としての中心的役割を果たしている．グルコースは血流によりエネルギー源として供給されるほか，余剰分は肝臓と筋肉でグリコーゲンに合成，貯蔵される．また，脂質（トリグリセリド）やたんぱく質（アミノ酸）にも変換される．このようなグルコースの代謝は①解糖系，②TCA回路（トリカルボン酸回路，クエン酸回路ともいう）と，電子伝達系，③グリコーゲン合成と分解，④糖新生，⑤ペントースリン酸経路，に分けられる．

解糖系： 解糖系の経路を**図5.5**に示す．1分子のグルコースを2分子のピルビン酸あるいは乳酸に分解する代謝経路である．この反応系の酵素は細胞質に存在し，グルコース1分子がヘキソキナーゼ（肝臓ではグルコキナーゼ）により1分子のATP（アデノシン三リン酸）でリン酸化され，グルコース6-リン酸になることから反応が開始される．グルコース6-リン酸はフルクトース6-リン酸に転換され，さらにATP1分子と2段階の反応を経て2分子のグリセルアルデヒド3-リン酸が生成される．ここまででATP2分子を消費するが，続いて起こるピルビン酸生成までの5段階反応中に4分子のATPと2分子のNADH（ニコチンアミドアデニンジヌクレオチド）が生成される．筋肉のような嫌気的条件においては，ピルビン酸は乳酸デヒドロゲナーゼにより乳酸に変換され，このとき2分子のNADHが用いられる．

TCA回路と電子伝達系： 解糖系で生成されたピルビン酸が細胞のミトコンドリアに入り，好気的条件下で最終的に二酸化炭素と水に分解される代謝経路である．**図5.6**に示すとおり，ピルビン酸はピルビン酸脱炭素反応を触媒する3つの酵素によりアセチルCoAと二酸化炭素に変換される．生成されたアセチルCoAはTCA回路に入り，オキザロ酢酸と縮合しクエン酸になる．このクエン酸が図のサイクルを経てオキザロ酢酸となり，再びアセチルCoAと縮合する．1分子のピルビン酸からスタートする一連の反応中に，4分子のNADHと1分子のFADH$_2$，分子のGTP（＝1分子のATPになる）が生成され，さらに，NADHとFADH$_2$はそれぞれミトコンドリア内膜の電子伝達系（呼吸鎖）で酸化されて，水とATPができる．電子伝達系に入った1分子のNADHからは3分子のATP，FADH$_2$からは2分子のATPが生成され，1分子のピルビン酸からはトータルとして15分子のATPが生成される．

1分子のグルコースから産生されるATP量は臓器により異なる．これは，解糖系でできた2分子のNADHがATPに変換される経路が2パターン存在するためである．解糖系由来のNADHがミトコンドリア内膜を通過するには，FADH$_2$に変換されるか（グリセロールリン酸シャトル，4ATP生成，脳・筋肉），リンゴ酸としてNADH相当分が内膜へ移動するか（リンゴ酸シャトル，6ATP生成，肝臓・心臓・腎臓），いずれかの経路を要する．

グリコーゲンの合成と分解： グルコースの生体内での貯蔵形態であるグリコーゲンは，おもに肝臓（5～6%重量比）と筋肉（0.4～0.6%重量比）に存在する．それぞれの組織におけるグリコーゲンは，肝臓では血糖維持に，筋肉では運動時のエネルギー産生に利用される．

グリコーゲンの合成と分解は異なる経路により行われている．グリコーゲンの合成は，組織へのグルコース供給が十分な状態にあるときに行われる．グリコーゲンの合成・分解経路を**図5.7**に示す．グルコースはグルコース6-リン酸からグルコース1-リン酸を経て，UDP（ウリジ

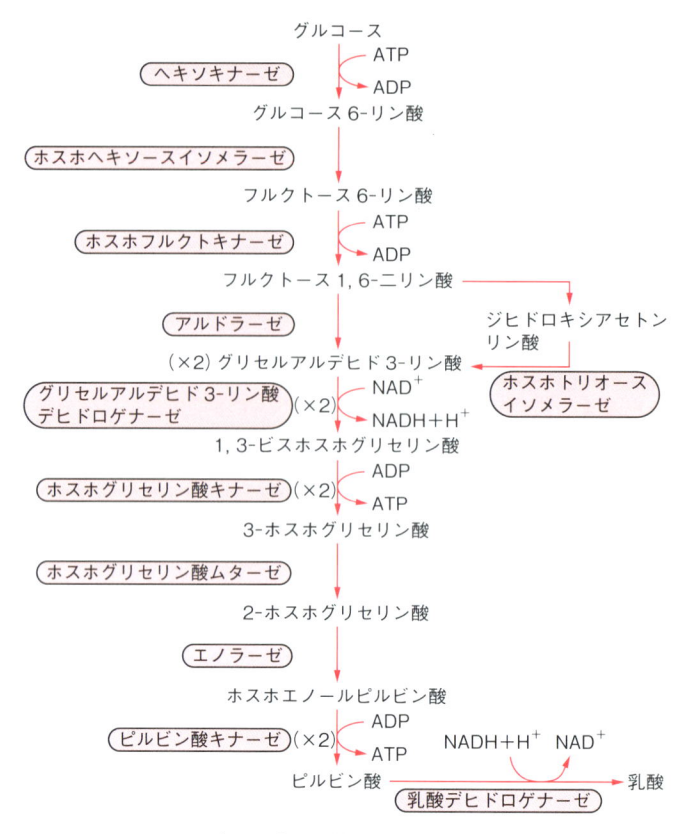

〈図5.5〉 解糖系の反応経路

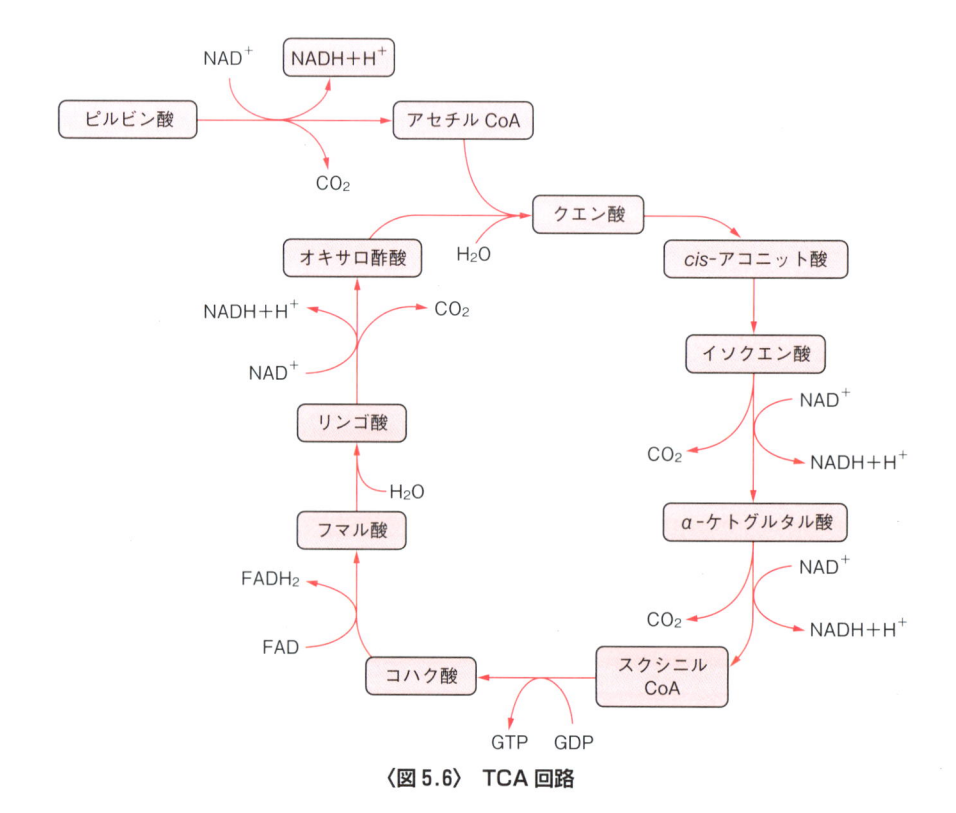

〈図5.6〉 TCA回路

A 糖質の体内代謝

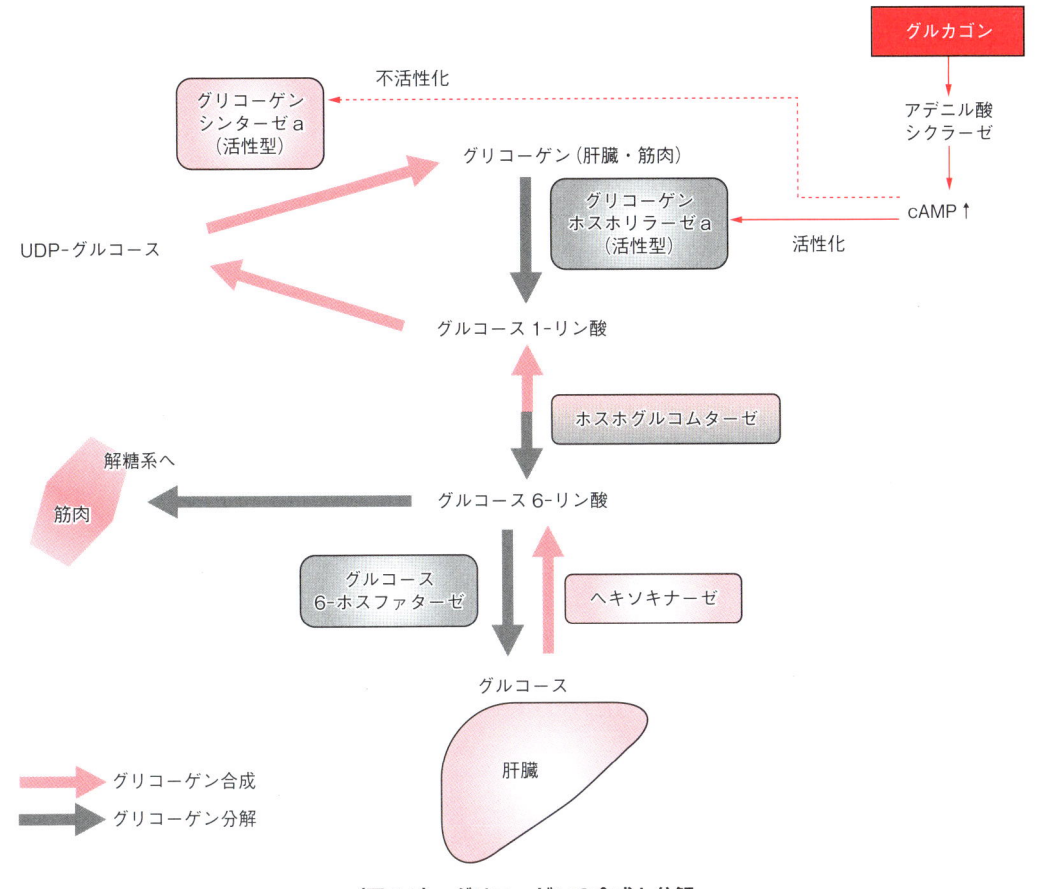

〈図 5.7〉 グリコーゲンの合成と分解

ン 5′ 二リン酸)-グルコースとなり,次いでグリコーゲンシンターゼ(合成酵素)により α1→4 結合で直鎖状につながっていき,1,4-α-グルカン分枝酵素によって分枝構造となりグリコーゲンが合成されていく.一方,グリコーゲンの分解はグリコーゲンホスホリラーゼによりグルコース 1-リン酸,次いでホスホグルコムターゼでグルコース 6-リン酸に変換される.肝臓では,さらにグルコース 6-ホスファターゼでリン酸基が外れ,グルコースとなり血液中に放出されるが,筋肉ではこの酵素が存在しないため,グルコース 6-リン酸はそのまま解糖系に入り筋肉で利用される.

グリコーゲンの合成・分解の調節を担っているのはインスリン,グルカゴン,アドレナリンであり,グリコーゲンホスホリラーゼとグリコーゲンシンターゼの活性調節に作用している.

食後,血液中のグルコース濃度が高まると(血糖値上昇),膵臓からインスリンが分泌され,肝臓や筋肉細胞内へのグルコース取り込みを促進し,血糖値を下げる方向に働きかける.取り込まれたグルコースによりグリコーゲン合成は促進される.一方で,血糖値が低下した状態ではグルカゴン(膵臓ホルモン)やアドレナリン(副腎髄質ホルモン)が内分泌され,グリコーゲン分解や糖新生によりグルコースを産生し,血液中に放出する.肝臓の細胞表面にある受容体にグルカゴンが結合すると,細胞膜表面上のアデニル酸シクラーゼが活性化しサイクリック AMP(cAMP)が生成される.さらに,cAMP によるプロテインキナーゼ A の活性化から,ホスホリラーゼキナーゼのリン酸化,グリコーゲンホスホリラーゼのリン酸化と続き,グリコーゲン分解が促進される.また,活性化したプロテインキナーゼ A は同時にグリコーゲン合成

〈図 5.8〉 糖新生

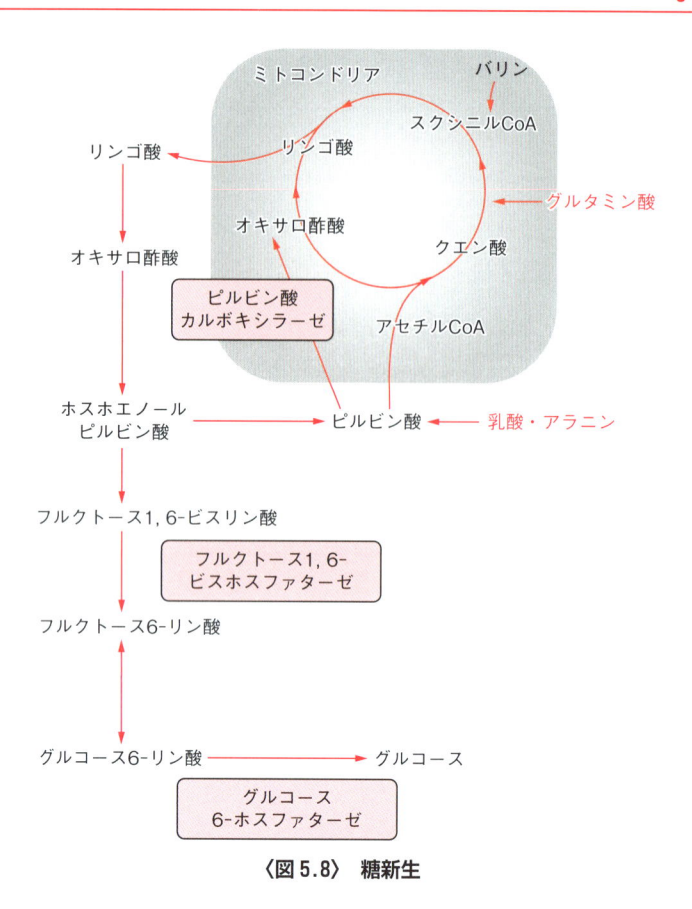

酵素を不活性にする．アドレナリンもグルカゴンと同様のメカニズムでグリコーゲンの分解に作用するが，グルカゴンがおもに血糖維持に働くのに対し，アドレナリンは突発的にエネルギー供給が必要なときに分泌されグルコース供給に働いている．

糖新生：脳，神経系，赤血球はグルコースのみをエネルギー源としており，血糖値が低下すると生命維持にとって危険な状態が引き起こされる．これに対処するため，生体には糖以外の物質から糖を産生するシステムが備わっている．ピルビン酸，乳酸，グリセロール，アミノ酸（アラニン，バリン，グルタミン酸，アスパラギン酸などがあり，これらは糖原性アミノ酸と呼ばれる）からグルコースが産生される．糖新生の基本反応は解糖系の逆行と考えればよい．しかしながら，細胞質のピルビン酸を直接ホスホエノールピルビン酸に転換できる酵素がないため，ピルビン酸はいったんミトコンドリアに入ってオキザロ酢酸経由でリンゴ酸となり，リンゴ酸の形でミトコンドリアを出て再びオキザロ酢酸に転換されたのち，ホスホエノールピルビン酸となる．こうして細胞質にできたホスホエノールピルビン酸は解糖系を逆行し（この時働く酵素はフルクトース1,6-ビスホスファターゼ，グルコース6-ホスファターゼで，解糖系酵素とは異なる），グルコースが産生される（**図5.8**）．

肝臓と筋肉では，臓器間で糖新生に関連する2つの回路が存在する．

①**コリ（Cori）回路**：運動時に産生した乳酸は血液を介して肝臓へと運ばれたのち，肝臓でグルコースに変換されて再び筋肉で利用される．急激な運動時など，酸素供給が十分でない場合にこの回路が働く．

②**グルコース-アラニン回路**：筋肉で産生されたピルビン酸はアミノ基転移によりアラニンとなり，血液を介して肝臓へと運ばれる．肝臓へ運ばれたアラニンは再びピルビン酸となり，

A 糖質の体内代謝

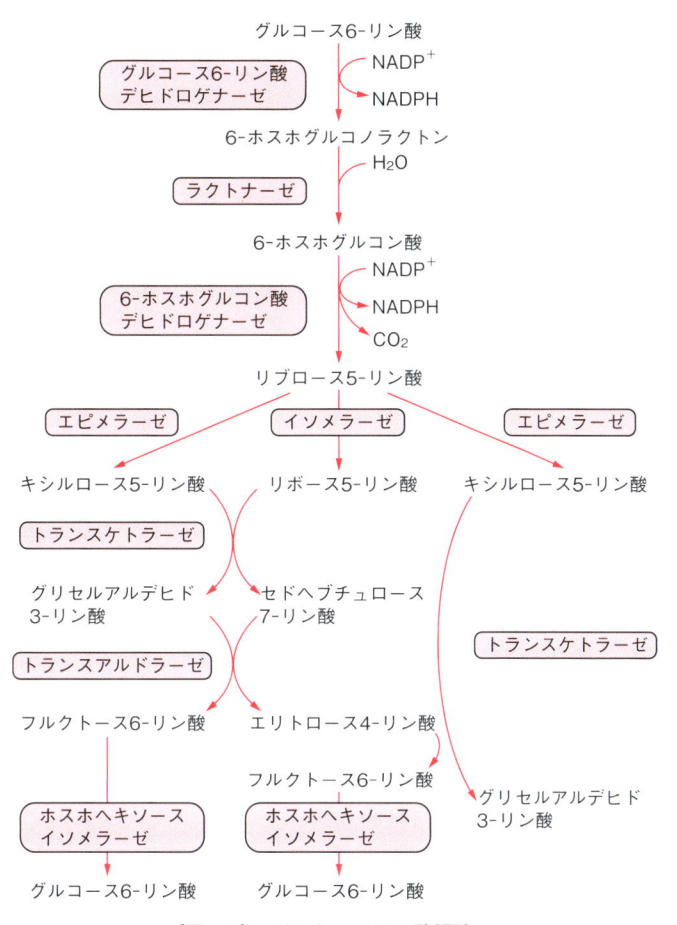

〈図 5.9〉 ペントースリン酸経路

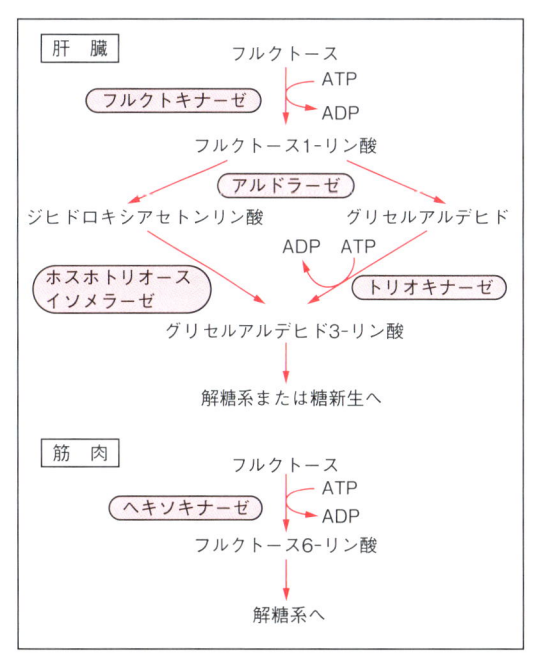

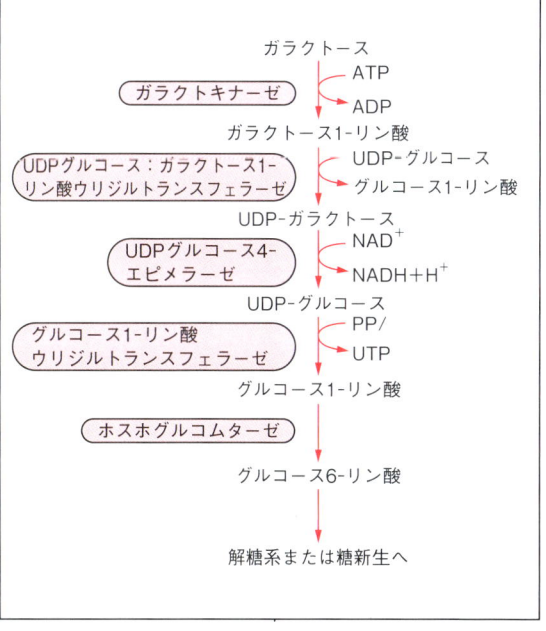

〈図 5.10〉 フルクトースとガラクトースの代謝経路

上記の糖新生経路によりグルコースに変換されて筋肉へと戻される．飢餓時などのグルコース供給と同時に，たんぱく質分解で生じるアミノ酸のアミノ基を肝臓へ運搬する役割も果たしている．

ペントースリン酸経路（図5.9）： グルコースの酸化経路の1つであるが，エネルギー供給（ATP産生）がなく，細胞質に存在する．この経路では，グルコースはグルコース6-リン酸から脂肪酸合成などに必要なNADPHと核酸合成に必須のリボース5-リン酸が生成される．肝臓や脂肪組織，乳腺などでおもに働く．この経路の出発反応に作用するグルコース6-リン酸脱水素酵素に異常がある場合，溶血性貧血を起こしやすい．

細胞内に取り込まれたグルコースは最終的に二酸化炭素と水に分解され，その分解過程でエネルギーとなるATPを産生する．フルクトースやガラクトースも最終的にはグルコースに変換される．

2） フルクトース，ガラクトース（図5.10）

フルクトース： フルクトースは細胞内でリン酸化されフルクトース1-リン酸となり，アルドラーゼの作用によりジヒドロキシアセトンリン酸とグリセルアルデヒドに分解される．グリセルアルデヒドはさらにリン酸化を受けてグリセルアルデヒド3-リン酸となり，ジヒドロキシアセトンリン酸とともに解糖系に入る．

ガラクトース： ラクトースの分解により生成したガラクトースは，ガラクトキナーゼによりガラクトース1-リン酸となり，UDP-ガラクトース，UDP-グルコースに変換され解糖系へ入る．

B 血糖とその調節

血糖とインスリンの作用

空腹時も含め，通常血液中のグルコース濃度（血糖）は一定の値（70～110 mg/dL）に維持されている．健常者では食後15分から30分で血糖は上昇するが（120～150 mg/dL），その後2～3時間ほどでまた一定値に戻る．しかしながら，糖尿病患者では空腹時血糖値も食後血糖値も高い（血糖曲線，図5.11）．血糖上昇時には膵臓からインスリンが内分泌され，肝臓や筋肉へのグルコースの取り込みとグリコーゲン合成を促進し，血糖値を下げる（p.65「グリコーゲンの合成と分解」参照）．一方で，空腹時にはグルカゴンやグルココルチコイド，アドレナリンが内分泌され肝グリコーゲンの分解を促進し，血糖値維持につとめる．血糖値を維持しなければならないのは，脳神経系と赤血球がおもにエネルギー源としてグルコースを利用するためである．血液から安定的なグルコースを供給できるよう，血糖は厳密な調節を受けている．

肝臓はグリコーゲンの合成と分解，糖新生，解糖系があり，血糖調節の役割を担っている主要な臓器である．肝臓のグリコーゲン含量は食後には上昇する（～8％重量比）が，空腹時にはグリコーゲンからのグルコース切り出しによりその含量は低下する．

筋肉に貯蔵されたグリコーゲンは血糖維持には用いられないが，絶食や飢餓時には筋肉のたんぱく質がアミノ酸に分解されて肝臓での糖新生に利用される．また，筋肉は肝臓に乳酸やアミノ酸を渡し，再び肝臓からグルコースを受け取るシステムがある（コリ回路とグルコース-アラニン回路）．

グルコース供給が継続した場合，過剰分のグルコースは脂肪組織中に取り込まれ，脂肪酸に変換された後に中性脂肪として脂肪組織に貯蔵される．エネルギー供給が不足したときに，貯

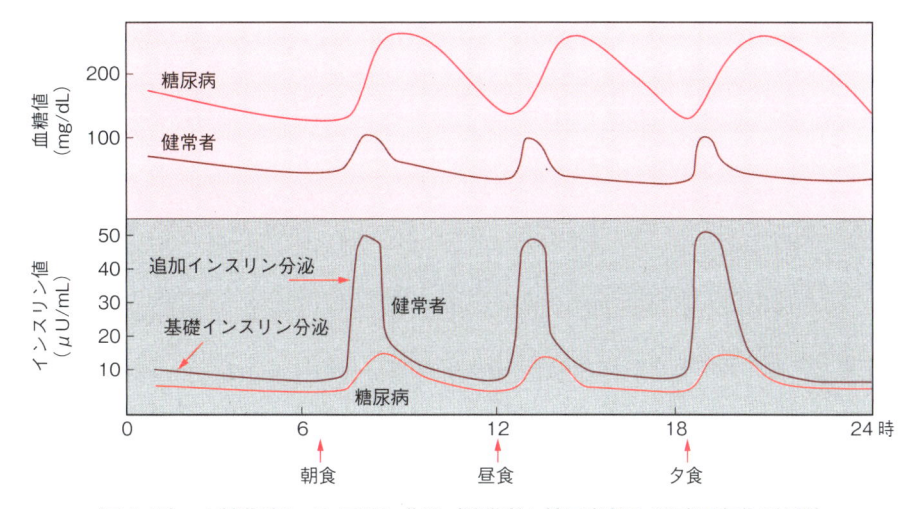

〈図 5.11〉 血糖曲線とインスリン曲線（健常者と糖尿病者の 24 時間変動の比較）
（㈳日本栄養・食糧学会 編：栄養・食糧学データハンドブック，同文書院，2006，p. 65 より引用）

蔵された中性脂肪は再び脂肪酸とグリセロールに分解される．遊離した脂肪酸は筋肉などで β 酸化を経てアセチル CoA に変換されて TCA 回路に入るが，グリセロールは肝臓でグルコースに変換され利用される（糖新生）．

C エネルギー源としての作用

a 糖質エネルギー比率，たんぱく質節約作用

　前節で述べたように，グルコースの供給は生体にとって必要不可欠であり，食物からの糖質摂取が不足するとたんぱく質や脂肪を分解してエネルギー供給を補う機構が働く．糖質が不足すると，筋肉などからたんぱく質の分解が亢進する．これによりエネルギー供給は確保できるが，同時に生体にとって有毒なアンモニアが生成され，無毒化のために肝臓への負担が大きくなる状態を引き起こす．脂肪をエネルギーとして利用する場合にも糖質の供給は必須である．糖質の供給が不足していると，脂肪酸から生成されたアセチル CoA は TCA 回路で効率よく代謝されず，ケトン体へと変換される．ケトン体が血液中に蓄積すると pH 低下によりアシドーシスが引き起こされる．

　糖質エネルギー比率とは，生体のエネルギー代謝を効率よく回転させるために必要な摂取エネルギーあたりの糖質の比率であり，50〜70％ であることが推奨されている（「日本人の食事摂取基準」2010 年度版より）．適切な糖質を食事から供給することで，食事由来のたんぱく質からのエネルギー供給も節約される．これをたんぱく質節約作用という．

D 他の栄養素との関係

a 相互変換

　糖質，たんぱく質，脂質はそれぞれ密接に関係し，物質の相互変換をしている．たんぱく質は脱アミノ反応によりアミノ酸が切り出され，糖原性アミノ酸はピルビン酸やアセチル CoA，オキザロ酢酸やフマル酸などに変換されて，それぞれ解糖系や TCA 回路へと入るが，ケト原

性アミノ酸に分類されるロイシンやリシンは脂質に合成される．糖質は脂肪として貯蔵されるほか，非必須アミノ酸合成の原料ともなる．一方，脂肪からの脂肪酸は **β 酸化**＊（6 章 p. 75, 87 参照）後に TCA 回路に入りエネルギー源として利用されるが，糖質やたんぱく質には合成できない．

b　ビタミン B_1 必要量の増加

　糖質の代謝にはビタミン B_1（チアミン）やビオチンも重要な役割を果たしている．とくに，ビタミン B_1 はピルビン酸からアセチル CoA への変換に必要な補酵素であり，不足すると TCA 回路の回転がスムーズに行われなくなる．運動や強い労働により TCA 回路でのエネルギー産生が亢進されると，ビタミン B_1 要求量も増加する．

6 脂質の栄養

　脂質は，すべての栄養素の中で単位重量あたりのエネルギー量がもっとも多く，ヒトの主要なエネルギー源であり，体脂肪として多量に蓄えられている．おもにリポたんぱく質の形で組織間を輸送されるが，その輸送メカニズムは複雑である．アディポネクチンなどの生理活性物質を生成して生体を調節しており，また，分子構造の違い（二重結合の数と位置など）により生理作用が逆転する場合もあり，生活習慣病の発症と予防に密接に関係している．

A　脂質の体内代謝

a　食後・食間期の脂質代謝

　食物中の脂肪は，約93％がトリアシルグリセロール（トリグリセロール），約6％がリン脂質，残りは遊離脂肪酸やコレステリルエステルなどである．ヒトでは脂質の消化は胃で始まる．活発な胃の蠕動による乳化と，胃底腺から分泌される胃リパーゼの作用により，トリアシルグリセロールの3-エステル結合が加水分解される．胃リパーゼは，膵リパーゼに比較するとその作用は補助的であるが，人乳の脂肪球に直接作用できるので，新生児や膵臓に機能障害があるヒトにとり重要である．

　小腸では，トリアシルグリセロールは胆汁酸ミセルとなって可溶化し，膵リパーゼにより1-,3-エステル結合が加水分解され，遊離脂肪酸と2-モノアシルグリセロールを生成する．リン脂質は小腸で胆汁酸ミセルとなり，膵ホスホリパーゼA_2によって遊離脂肪酸とリゾリン脂質に加水分解される．食事中のコレステロールはエステル型が多く，小腸で胆汁酸ミセルとなり，膵コレステロールエステラーゼによりコレステロールと遊離脂肪酸に分解される．遊離脂肪酸，2-モノアシルグリセロール，リゾリン脂質，およびコレステロールの胆汁酸ミセルは吸収された後，小腸上皮細胞内でトリアシルグリセロール，リン脂質，およびコレステリルエステルに再合成される（**図6.1**）．

　脂質の吸収経路は水への親和性により異なる．小腸上皮細胞内で再合成されたトリアシルグリセロール，リン脂質およびコレステリルエステルは，アポリポたんぱく質（アポたんぱく質）を組み込んだ球状のリポたんぱく質（**図6.2**）であるキロミクロンとなり，小腸上皮細胞から乳び管を通りリンパ管へ，次いで胸管を経て鎖骨下大静脈に放出し全身へと送られる．この吸収転送機構は，長鎖脂肪酸や脂溶性ビタミンなど脂溶性成分に特徴的である．一方，短鎖脂肪酸や中鎖脂肪酸は水溶性のため，毛細血管内へ吸収され，門脈を通過し肝臓へ送られる．脂肪組織，筋肉，その他臓器の毛細血管内皮細胞表面に存在するリポたんぱく質リパーゼ（LPL）により，キロミクロンのトリアシルグリセロールが加水分解され，生じた遊離脂肪酸とグリセロールが組織に取り込まれる．これは脂肪組織に多量に取り込まれトリアシルグリセロールに再合成されて貯蔵脂肪となる．

　食後に上昇するインスリンは複数の機構で脂肪合成を促進する．インスリンの感受性の高い脂肪組織ではLPLを活性化させて脂肪組織への遊離脂肪酸の取り込みを促進するとともに，脂肪組織から遊離脂肪酸の放出（すなわち脂肪の分解）を抑制し遊離脂肪酸とグリセロール3-

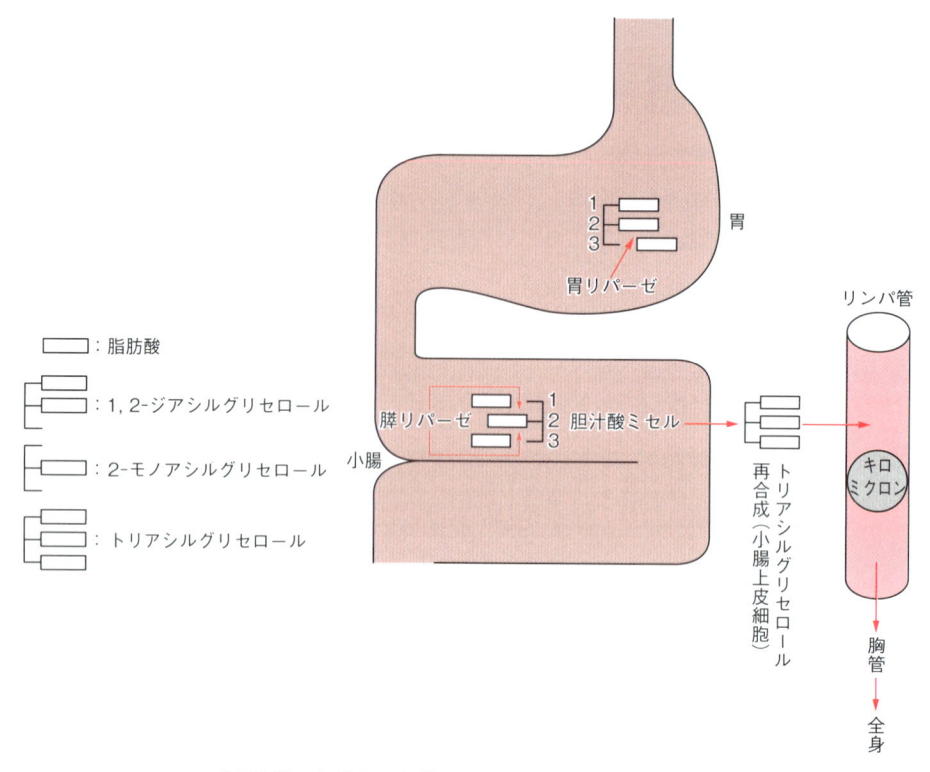

〈図6.1〉 トリアシルグリセロールの消化吸収と代謝

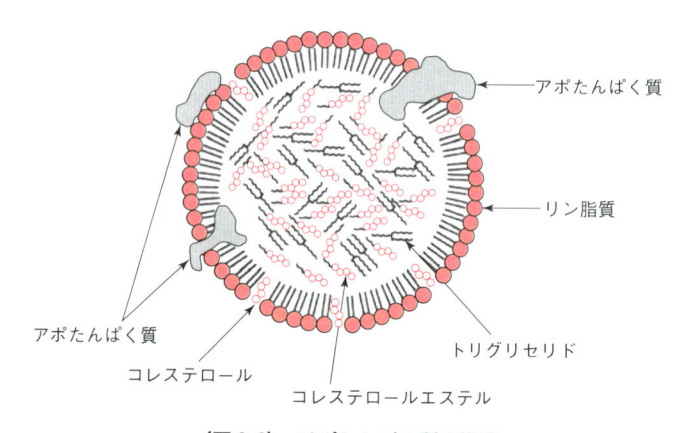

〈図6.2〉 リポたんぱく質の構造

リン酸とのエステル化を高める．したがって，食後は血漿中の遊離脂肪酸の濃度は低下する．一方，骨格筋では遊離脂肪酸がエネルギー源として利用される．その後，コレステロールに富むキロミクロンレムナントは肝臓に戻り分解される．キロミクロンレムナント中の外因性コレステロールは，肝臓のコレステロール合成系を抑制し，血液中コレステロール濃度を調節する（図6.3）．

空腹時には脂肪組織に蓄えられているトリアシルグリセロールが加水分解され，血漿中のアルブミンと結合し，血漿の遊離脂肪酸濃度が上昇する．脂肪酸-アルブミン複合体は組織の細胞膜で解離し，膜の脂肪酸輸送たんぱく質と結合して取り込まれ酸化される．この消費速度は

A 脂質の体内代謝

〈図6.3〉 リポたんぱく質の輸送

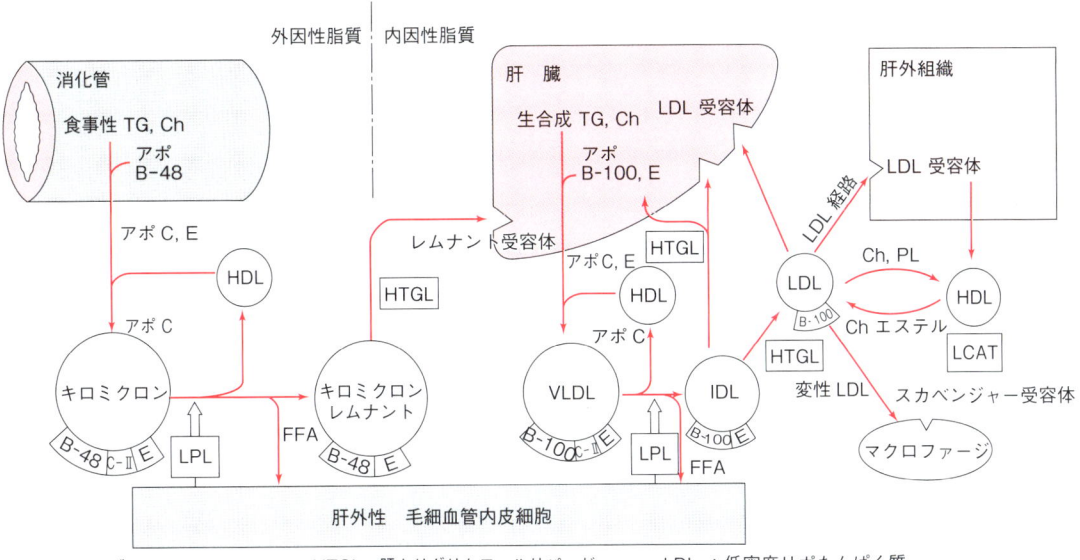

TG：トリグリセロール	HTGL：肝トリグリセロールリパーゼ	LDL：低密度リポたんぱく質
Ch：コレステロール	FFA：遊離脂肪酸	PL：リン脂質
HDL：高密度リポたんぱく質	VLDL：超低密度リポたんぱく質	LCAT：レシチンコレステロール脂肪酸転位酵素
LPL：リポたんぱくリパーゼ	IDL：中間密度リポたんぱく質	

きわめて速い．飢餓状態ではエネルギー要求の20〜25％を満たし，とくに，かなりの脂質を蓄えているはずの心筋細胞や骨格筋細胞で消費される．これは，心筋細胞のLPLのトリアシルグリセロールに対する K_m 値*が脂肪組織のそれに比べて約10分の1と低いためである．

b 脂質代謝の臓器差

　肝臓は，脂質の輸送と代謝における中心的役割を果たす．コレステロールから胆汁酸を合成し十二指腸へ排出して，食事脂肪を乳化し，小腸における脂肪吸収とリパーゼの触媒作用を助ける．また，肝臓に取り込まれた脂肪酸や合成された脂肪酸は，十分な栄養状態の（十分にATPが生成されている）場合には，グリセロール3-リン酸にエステル結合し，トリアシルグリセロールへ変換される．一方，空腹時にはミトコンドリアのβ酸化*系でアセチルCoAとなりTCA回路に入りエネルギー産生に利用される．このときTCA回路で処理できないほど過剰に産生されたアセチルCoAは，ケトン体に変換され血液を介して筋肉や脳へ輸送され，そこでエネルギー源として利用される．肝臓で合成されたトリアシルグリセロールやコレステロールはVLDLに組み込まれ，血液を介して筋肉，脂肪組織，その他の臓器に送られ，エネルギー源や細胞膜の構成成分として利用される．

　白色脂肪組織はトリアシルグリセロールの貯蔵庫であり，空腹時にはこれを加水分解して遊離脂肪酸を血液中へ放出する．とくに絶食時には，生体のエネルギーの多くは脂肪組織に依存することになる．

　筋肉は，有酸素代謝においてエネルギー源として脂肪酸を主体的に利用する．

　副腎皮質，生殖腺（精巣，卵巣，胎盤）では，コレステロールからステロイドホルモン（グルココルチコイド，テストステロン，プロゲステロン，エストラジオールなど）が合成される．

　皮膚の近くでは紫外光の作用により7-デヒドロコレステロールがプレビタミン D_3 に変換され，さらに体温でビタミン D_3（コレカルシフェロール）に転換（熱異性化）される．

B 脂質の臓器間輸送

a リポたんぱく質

脂質は，主たる4群に分類されるリポたんぱく質によって輸送される（表6.1および図6.3）．

1) キロミクロン

キロミクロンは食事由来の脂溶性成分によって構成され，トリアシルグリセロールを全身の組織（肝臓以外）に輸送する．キロミクロン上のリン脂質とアポたんぱく質C-II（アポC-II）が，脂肪組織，筋肉，その他臓器の毛細血管内皮細胞表面に存在するLPLを活性化し，キロミクロンのトリアシルグリセロールが加水分解され，生じた遊離脂肪酸とグリセロールは組織に取り込まれる．トリアシルグリセロールが少なく相対的にコレステリルエステルが多くなったものは，キロミクロンレムナント（残骸）と呼ばれる．キロミクロンレムナントは血漿でHDLからアポリポたんぱく質E（アポE）を獲得し，肝臓にある2つのアポE受容体（キロミクロンレムナント（アポE）受容体とLDL（アポB-100，アポE）受容体）に結合して肝臓に取り込まれ分解される．血液中のキロミクロンの消失は速く，半減期は1時間以内である．

2) 超低密度リポたんぱく質（VLDL）

超低密度リポたんぱく質（VLDL）は，肝臓で合成されたトリアシルグリセロールを肝外組織に輸送する．VLDLの生成と代謝のメカニズムは，キロミクロンのそれとよく似ている．VLDL合成は，高脂肪食摂取時や，肥満や糖尿病などで脂肪組織が遊離脂肪酸を血液中に放出するときなど，肝臓中の遊離脂肪酸の増加に伴って増加する．つまり，このトリアシルグリセロールは血漿中の遊離脂肪酸やキロミクロンレムナントに由来する．血漿中のVLDLの大部分はキロミクロンと類似の機構により，すなわちアポC-IIによる内皮細胞のLPL活性化によってトリアシルグリセロールが加水分解される．トリアシルグリセロールを失う過程のVLDLレムナントは中間密度リポたんぱく質（IDL）と称され，小型で酸化されやすいため健常人では速やかに代謝され，一部は，脂肪酸代謝が活発な骨格筋や心臓，肝臓のLDL受容体を介して積極的に取り込まれ，残りはLDLとなる．肝臓は本来のキロミクロンやVLDLをほとんど代謝しない．

3) 低密度リポたんぱく質（LDL）

低密度リポたんぱく質（LDL）は，VLDLおよびIDLより生成したコレステロールに富むリポたんぱく質である．LDLは，肝臓で合成されたコレステロールを末梢組織に供給する．多くの組織のLDL受容体またはマクロファージなどのスカベンジャー受容体によって，LDLの

〈表6.1〉 ヒト血漿中リポたんぱく質の特徴

リポたんぱく質	直径(nm)	密度(g/mL)	トリアシルグリセロール(%)	コレステロール(%)	リン脂質(%)	たんぱく質(%)	おもなアポたんぱく質	起源
キロミクロン	90〜1000	<0.96	約85	約6	約7	約2	A-I, B-48, C-II, E	小腸
VLDL	30〜90	0.95〜1.006	約55	約20	約15	約10	B-100, C-II, E	肝臓（一部は小腸）
LDL	20〜25	1.019〜1.063	約8	約50	約22	約20	B-100	VLDL
HDL	5〜20	1.063〜1.210	約5	約20	約30	約45	A-I, A-II, C-I, E	肝臓, 小腸, キロミクロン, VLDL

（奥恒行ほか 編：健康・栄養科学シリーズ 基礎栄養学（改訂第4版），南江堂，2012, p.153 および上代淑人ほか 訳：イラストレイテッド ハーパー・生化学（原著28版），丸善出版，2011 より作成）

半分程度が肝外組織に，残りは肝臓に取り込まれて分解される．組織ではコレステリルエステルが遊離コレステロールに分解されて，細胞膜の構築やステロイドの合成に利用される．肝臓のLDL受容体の数は，キロミクロン中のコレステロールや飽和脂肪酸の増加（あるいは減少）によって減少（あるいは増加）する．マクロファージに多く存在するスカベンジャー受容体は，肝臓で処理されなかった血漿中の過剰な酸化LDLなどの変性LDLを取り込む．LDLの中でも小型で比重の高いものはsmall dense LDLと呼ばれ酸化されやすく，酸化LDLが過剰にマクロファージに取り込まれると動脈硬化などの要因となる．家族性高コレステロール血症ではLDL受容体が欠損している．ヒトでは，IDLの大部分はLDLになるため，他の哺乳類に比べてLDL濃度が高いと考えられる．

4) 高密度リポたんぱく質（HDL）

高密度リポたんぱく質（HDL）は，キロミクロンとVLDLのトリアシルグリセロール代謝および末梢組織から肝臓へのコレステロールの逆転送に関与している．HDLはおもに肝臓と小腸で合成されるが，一部はキロミクロンやVLDLからも生成される．HDLはアポCとアポEを貯蔵し，循環しながら未成熟なキロミクロンとVLDLにこれらのアポたんぱく質を転移する（前述）．アポCとアポEは肝臓で合成され，小腸由来のHDLが血液中に放出されるとき，肝HDLから小腸HDLに転移される．HDLの主要なアポたんぱく質は肝臓および小腸で産生されるアポA-Iである．末梢細胞のATP結合カセット輸送体A1（ABCA1）は，アポA-Iをもつ脂質の少ない円盤状の粒子（未成熟なHDL）に，末梢組織からコレステロールを優先的に転送する．次いで，HDL表面に存在するコレステロールはレシチン-コレステロールアシル基転移酵素（LCAT）によりエステル化され疎水性を増し，HDL粒子の内部へ移行して，HDLを円盤状から球状にする．HDL内のコレステリルエステルはコレステリルエステル転送たんぱく（CETP）によりVLDL，LDLへ運ばれ，LDL受容体を介し肝臓に取り込まれる．一部のコレステリルエステルは，HDLのアポA-Iを認識するHDL受容体（SR-B1；クラスBスカベンジャー受容体）を介し，HDLから直接，肝臓およびステロイドホルモン産生器官に取り込まれる（アポA-Iを含む粒子自体は取り込まれない）．一方，その他の組織では，SR-B1はコレステロールをHDLへ転送し，末梢組織から肝臓およびステロイド合成組織へコレステロールを逆転送する．このように，HDLの全体的な作用は抗動脈硬化性である．

b 遊離脂肪酸

遊離脂肪酸は，脂肪組織中のトリアシルグリセロールがホルモン感受性リパーゼにより分解され血漿中に生ずる．この過程は，脂肪組織から血漿中へ遊離脂肪酸が動員される律速段階である．ホルモン感受性リパーゼは脂肪組織の細胞中に存在し，運動，絶食，副腎皮質刺激ホルモン（ACTH），甲状腺刺激ホルモン（TSH），グルカゴン，アドレナリン（エピネフリン），ノルアドレナリン（ノルエピネフリン），バソプレッシンなどによって活性化され，インスリン，プロスタグランジンE_1，ニコチン酸によって抑制される．血漿の遊離脂肪酸は水に不溶の長鎖脂肪酸であるため，血漿中のアルブミンと結合した状態で存在する．その濃度は食後すぐに低下し，次の食事の前（空腹時）や激しい運動を長時間続けたときに上昇する．血漿中の遊離脂肪酸は，肝臓や筋肉で脂肪酸結合たんぱく質によって取り込まれてエネルギー源として利用され，余剰分はトリアシルグリセロールに再合成される．糖尿病などでは，脂肪組織でトリアシルグリセロールの分解が促進され遊離脂肪酸とグリセロールが血液に放出されるため，高遊離脂肪酸血症になる．このように，血漿中の遊離脂肪酸は食事などの影響を受けるが，脂肪組織中のトリアシルグリセロール分解と末梢組織での取り込みのバランスを反映することから脂

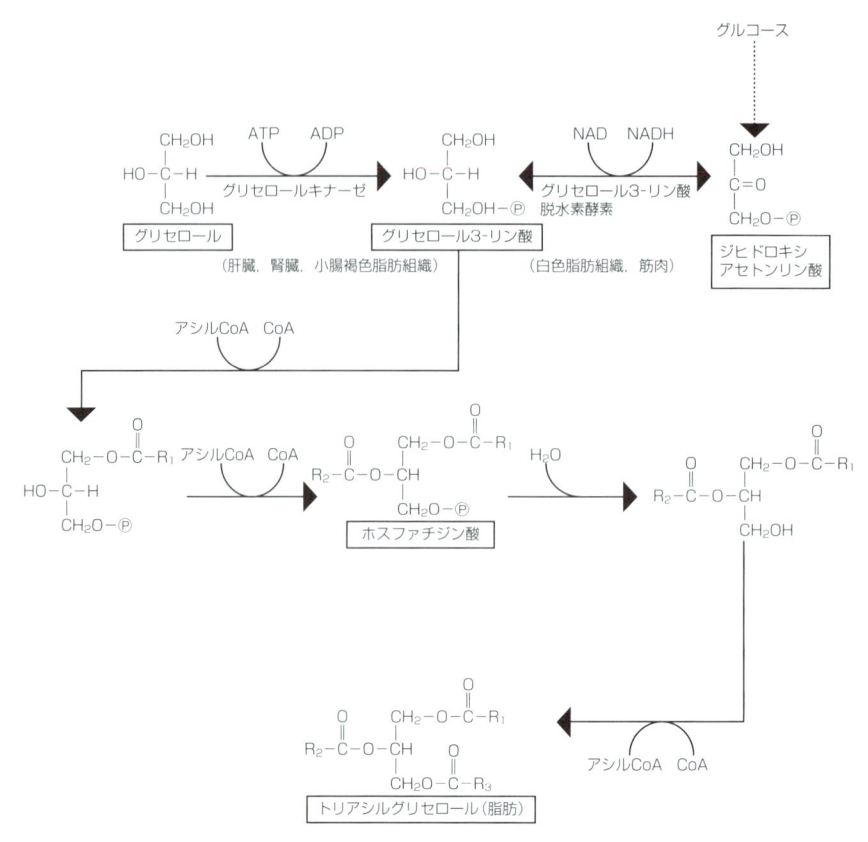

〈図 6.4〉 トリアシルグリセロールの合成

質代謝異常の指標として利用されている．肝臓での脂肪酸酸化が高速度のときには，アセチルCoAが大量に生成し，TCA回路で処理しきれなくなったアセチルCoAからケトン体（アセト酢酸，D(−)-3-ヒドロキシ酪酸，アセトン）が生成する．肝臓はケトン体を利用する活性が低いため，輸送されて肝外組織（筋肉や脳など）でエネルギー源として利用される．

C 貯蔵エネルギーとしての作用

a トリアシルグリセロール（トリグリセロール，トリグリセリド，中性脂肪）合成

小腸の粘膜細胞では，脂肪の消化過程で多量に生じた2-モノアシルグリセロールおよびわずかに生じた1-モノアシルグリセロールが，いずれも2分子の脂肪酸とエステル結合しトリアシルグリセロールが合成され，キロミクロンとして血液中に分泌される（図6.1，図6.3）．

肝臓はトリアシルグリセロール合成にかかわる酵素の活性がとくに高く，肝臓グルコースや脂肪酸から合成されたトリアシルグリセロールはVLDLとして血液中に分泌される（図6.3）．

脂肪組織は，リポたんぱく質（キロミクロン，VLDL）中のトリアシルグリセロールから脂肪酸とグリセロールを取り込むほか，血糖（グルコース）を積極的に取り込みトリアシルグリセロールへ変換して蓄積する．とくに白色脂肪組織や筋肉などグリセロールキナーゼ活性が低い組織では，グルコースからジヒドロキシアセトンリン酸を経由してグリセロール3-リン酸が合成される（図6.4）．トリアシルグリセロールの加水分解で生成したグリセロールは，血流を介して肝臓に輸送されてトリアシルグリセロールの合成に利用される．

C 貯蔵エネルギーとしての作用

⟨表6.2⟩ 2種類の脂肪細胞

	白色脂肪細胞	褐色脂肪細胞
在位部位/量	皮下，内臓周囲/多量	首，腎周囲，肩胛間，腋窩部，心臓周囲/少量
形態学的特徴	直径50〜100μm 単房性脂肪滴	直径20〜40μm 多房性脂肪滴 ミトコンドリア・交感神経・血管豊富
生化学的特徴	VLDL, グルコース, キロミクロン → 中性脂肪 → 血中遊離脂肪酸　UCP-2	グルコース → 中性脂肪 → CO_2, H_2O ＋ 熱　UCP-1, -2, -3
調節因子	インスリン，アドレナリン，グルカゴン，摂食，絶食	インスリン，ノルアドレナリン，トリヨードサイロニン(T_3)，寒冷曝露，過食
生理的役割	エネルギーの貯蔵と放出	代謝的熱生産

一方，肝臓や腎臓などグリセロールキナーゼの活性が高い組織では，グリセロールからもグリセロール3-リン酸が生成し，これに小胞体やミトコンドリアでアシルCoAとして活性化された脂肪酸がエステル結合して，トリアシルグリセロールが合成される．

b 脂肪細胞の役割（表6.2）

白色脂肪細胞は，皮下脂肪や内臓脂肪として体熱の保持や，外力から内臓を守る働きがあるほか，身体における最大のエネルギー貯蔵庫であり，余剰なエネルギーをトリアシルグリセロールとして貯蔵する．健常人の脂肪組織は成人男性で体重の約20％，成人女性では体重の約25％を占め，その約90％がトリアシルグリセロールである．白色脂肪細胞では，つねに脂肪の加水分解と再エステル化が行われ，この2つの代謝のバランスが，脂肪組織中の遊離脂肪酸プールの大きさと，血液への遊離脂肪酸の供給を決定している．加水分解で生じた脂肪酸は，相当する分量のグリセロール3-リン酸が存在する場合は再エステル化されるが，グリセロール-3-リン酸が不足する場合には遊離脂肪酸として血液中に放出される（上記参照）．血漿の遊離脂肪酸は，多くの組織にとって最も重要なエネルギー源である．さらに，内臓脂肪はさまざまな生理活性物質（アディポサイトカイン）を分泌し，メタボリックシンドロームの予防と発症に関与している．

褐色脂肪細胞は，動物が冬眠から目覚めるときや，ヒトの新生児を寒さから守るときなどに役立つ．ミトコンドリアが大型で数が多いために褐色をしており，頸部，腎臓周囲，肩胛骨周囲，腋窩部，心臓周囲に存在し，貯蔵されたトリアシルグリセロールを速やかに酸化する．ただし，その酸化のエネルギーの大半はATPに変換されずに熱として放出され，体温の維持に利用される．これは，褐色脂肪組織のミトコンドリアが内膜にプロトンの特殊な輸送たんぱく質，脱共役たんぱく質（UCP1）を大量に有し，プロトンがATP合成酵素を迂回して移動するためである．成長期に入ると少しずつ減少し，成人は幼児の半分程度になる．この細胞の減少と機能の低下は肥満の要因となり，肥満のヒトにはほとんど存在しない．UCP1を活性化すれ

> **コラム　アディポサイトカイン**
>
> 　脂肪細胞が分泌しているさまざまな生理活性物質の総称．アディポネクチンは正常な内臓脂肪から分泌され，筋肉や肝臓におけるトリアシルグリセロールの加水分解を促進し，インスリン抵抗性を抑制することにより，高血圧の予防，脂質代謝異常の予防，高血糖の予防に寄与する．しかし，トリアシルグリセロールが蓄積し肥大化した内臓脂肪は，アディポネクチンの分泌が減少するためインスリン抵抗性を引き起こし，逆に，血栓形成に関与するプラスミノーゲン活性化抑制因子（PAI-1），炎症やインスリン抵抗性に関与する腫瘍壊死因子（TNF-α），血圧上昇に関与するアンジオテンシノーゲン，インスリン抵抗性に関与するレジスチンの分泌を増加させてメタボリックシンドロームの主因となる．

ば抗肥満効果が期待できるので，そのための薬物や食品が探索されている．

D　コレステロール代謝の調節

a　コレステロールの合成・輸送・蓄積

　体内で合成されるコレステロール（内因性コレステロール）は，食事由来のコレステロールより数倍多い．食事由来のコレステロール量は，日本人の場合，1日あたりおよそ300 mgである（コラム「食事中のコレステロール」参照）．これはエステル型が多く，小腸粘膜で加水分解されて遊離コレステロールとなる．胆汁コレステロールを合わせて，小腸内腔に存在するコレステロール（外因性コレステロール）のうち約50％が吸収される．小腸で合成されたコレステロールと混合し，そのほとんどは小腸粘膜上皮細胞内で3位の-OH基が長鎖脂肪酸によってエステル化されコレステリルエステルとなり，キロミクロンに組み込まれる（図6.3）．キロミクロンは肝外組織のリポプロテインリパーゼ（LPL）と反応してトリアシルグリセロールを放出し，コレステリルエステルを多く含むキロミクロンレムナントとなる．キロミクロンレムナントが肝臓のキロミクロンレムナント（アポ-E）受容体と反応すると肝臓に取り込まれ，コレステリルエステルは加水分解されて遊離コレステロールとなり肝臓中に遊離コレステロールプールとして蓄積する．ヒトの肝臓のコレステロールアシル転移酵素（ACAT）活性は低いので，肝臓内の多くのコレステロールはエステル化されにくく，遊離コレステロールとしてVLDLに組み込まれて再び血液へ放出されるか，あるいは胆汁の状態（遊離コレステロールあるいは胆汁酸（塩））で排泄される．ヒトのVLDLのコレステリルエステルは，すべて血漿のレシチン-コレステロールアシル転移酵素（LCAT）の作用でできたものである．VLDL中のコレステリルエステルのほとんどはVLDLレムナントに残り，このレムナントはこのまま，あるいは中間密度リポたんぱく質（IDL）を経てLDLへ変換され組織のLDL受容体に取り込まれる．LDLコレステリルエステルは，ヒトの血清コレステロールの半分以上を占める．コレステリルエステルの多いリポたんぱく質（キロミクロンレムナントやLDL，HDL）が肝臓へ取り込まれると，肝臓でのコレステロール合成は抑制される（フィードバック阻害）（図6.3および図6.5）．LDLはVLDLやキロミクロンに比べて肝臓のLDL受容体に対する親和性が低いため，血漿中での代謝速度が遅い．したがって，酸化変性などの障害が起こる確率が高く，酸化LDLなどを認識するスカベンジャー受容体をもつマクロファージによって貪食されることとなる．酸化LDLが過剰に発生すると，動脈の内膜細胞の下にコレステロールエステルが蓄積したアテローム巣が形成され，動脈硬化症の発症の一因となる．

　内因性コレステロールは，肝臓のほか小腸，皮膚，副腎皮質などで12〜13 mg/kg体重/日（体

D　コレステロール代謝の調節

> **コラム　食事中のコレステロール**
>
> 　血漿中の LDL コレステロール濃度が高いと動脈硬化性疾患による死亡率が増加することから，日本人の食事摂取基準（2010年版）では，冠動脈性疾患予防の観点から，食事からのコレステロール摂取の目標量は男性 750 mg/日未満，女性 600 mg/日未満に設定されている．日本人のコレステロール摂取量は1日あたりおよそ 300 mg（卵約1個分）であり，その多くを卵から摂取していると考えられる．さらに卵1個分のコレステロールを多く摂取すると，血液中の LDL コレステロールは数 mg/dL 増加することが報告されている．この程度の変化は，健常人では問題にならないことから，実質的にコレステロール摂取量を気にする必要はないといえる．一方，体内コレステロールの恒常性において，肝臓での合成調節，小腸からの吸収調節，胆汁酸への変換調節などの機能に障害がある場合，食事コレステロールに応答して血漿中の LDL コレステロール濃度が変化する場合があるので，高応答者，とくに LDL コレステロール濃度の高い人では多量摂取を控えるべきである．

重 60 kg のヒトで 720〜780 mg/日）がアセチル CoA から合成される．コレステロール合成の律速酵素は，この合成系の初期反応（ヒドロキシメチルグルタリル CoA（HMG-CoA）からメバロン酸を生成する過程）を触媒する HMG-CoA 還元酵素である（図 6.5）．内因性コレステロールの約 50%は肝臓で合成され，ほぼ同量が胆汁として小腸内腔に分泌される（参照：6.D.d）．

　コレステロールは細胞膜の主要な構成成分であり，細胞膜を安定させる．しかし，過剰なコレステロールの蓄積は，膜を肥厚させるとともに二層膜の連続性を分断し，膜結合性たんぱく質の活性低下などの細胞毒性を引き起こす．したがって，細胞内で遊離コレステロールが過剰になると，HMG-CoA 還元酵素活性と LDL 受容体合成がともに抑制され，同時に，ACAT により遊離コレステロールがエステル化されて，膜を構成することができないコレステリルエステルとして細胞内に蓄積される．肝外組織のコレステロールやリン脂質は，HDL によって膜から引き抜かれ肝臓に逆転送される（図 6.3）．

b　フィードバック調節

　コレステロール含有量の多い食事を摂った場合，コレステロール合成の応答は個人によって異なるが，一般的には恒常性が保たれ，血漿中のコレステロール濃度の上昇はほとんどないか，あるいは軽微である（コラム「食事中のコレステロール」参照）．これは，コレステロール合成系の最終産物（すなわちコレステロール）が合成系の速度を調節するためである．この機能をフィードバック調節という．コレステロール合成系の律速酵素である HMG-CoA 還元酵素は小胞体の膜に固定されており，多くの細胞におけるその遺伝子発現は，内因性コレステロールによって抑制される（フィードバック阻害）（図 6.5）．すなわち，小胞体中のコレステロール量が低下すると，脂質合成転写因子（SREBP）が切り出されて細胞核内に入り，LDL 受容体や HMG-CoA 還元酵素などの発現を促進し，コレステロール合成が増加する．この合成能は，とくに肝臓で高い．また，肝臓のコレステロール合成は外因性コレステロール（およびコレステロール合成系の中間体であるメバロン酸）によってもフィードバック阻害される．なお，高コレステロール血症の治療薬として世界中で使用されているスタチンは，HMG-CoA と競合的に HMG-CoA 還元酵素へ結合し，本酵素を競合阻害する（フィードバック阻害ではない）．

c　ステロイドホルモン

　ステロイドホルモンには副腎皮質ホルモン（コルチゾール，コルチコステロン），男性ホルモン（テストステロン，アンドロステロン），女性ホルモン（プロゲステロン，エストロン，エストラジオール，エストリオール）があり，需要に応じて副腎皮質と生殖腺（精巣，卵巣，胎盤）

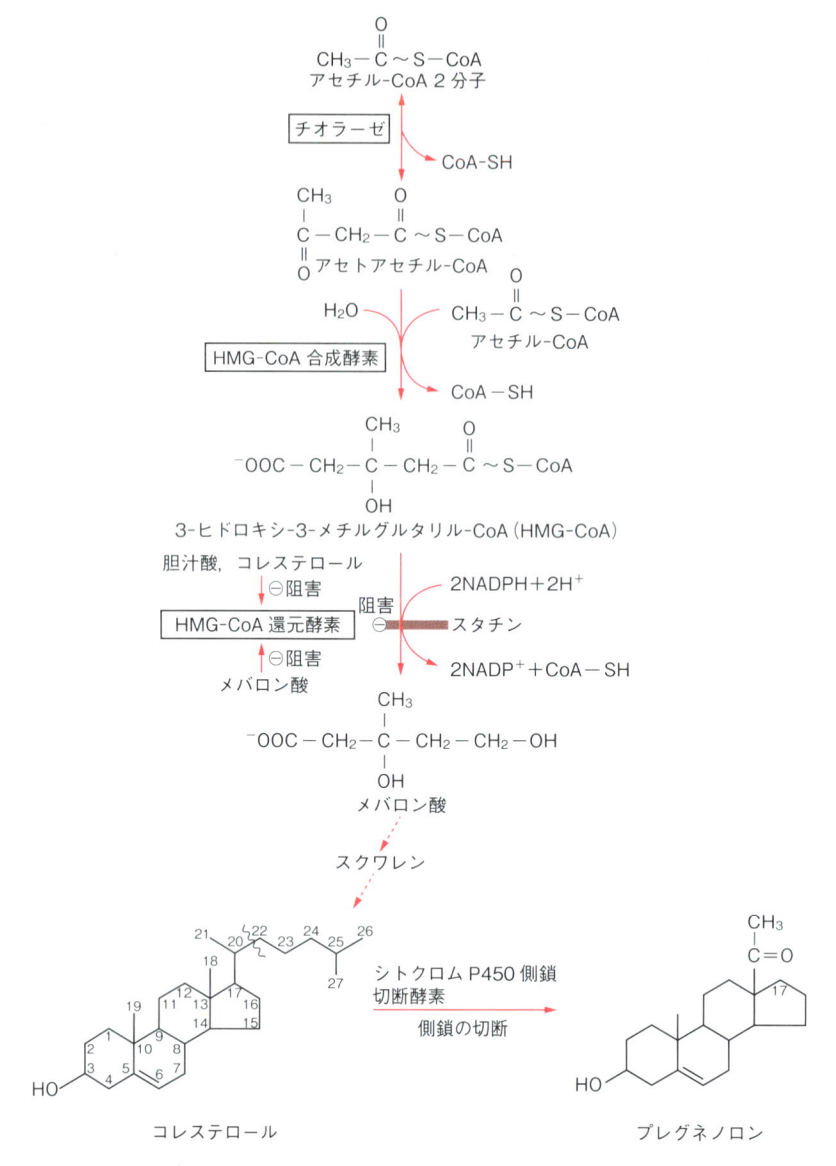

〈図6.5〉 コレステロール合成とフィードバック調節

においてコレステロールから最終的な形で合成され，ただちに分泌される．コレステロールの供給源は，大部分が血漿であり，HDL内のコレステリルエステルがコレステリルエステル転送たんぱく（CETP）によりVLDL，LDLへ運ばれ，LDL受容体を介し，また，一部はHDL受容体（SR-B1）を介して直接，これらステロイドホルモン産生器官の細胞に取り込まれる（**図6.3**）．また，ごく一部はアセチルCoAからメバロン酸およびスクワレンを経て，これらのステロイドホルモン産生器官でも合成される（**図6.5**）．ステロイドホルモンの合成は，脳下垂体前葉から分泌される副腎皮質刺激ホルモン（ACTH）および性腺刺激ホルモン（ゴナドトロピン）である卵胞刺激ホルモン（FSH）や黄体形成ホルモン（LH）などによって調節される．すなわち，これらの刺激ホルモンによってステロイドホルモン産生器官の細胞が刺激されると，エステラーゼが活性化され，生成した遊離のコレステロールはミトコンドリアへ運ばれる．ミトコンドリアでは，シトクロムP450側鎖切断酵素がコレステロールを切断し炭素数21個のプレグネノ

ロンに転換する（**図6.5**）．次いで，プレグネノロンはヒドロキシラーゼ（水酸化酵素），デヒドロゲナーゼ（脱水素酵素），イソメラーゼ（異性化酵素）およびリアーゼ（開裂酵素）などの修飾を受け，種々のステロイドホルモンに変化する．

d　胆汁酸の腸肝循環

1日あたり1g程度のコレステロールが身体から排出される．その約半分は胆汁酸（塩）であり，肝臓で合成され胆嚢で濃縮されてから胆汁として十二指腸に分泌される．残りは中性ステロールとして糞便に排泄される（コレステロールのおよそ半分が再吸収される）．胆汁は，多量のナトリウムとカリウムを含み，そのpHはアルカリ性であるので，胆汁酸は実際には塩として存在している．胆汁酸（塩）の98～99％は回腸に存在するトランスポーターを介して吸収され，門脈を経て肝臓に戻る．これを腸肝循環という．残りのわずか1～2％は糞便中に失われるが，これは末梢組織からHDLによって回収されたコレステロールの排出経路として重要である．成人の胆汁酸（塩）のプールは約3～5gで，毎日6～10回回腸と肝臓を循環している（したがって見かけ上は数十gとなる）ことから，糞便中に失われる胆汁酸（塩）は1日あたり0.2～1g程度と見積もることができる．胆汁酸合成のおもな律速酵素である7α-ヒドロキシラーゼは，胆汁酸によって間接的にフィードバック阻害を受け，コレステロール合成の律速酵素であるHMG-CoA還元酵素とはしばしば並行して活性が変化する．

E　摂取する脂質の量と質の評価

a　脂肪エネルギー比率

ヒトの総エネルギー摂取量は，体重，基礎代謝量，身体活動量が変わらない限り一定である．この場合，エネルギーの供給源である三大栄養素（脂質，炭水化物，たんぱく質）のうち，いずれかの栄養素の摂取量が増えれば（または減れば），それ以外の栄養素の摂取量は減る（または増える）．エネルギー供給源としてとくに重要な脂質と炭水化物の食事摂取基準は，総エネルギー摂取量に占める割合，すなわちエネルギー比率（％E）で示されている．「日本人の食事摂取基準（2010年版）」において，生活習慣病の一次予防を目的とした目標量（下限と上限）が設定され，三大栄養素のなかでは脂肪のエネルギー比率が最優先とされている．

目標量（下限）は，後述するように各脂質（n-6系脂肪酸，n-3系脂肪酸，飽和脂肪酸，一価不飽和脂肪酸）の必要量の合計である．これは，食後（2時間）血糖値および血漿中中性脂肪を増加させず，血漿中HDL-コレステロールを減少させない量である．目標量（上限）は，疫学調査の結果と平成17および18年国民健康・栄養調査の結果から決められた．すなわち，介入研究のメタ・アナリシスによると，脂肪エネルギー比率30％（30％E）で，血清総コレステロール，LDL-コレステロール，中性脂肪，総コレステロール/HDL-コレステロールの減少および体重の減少が認められている．平成17および18年国民健康・栄養調査によると，1～29歳は30％Eが中央値（50パーセンタイル）に相当することから，これを上限とした．一方，30歳以上はその中央値は25％E以下にあるので，25％Eを上限とした．

b　必須脂肪酸

ヒトの身体で合成できない脂肪酸を必須脂肪酸という．ヒトは飽和脂肪酸をアセチルCoAから合成することができる．さらに，飽和脂肪酸であるステアリン酸（18：0）のカルボニル末端から9番目の位置（$\Delta 9$位）に1個の二重結合を導入して一価不飽和脂肪酸であるオレイン酸（18：1n-9）を合成することができる（n-9はカルボニル末端ではなく，メチル基末端（ω

位）から数えて 9 番目の炭素に二重結合があることを示す）．したがって，生命を維持するためにこれらを必ずしも食物から摂取する必要はない（ただし，生活習慣病予防のための目標量は設定されている）．ヒトは脂肪酸分子のメチル基末端（ω 位）から最初の二重結合までの間に，新たに二重結合を導入する酵素をもたないため，n−6 系および n−3 系脂肪酸を合成することができない．これらは必須脂肪酸であり，欠乏すると皮膚炎などを発症する．動物では n−6 系および n−3 系脂肪酸を獲得するために，少なくともリノール酸（18：2n−6）や α-リノレン酸（18：3n−3）を食物から摂取しなければならない．摂取されたリノール酸あるいは α-リノレン酸は，鎖長伸長酵素および不飽和化酵素の作用によりアラキドン酸（20：4n−6）あるいはエイコサペンタエン酸（20：5n−3，EPA）やドコサヘキサエン酸（22：6n−3，DHA）などの高度不飽和脂肪酸にそれぞれ変換される．したがって必須脂肪酸は，狭義にはリノール酸と α-リノレン酸を指し，広義には，n−6 系列と n−3 系列に含まれるすべての脂肪酸を指す．ネコ科では，アラキドン酸をリノール酸から合成することができないので必須脂肪酸として摂取しなければならないが，それ以外の多くの動物では，脂肪酸の二重結合は Δ4，Δ5，Δ6，および Δ9 の部位で導入される．一方，植物は Δ6，Δ9，Δ12，および Δ15 の部位に新しく二重結合を導入することができるので，栄養上の必須脂肪酸を合成できるのである．日本人では，n−6 系および n−3 系脂肪酸欠乏による皮膚炎などの報告はないことから，平成 17 および 18 年国民健康・栄養調査の中央値が必要量（目安量）とされ（1 歳以上），さらに生活習慣病の一次予防を目的として n−3 系脂肪酸については目標量（下限）が設定された（18 歳以上）．

c　n−6 系脂肪酸，n−3 系脂肪酸

　n−6 系および n−3 系脂肪酸は必須脂肪酸である．これら脂肪酸系列の代謝経路はそれぞれ独立しており相互変換できない．しかし，鎖長伸長酵素および不飽和化酵素は競合して作用するため 2 系列の脂肪酸代謝は互いに拮抗関係にあり，片方の代謝経路の成分のみを大量に摂取するともう片方の代謝経路に干渉し，その転換効率を低下させる（**図 6.6**）．たとえば，リノール酸（18：2n−6）の多量摂取によって α-リノレン酸からの EPA や DHA の生成が抑制される可能性がある．これらの脂肪酸の摂取量の比率が脳や心臓の血栓性疾患の罹患率に大きく影響することが，疫学的および栄養学的研究により明らかとなっている．現在，日本人の食事の n−6/n−3 比は 4 程度であり，疾患予防および治療の観点から，これを目安とするとよいと考えられる．日本人が摂取している n−6 系脂肪酸の 98 %はリノール酸であり，食用調理油に由来する．しかし，n−6 系のリノール酸は酸化されやすく，また，炎症を惹起する生理活性物質（プロスタグランジン，ロイコトリエンなど）を生成するので，多量摂取によりぜんそくなどの増加が危惧される．そのため，リノール酸（または n−6 系脂肪酸）の目標量（上限）は総エネルギー摂取量に占める割合（%E）として 10 %E 未満とされた（18 歳以上）．一方，n−3 系脂肪酸は 59 %が α-リノレン酸として，なたね油，調合油，マヨネーズ，クルミなどから残りは EPA や DHA として主に魚介類から摂取される．α-リノレン酸摂取による非致死性心筋梗塞の減少効果は，EPA および DHA 摂取量が 100 mg/日以下の魚をほとんど食べていないヒトで認められるが，100 mg/日以上の魚を食べているヒトでは認められない．植物性食品に由来する α-リノレン酸は体内で EPA そして DHA へと代謝変換されるが，ヒトにおける変換効率は大変低い．したがって，体内に含まれる EPA，DHA 量は主として EPA，DHA を含む食品，すなわち魚介類の摂取量を反映していると考えられる．日本人は，EPA および DHA を 1 日あたり 0.9 g 摂取している場合に，非致死性の心筋梗塞罹患の減少が認められている．そこで，18 歳以上では，一次予防の観点から n−3 系脂肪酸の中で EPA および DHA を 1 日あたり 1 g 以上（魚

E 摂取する脂質の量と質の評価

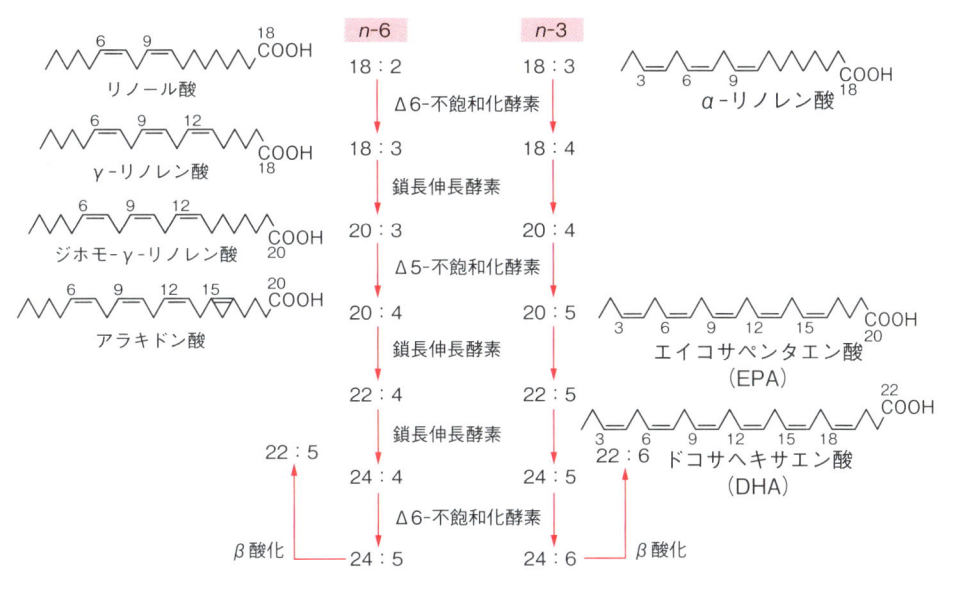

〈図6.6〉 脂肪酸の鎖長伸張および不飽和化反応

で約90g/日以上）摂取することが望まれる．なお，DHAは，血液脳関門を通過できる唯一のn-3系脂肪酸であり，網膜や脳などに高濃度で存在し，組織の正常な発達と機能に関与していると考えられる．

d 脂肪酸由来の生理活性物質（プロスタグランジン，ロイコトリエン，トロンボキサン）

　3種類の炭素数20の高度不飽和脂肪酸，すなわちジホモ-γ-リノレン酸（20：3n-6），アラキドン酸，EPAから，生理活性の高いエイコサノイド（プロスタグランジン（PG），プロスタサイクリン（PGI），ロイコトリエン（LT），トロンボキサン（TX））が生成され，組織の働きを調節する．これらの高度不飽和脂肪酸は，膜リン脂質のβ位にエステル結合しており，ホルモンなどの受容体を介した刺激に応じて，活性化されたホスホリパーゼA_2あるいはCによってリン脂質から切り出される．これにリポキシゲナーゼが作用するとロイコトリエンが生成し，一方，シクロオキシゲナーゼが作用するとプロスタグランジンやプロスタサイクリン，トロンボキサンが生成する（図6.7）．ジホモγ-リノレン酸から1シリーズのプロスタグランジン（PG_1），プロスタサイクリン（PGI_1），トロンボキサン（TX_1）および3シリーズのロイコトリエン（LT_3）が生成し，アラキドン酸から2シリーズのプロスタグランジン類（PG_2，PGI_2，TX_2）と4シリーズのロイコトリエン（LT_4）が生成する．また，EPAからは3シリーズのプロスタグランジン類（PG_3，PGI_3，TX_3）と5シリーズのロイコトリエン（LT_5）が生成する．

　ロイコトリエンはAからEまでの5種類が確認されており，多くの疾患過程の強力な調節因子である．アラキドン酸由来のロイコトリエン（LTC_4，LTD_4，LTE_4）の混合物はアナフィラキシーのいわゆる遅反応性物質であり，気管支の筋肉を収縮させる能力はプロスタグランジンやヒスタミンの100～1,000倍も強力である．これらはLTB_4とともにさらに血管壁の透過性を促進し，白血球の走化性と活性化を引き起こして炎症促進的に作用する．EPAはアラキドン酸と比較してシクロオキシゲナーゼの基質になりにくいため，プロスタグランジン，プロスタサイクリン，トロンボキサンの生成量は少ないが，リポキシゲナーゼのよい基質となるためロイコトリエンの生成量が多い．EPA由来のロイコトリエンはアラキドン酸由来のロイコトリエンよりも弱い炎症作用を示すことから，アラキドン酸由来のロイコトリエンの産生を抑

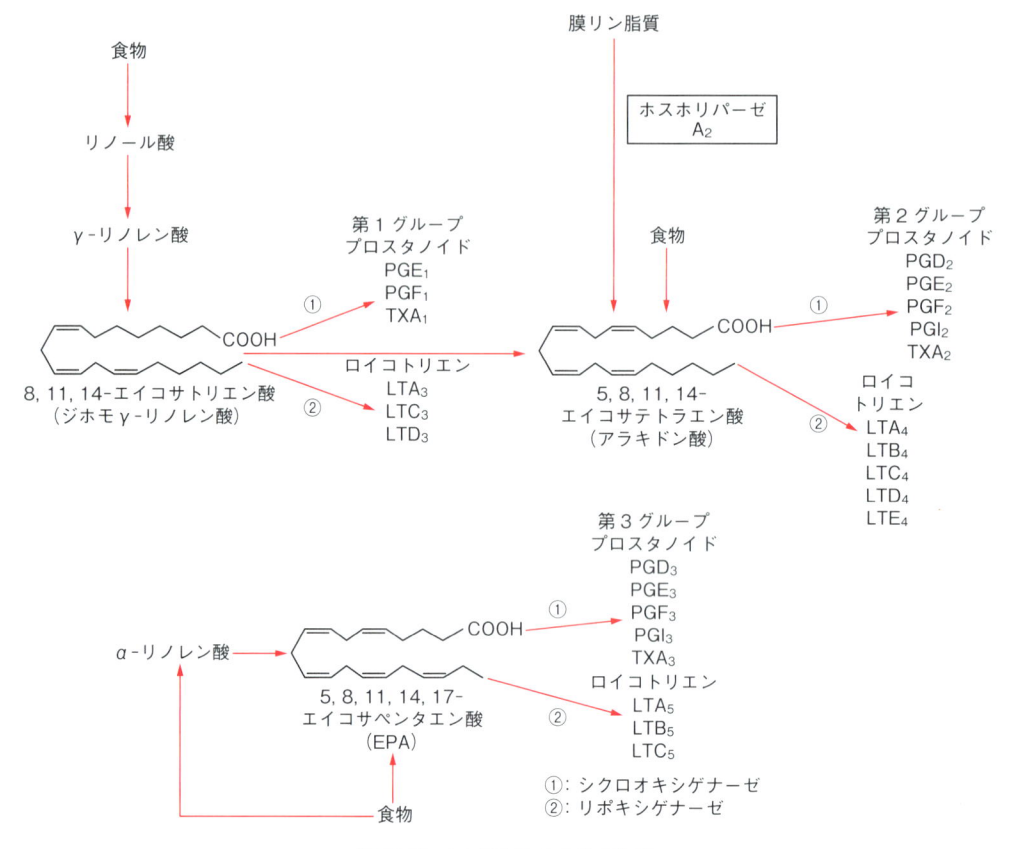

〈図6.7〉 エイコサノイドの生成

制して炎症やアレルギー症状の緩和をもたらすと考えられる．プロスタグランジンは強力な生理活性を示し，動物の平滑筋収縮を引き起こす．臨床的には，妊娠，出産，流産，消化器官の潰瘍の防止または症状軽減，血圧のコントロール，炎症の抑制，ぜんそくや鼻づまりの症状軽減などに利用される．プロスタサイクリンは動脈壁でつくられ，血小板凝集阻害，動脈壁弛緩，血圧低下を引き起こす．一方，トロンボキサンは血小板でつくられ，それが放出されると血小板凝集，動脈壁収縮，血圧上昇を引き起こす．したがって，プロスタサイクリンとトロンボキサンの作用は互いに拮抗的である．EPA由来のプロスタサイクリン（PGI_3）は，アラキドン酸由来のプロスタサイクリン（PGI_2）と同様に強力な抗凝集作用をもつが，EPA由来のトロンボキサン（TX_3）はアラキドン酸由来のトロンボキサン（TX_2）より血小板凝集作用がやや弱い．また，EPA由来のプロスタグランジン（PG_3）とトロンボキサン（TX_3）は，リン脂質からのアラキドン酸の遊離を抑えアラキドン酸由来のプロスタグランジン（PG_2）とトロンボキサン（TX_2）の産生を阻害する．したがって，EPAに富む海獣や魚を多量に摂取するイヌイットは，血小板凝集能が低く，血栓が形成されにくいことがわかっている．

ステロイド性抗炎症薬はホスホリパーゼA_2活性を阻害することで，プロスタグランジンやロイコトリエンの生成を抑制して炎症，痛み（疼痛），腫脹などを抑える．一方，非ステロイド性抗炎症薬（アスピリンやインドメタシン）はシクロオキシゲナーゼ活性を阻害してプロスタグランジン合成のみを阻害するので，ステロイド性抗炎症薬に比べて抗炎症作用は弱い．

e 飽和脂肪酸，一価不飽和脂肪酸，多価不飽和脂肪酸

ヒトは，アセチルCoAから飽和脂肪酸（パルミチン酸など）を合成できる．また，$\Delta 9$不飽

和化酵素の作用によって飽和脂肪酸のカルボニル末端から9番目の位置（$\Delta 9$位）に1個の二重結合を導入し，一価不飽和脂肪酸（オレイン酸）を合成することができる．しかし，先に述べたように，多価不飽和脂肪酸であるn-6系およびn-3系脂肪酸を合成することはできない．日本人における脂肪酸摂取の現状と欧米人における報告などを考慮して，飽和脂肪酸，一価不飽和脂肪酸と多価不飽和脂肪酸の望ましい摂取比率は3：4：3程度とされている．

飽和脂肪酸は乳製品，肉および熱帯植物の油脂に多く含まれ，通常，乳製品や肉から摂取される．その摂取量が少ないヒトでは脳出血罹患の増加が認められるため，脳出血予防の観点から，乳製品や肉から少なくとも総エネルギー摂取量に占める割合（%E）として4.5%E（11～12g/日）程度摂取することが望まれる（目標量（下限））．一方，飽和脂肪酸の摂取量は，心筋梗塞，糖尿病に関して用量依存性の関連が認められる．摂取量が増加すると血漿中LDLコレステロールが増加し，動脈硬化が促進して，心筋梗塞および糖尿病の罹患が増加する可能性があることから，平成17および18年国民健康・栄養調査の中央値7%Eが目標量（上限）とされた．

一価不飽和脂肪酸であるオレイン酸は，多価不飽和脂肪酸と比較した場合，血漿中LDL-コレステロールなどの代謝マーカーの改善効果がより強いわけではない．また，短期間の介入試験では飽和脂肪酸に比べて代謝マーカーをより改善する報告があるが，長期間のコホート研究では冠動脈疾患リスクの減少を認める研究は少ない．したがって，摂取量の下限値は設定されていない．オレイン酸（18：1n-9）の多量摂取について，日本人でのリスクは明白でないので上限は設定されていないが，欧米の長期間のコホート研究では冠動脈疾患のリスクにつながることが示唆されていることから注意を要する．

多価不飽和脂肪酸については，E節c項で述べたとおりである．

F　他の栄養素との関係

a　ビタミンB_1節約作用

糖質のエネルギー代謝において，ビタミンB_1が補酵素としてチアミン二リン酸の形態で必要とされる反応は3つある．①解糖系で産生されたピルビン酸がピルビン酸脱水素酵素によってアセチルCoAを生成する反応．②TCA回路において，α-ケトグルタル酸が2-オキソグルタル酸デヒドロゲナーゼ複合体によってスクシニルCoAを生産する反応．③グルコース代謝のもう1つの経路であり，ATPを産生しないペントースリン酸経路でのトランスケトラーゼの反応である．

一方，脂質のエネルギー代謝において，TCA回路のエネルギー産生では糖質の場合と同様にビタミンB_1が必要であるが，アセチルCoAを生成する反応は脂肪酸のβ酸化によるためビタミンB_1を必要としない．したがって，ビタミンB_1の消費量はエネルギー消費の増加とともに増加するが，エネルギー供給源として糖質に対し遊離脂肪酸の割合が高くなるような代謝（睡眠時，安静時，低強度の運動など）ではその分少なくなる．

b　エネルギー源としての糖質の節約作用

身体の消費エネルギーにおける脂質の割合は，睡眠時には70%以上，安静時には約50%である．脂質をエネルギー源として積極的に利用することで，糖質の消費を少なくしている．その理由は，脂質が単位重量あたり多量のエネルギーをもつためエネルギーの貯蔵庫に適しており，体内の貯蔵量は糖質のそれに比べてきわめて多いためである．トリアシルグリセロールのエネ

ルギー量（約 9 kcal/g）は，グルコースのそれ（約 4 kcal/g）に比べて 2 倍以上大きい．また，体内の貯蔵量を比べると，グリコーゲン量（約 500 g＝2,000 kcal）はわずか 1 日の絶食で枯渇してしまうほど少ないのに対して，脂質は体重の約 2 割（体重 50 kg のヒトで約 10 kg＝90,000 kcal）ときわめて多い．脂質が高いエネルギーをもつ理由は，脂肪酸分子中の水素が酸素に比べてかなり多いことによる．糖質は水素と酸素の比率は 2：1 であるのに対し，たとえばパルミチン酸では水素と酸素の比率は 16：1 である．生体内では 1 分子のグルコースから 38 分子の ATP が産生するが，1 分子のパルミチン酸からは 129 分子の ATP が産生される．無酸素的運動より有酸素的運動の方が，また，高強度運動より低強度運動の方が，体内で脂質がエネルギー源として利用される割合が高くなる．

7 ビタミンの栄養

　ビタミンは微量で作用する，生命活動に必須な，食事より摂取する必要がある有機化合物からなる栄養素である．ビタミンは脂溶性と水溶性に大別され，不足・欠乏することで健康被害（欠乏症状）を呈する．各ビタミンにはそれぞれ特異な生理作用があり，抗酸化剤として作用するもの，補酵素やホルモン様の作用を示すものがあり，所要量は年齢や性別，あるいは妊娠，授乳，運動量，栄養状態などの生理的条件によって影響を受ける．

A　ビタミンの構造と機能

　ビタミンはその溶解性から脂溶性と水溶性に分けられる．脂溶性ビタミンにはビタミンA，D，E，Kがあり，水溶性ビタミンにはビタミンB群（ビタミンB_1，B_2，B_6，B_{12}，ナイアシン，パントテン酸，葉酸，ビオチン）とビタミンCがある．

a　脂溶性ビタミン

1)　ビタミンA（レチノール）

　ビタミンAにはアルコール型のレチノール，アルデヒド型のレチナール，カルボン酸型のレチノイン酸がある（図7.1）．これらの代謝物は総称してレチノイドと呼ばれる．レチナールとレチノールは容易に体内で相互変換する．一方，レチノイン酸は体内で還元されない．また，体内でレチノールは化学的にきわめて不安定であるため，光，熱や酸などにより容易に変化する．したがって，食事から摂取するときには，植物由来のβ-カロテン（プロビタミンA）を含むカロテノイドが有効である．理論上1分子のβ-カロテンより小腸粘膜で分解され2分子のレチノールができるが（図7.1）そう単純ではなく，6μgのβ-カロテンから1μgのレチノール

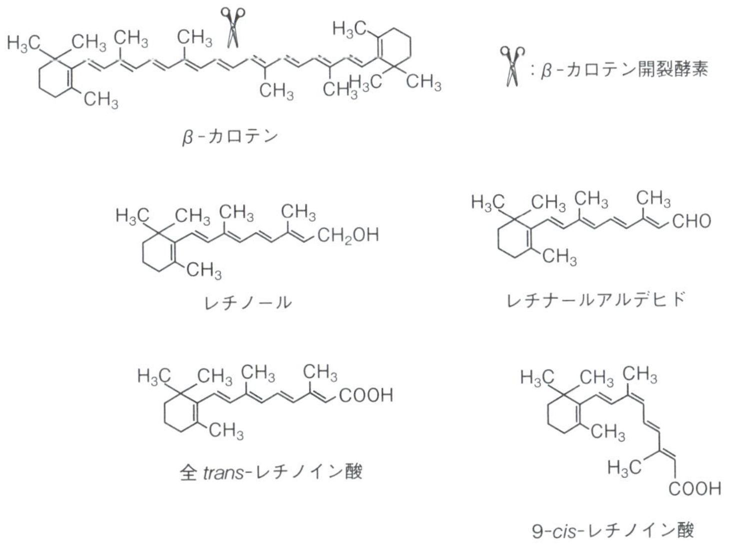

〈図7.1〉　ビタミンA

ができる．生理機能としては，欠乏食を給餌した動物実験などより，視力機能，生殖機能の維持，動物の成長，上皮組織の分化，骨の発育，抗がん作用，免疫賦活作用などが知られている．視覚作用におけるレチナールの作用機構は，11-*cis*-レチノールから代謝された11-*cis*-レチナールアルデヒドが網膜の色素上皮細胞中のオプシンたんぱく質と反応しロドプシンとなる．光を受けたロドプシンのレチナールアルデヒドは11-*cis*-型から11-*trans*-型へと変換し，ロドプシンの構造変化が生じることで膜電位を生じ，神経伝達を起こす．したがってビタミンA欠乏では，暗順応が遅くなる（夜盲症）．また，近年明らかとなったビタミンAのもっとも重要な役割は，細胞の分化と代謝調節である．レチナールから代謝されたレチノイン酸は，ステロイドホルモンと同様にレチノイン酸特異的核内受容体（RAR）と結合し，特定の遺伝子のプロモーターに結合することで遺伝子発現（転写）をコントロールする．

2）ビタミンD（カルシフェロール）

小児くる病，成人の骨軟化症の予防因子として発見されたビタミンである．生体内でコレステロールから生合成が可能なビタミンである．ビタミンD_3（コレカルシフェロール）は，皮膚で7-デヒドロコレステロール（プロビタミンD）から紫外線の作用により生成する．肝臓，次いで腎臓で1,25-ジヒドロコレカルシフェロールに変換され活性型となる（**図7.2**）．ビタミンDのおもな作用は，小腸におけるカルシウム吸収に必要なたんぱく質（カルビンディン）の合成，骨からのカルシウム動員，骨組織の石灰化，腎尿細管でのカルシウム再吸収などの促進である．これらの作用はビタミンAと同様に細胞内で特異的核内受容体（VDR）と結合後，特定のDNA配列に結合し選択的に遺伝子の発現をコントロールすることにより調節されている．

日照時間帯の短い地域では，小児の骨の正常な発育が妨げられる以外に，大腸がんの発症が多いことが示されていることから，最近ではビタミンDとがんの発症に関係があるとの報告もある．

3）ビタミンE（トコフェロール）

ビタミンEは天然に存在する4種類のトコフェロールと4種類のトコトリエノールからな

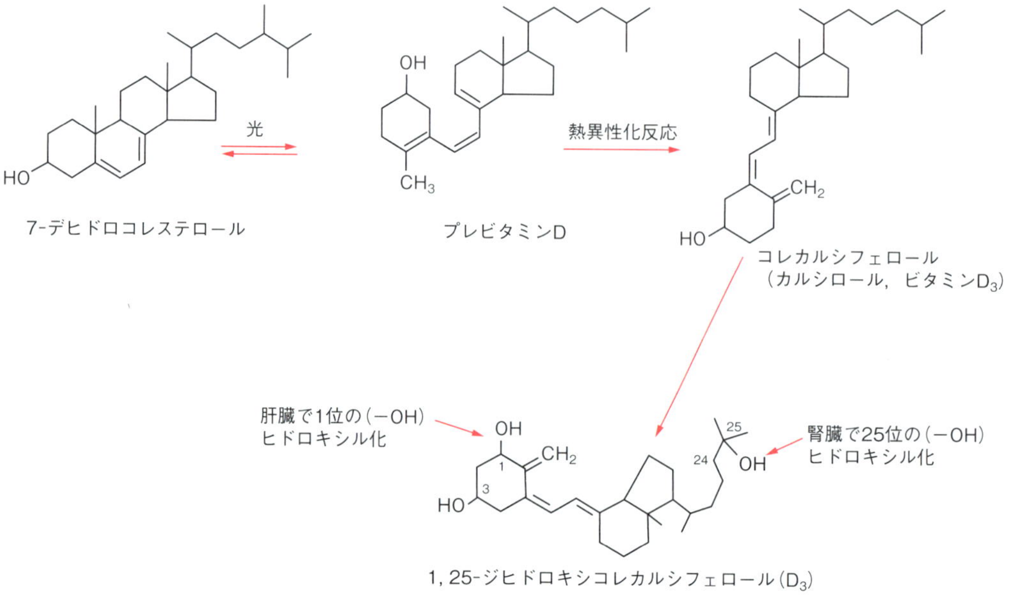

〈図7.2〉 ビタミンD

A ビタミンの構造と機能

トコフェロール

R¹	R²	名　称
−CH₃	−CH₃	α-tocopherol
−CH₃	−H	β-tocopherol
−H	−CH₃	γ-tocopherol
−H	−H	δ-tocopherol

トコトリエノール

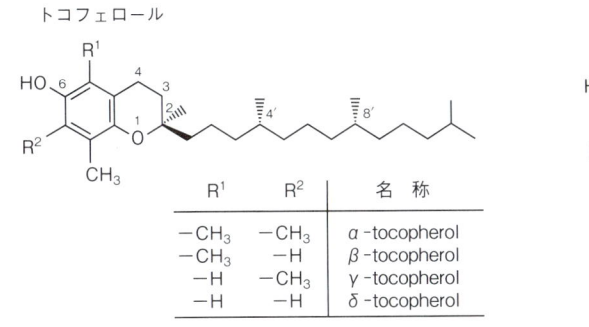

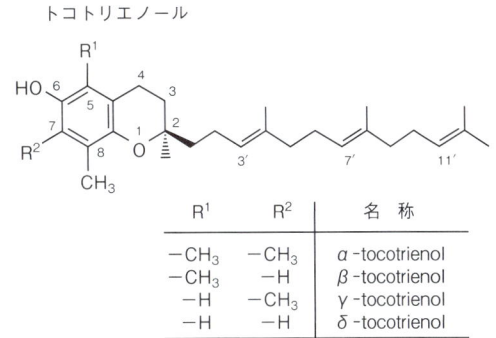

R¹	R²	名　称
−CH₃	−CH₃	α-tocotrienol
−CH₃	−H	β-tocotrienol
−H	−CH₃	γ-tocotrienol
−H	−H	δ-tocotrienol

〈図7.3〉 ビタミンE

り，α-トコフェロールが最も活性が高い（**図7.3**）．穀物胚芽，豆類など植物性食品に多く含まれる．また，牛乳，鶏卵など動物性食品にも含まれるのみならず，食品添加物として大豆油など調理用の油の抗酸化剤として用いられている．ビタミンEの大部分は生体膜に組み込まれて存在している．欠乏することで不妊，赤血球の溶血，心筋の変性などが報告されており，ビタミンEのおもな機能としては抗酸化物質としてフリーラジカルによる細胞内での非酵素的酸化を防ぐことで，リポたんぱく質や細胞膜の安定化やDNAの傷害を防いでいるものと考えられている．さらに，プロスタグランジンの生成の促進やトロンボキサンA_2の生成抑制することで血小板凝集抑制を行う．

赤血球の溶血： 赤血球の細胞膜が不安定化することで損傷を受け，ヘモグロビンが細胞外に溶出する現象．

4）ビタミンK

スイートクローバー病（ウシの出血傾向）や脂肪抜きの餌で育ったニワトリにみられる出血性疾患から，血液凝固に関与するビタミンとして同定された．ビタミンKは緑黄色野菜だけでなく，発酵食品中の微生物や腸内細菌によっても合成される．したがって，ビタミンKにはフィロキノン（K_1：植物由来），メナキノン（K_2：腸内細菌由来）およびメナジオン（K_3：合成品）がある（**図7.4**）．とくに納豆菌が生産するメナキノン-7は，食品中から摂取できる有効なビタミンK源である．

スイートクローバー病： ウシなどがスイートクローバーに含まれるジクマロールを食することで，関節や筋肉内で出血して死に至る病気．その後の研究で，ジクマロールを改良したものがワルファリンである．

妊婦にワルファリン（ビタミンK拮抗剤）を投与すると胎児に骨異常を引き起こすことがある．骨には2種類のγ-カルボキシグルタミン酸（Gla）結合たんぱく質（オステオカルシンと骨基質Glaたんぱく質）があり，その合成にビタミンKおよびビタミンC（プロリン残基のヒドロキシル化）およびビタミンD（転写）を必要としている．

b 水溶性ビタミン

1）ビタミンB_1（チアミン）

ビタミンB_1は抗脚気因子として発見され，化学名はチアミンという．チアゾール環とピリミジン環を有しており，食品中にはチアミンと3種のリン酸エステルとして存在している（**図7.5**）．チアミンピロホスホキナーゼの作用により補酵素型のチアミン二リン酸（チアミンピロリン酸）となり，ペントースリン酸経路，TCA回路，糖新生などの代謝系でエネルギー産生を担っている．欠乏すると**脚気***や**ウェルニッケ脳症***を生じる．ビタミンB_1は，米の胚芽，ビール酵母，肝臓に多く含まれるが，1日の摂取量から考えると，胚芽米や豚肉がよい供給源である．「日本人の食事摂取基準」（2015年版）における1日のビタミンB_1の推奨量は18〜49歳

〈図 7.4〉 ビタミン K

〈図 7.5〉 ビタミン B_1 およびリン酸エステルの構造

男性で 1.4 mg/日，18〜69 歳女性で 1.0〜1.1 mg/日と策定されている．耐容上限量は決められていない．

2) ビタミン B_2 （リボフラビン）

ビタミン B_2 は成長促進因子として発見され，黄緑色の蛍光を呈し，化学名をリボフラビンというが，一般にはフラビンモノヌクレオチド（FMN）とフラビンアデニンジヌクレオチド（FAD）も含まれる（**図 7.6**）．FMN や FAD が結合した酸化還元酵素はフラビン酵素と呼ばれ，基質に電子または水素を授受する．代表的なフラビン酵素は，TCA 回路内のコハク酸からフマル酸への反応を触媒するコハク酸デヒドロゲナーゼや電子伝達系の NADH デヒドロゲナーゼなどがあり，エネルギー産生に重要である．欠乏すると口角炎や口唇の発赤などを伴うが，現代において典型的な欠乏症は認められない．ビタミン B_2 は，豆類，酵母，肝臓，牛乳，卵に多く含まれる．「日本人の食事摂取基準」（2015 年版）における1日のビタミン B_2 の推奨量は

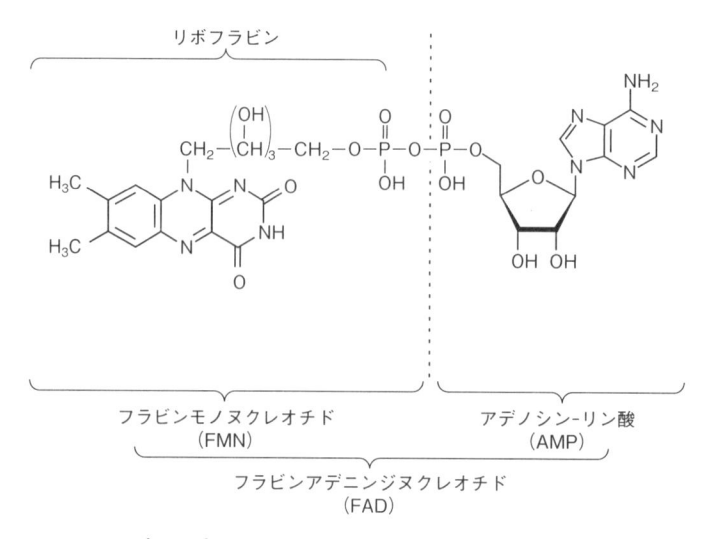

〈図 7.6〉 ビタミン B_2 およびその誘導体の構造

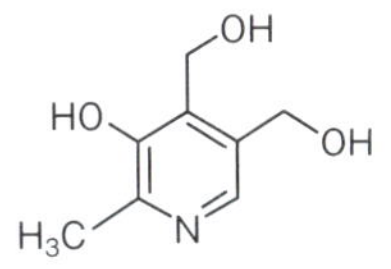
ピリドキシン

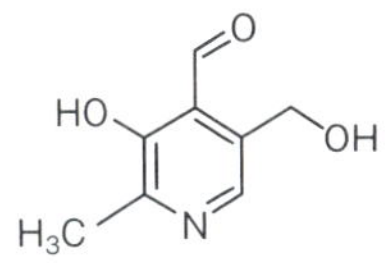
ピリドキサール

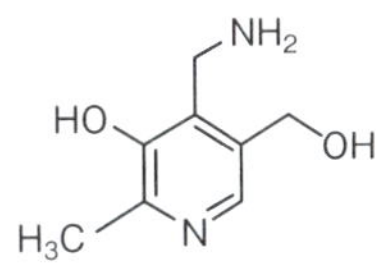
ピリドキサミン

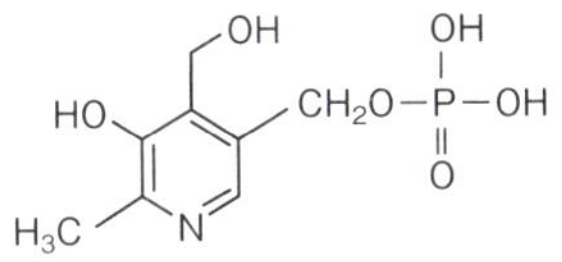
ピリドキシン 5′-リン酸

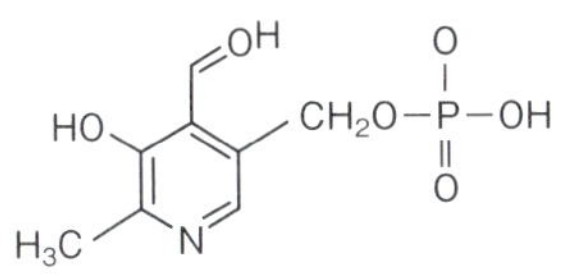
ピリドキサール 5′-リン酸

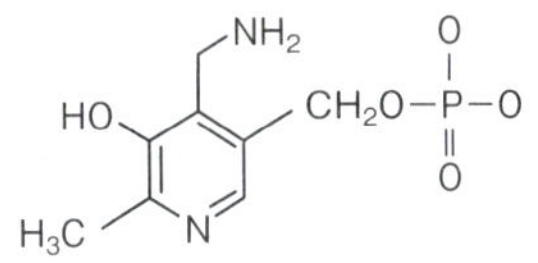
ピリドキサミン 5′-リン酸

〈図 7.7〉 ビタミン B_6 およびその誘導体の構造

18～49 歳男性で 1.6 mg/日，18～69 歳女性で 1.1～1.2 mg/日と策定されている．耐容上限量は決められていない．

3) ビタミン B_6

ビタミン B_6 はラットの抗皮膚炎因子として発見され，ピリドキシン，ピリドキサール，ピリドキサミンとそれらのリン酸型の総称をいう（**図 7.7**）．生体内ではリン酸エステル型のピリドキサール 5′-リン酸やピリドキサミン 5′-リン酸が補酵素となる．ピリドキサール 5′-リン酸は，アミノ基転移反応などのアミノ酸代謝や生理活性アミンの合成を中心とする代謝のさまざまな反応においてビタミン B_6 依存性酵素の補酵素となる．また，アミノ基転移反応ではピリドキサミン 5′-リン酸も補酵素となる．ピリドキサール 5′-リン酸は，アルデヒド基が α-アミノ酸のアミノ基と**シッフ塩基***を形成することで，アミノ基転移反応を行う．また，ビタミン B_6 は L-グルタミン酸から γ-アミノ酪酸（GABA）産生にかかわるグルタミン酸脱炭酸酵素にも必要である．欠乏すると口内炎，舌炎，精神錯乱などの症状を呈することが知られている．ビタミン B_6 は種々の食品に含まれるが，とくに肉類，全粒穀粉，ナッツ類に多い．「日本人の食事摂取基準」（2015 年版）におけるビタミン B_6 の推奨量は男性（15 歳以上）で 1.4～1.5 mg/日，女性（18 歳以上）で 1.1 mg/日，また耐容上限量は，ピリドキシンとして男性（18～29 歳）で 55 mg/日，女性（15 歳以上）で 40～45 mg/日と定められている．

4) ナイアシン

ナイアシン（**図 7.8**）はニコチン酸とニコチンアミドの総称であり，イヌの黒舌病（日光に当たると舌が焼け焦げた状態になる病気）に有効であることから発見に至った．ナイアシンは細胞内で補酵素型の NAD(P) や NAD(P)H に変換され，解糖系，TCA 回路，アミノ酸の合成系など多くの酸化還元酵素の補酵素として電子の授受に関与している．代表的なものには，解糖系の乳酸デヒドロゲナーゼ，グリセルアルデヒド 3-リン酸デヒドロゲナーゼ，TCA 回路のピルビン酸デヒドロゲナーゼやイソクエン酸デヒドロゲナーゼなどがあり，非常に多い．さらに，補酵素としての機能だけでなく，転写，アポトーシス，寿命などの調節にも関与している．欠乏すると，ペラグラ（粗い皮膚）と呼ばれる皮膚症状，下痢，認知症が起きる．ナイアシンの供給源はおもに獣鳥魚肉類であるが，植物性食品であるピーナッツにはニコチン酸が多く含まれる．体内では NAD，NADP をトリプトファンからも合成でき，その量はトリプトファン 60 mg からナイアシン 1 mg が生成する．したがって，トリプトファン 60 mg を 1 ナイアシン当

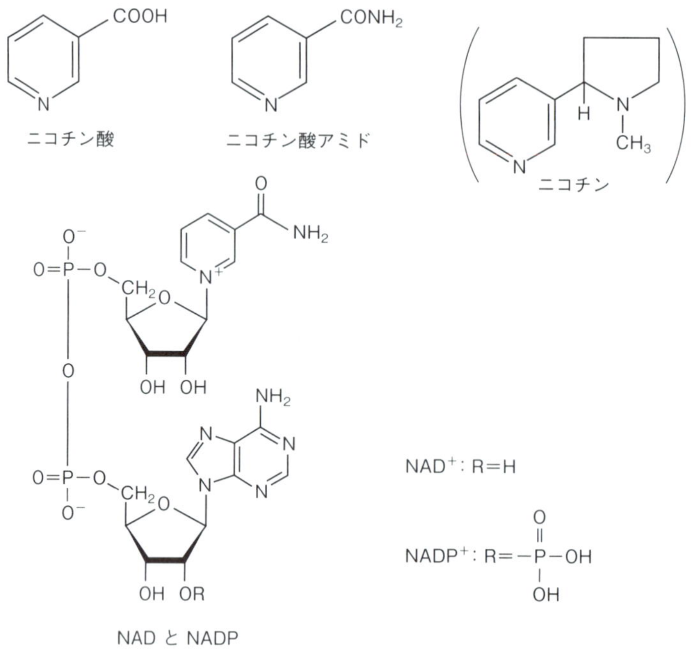

〈図 7.8〉 ナイアシンおよびその誘導体の構造

量（mg NE）としている．「日本人の食事摂取基準」(2015年版) におけるナイアシンの推奨量は 18〜49 歳男性で 15 mg NE/日，18〜29 歳女性で 11 mg NE/日と策定された．また，ニコチンアミドの大量投与は消化器系に悪影響（消化不良，下痢，便秘）を及ぼすことから，ニコチンアミドの耐容上限量を男性（18〜29 歳）は 300 mg，女性（18〜29 歳）は 250 mg と策定された．

5) 葉 酸

葉酸は抗貧血因子として発見され，**図 7.9** に示すようにプテリジン，パラアミノ安息香酸，グルタミン酸が結合した構造をしている．葉酸には，グルタミン酸が1つだけ結合したプテロイルモノグルタミン酸型や5個程度のグルタミン酸が結合したプテロイルポリグルタミン酸型があり，食物中の葉酸はそのほとんどがポリグルタミン酸型として存在する．葉酸は緑黄色野菜やレバーなど種々の食品に含まれるため，摂取不足になることはまれであると考えられている．しかし，熱や酸素に不安定であるため調理中の損失が大きい．また，食物中のポリグルタミン酸型が小腸に存在するγ-グルタミルヒドロラーゼ（コンジュガーゼ）によりモノグルタミン酸型に加水分解後，吸収されることから，食事中の葉酸の吸収率は約 50% と評価されている．生体内では 5-メチルテトラヒドロ葉酸，10-ホルミルテトラヒドロ葉酸，テトラヒドロ葉酸が補酵素として，一炭素（メチル基，メチレン基，ホルミル基）代謝系に関与している．葉酸が欠乏すると，造血機能の異常，口内炎やめまいなどを呈する．「日本人の食事摂取基準」(2015年版) における葉酸の推奨量は，男女（12歳以上）ともに 230〜250 μg/日と策定されている．さらに，妊娠を計画している女性または妊娠の可能性がある女性は，胎児の**神経管閉鎖障害***のリスクを低減するために 400 μg/日（プテロイルモノグルタミン酸として）が付加されている．耐容上限量は，男女（18〜29 歳）ともに 900 μg/日である．

6) ビタミン B_{12}

ビタミン B_{12} は，肝臓中の抗悪性貧血因子として発見された．分子内のコリン環にコバルト

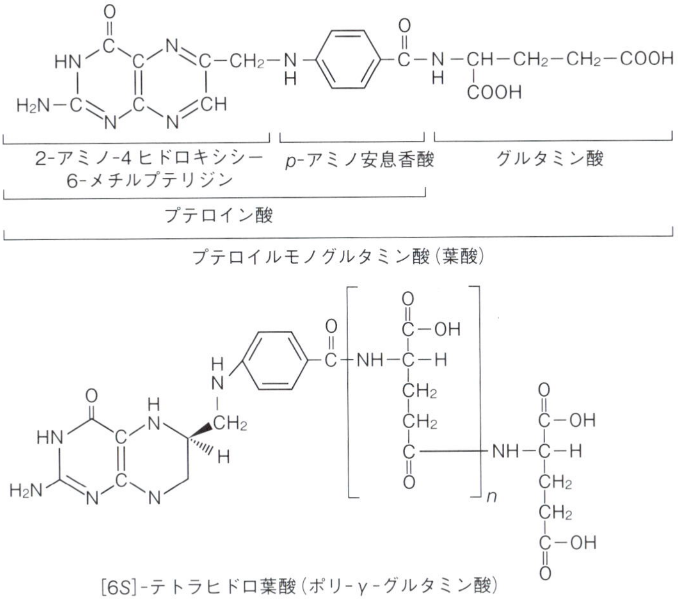

A ビタミンの構造と機能

〈図7.9〉 葉酸およびテトラヒドロ葉酸の構造

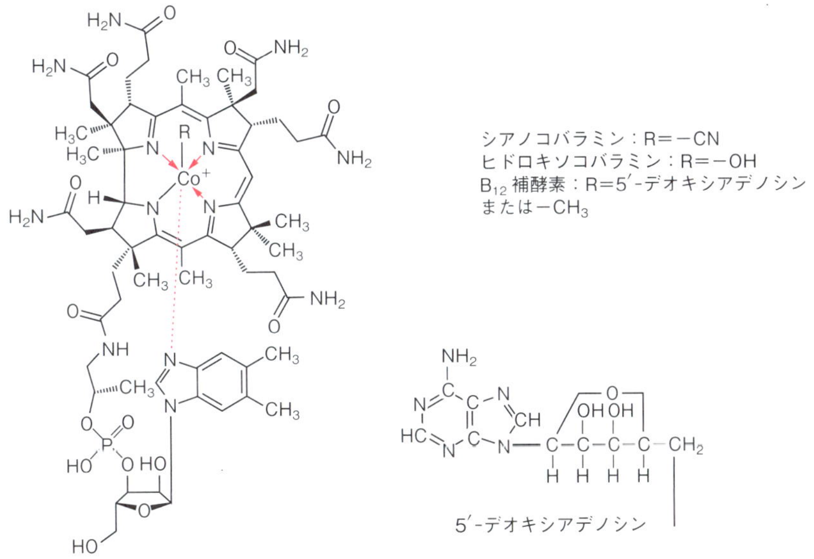

〈図7.10〉 ビタミン B_{12} およびその誘導体の構造

を有する化合物で，アデノシルコバラミン，メチルコバラミン，ヒドロキソコバラミンなどがある（**図7.10**）．通常，ビタミン B_{12} というとシアノコバラミンを指すが，哺乳動物の生体内ではアデノシルコバラミンとメチルコバラミンが補酵素として機能する．アデノシルコバラミンは，奇数鎖脂肪酸やコレステロール側鎖，分岐鎖アミノ酸（バリン，イソロイシン，ロイシン）の異化代謝に関与するアデノシルコバラミン依存性メチルマロニル CoA ムターゼの補酵素として機能し，メチルマロニル CoA からスクシニル CoA への反応を触媒する．メチルコバラミンはメチオニン合成酵素の補酵素として機能し，5-メチルテトラヒドロ葉酸のメチル基をホモシステインに転移し，メチオニンとテトラヒドロ葉酸を生成するメチル基転移反応に関与する．

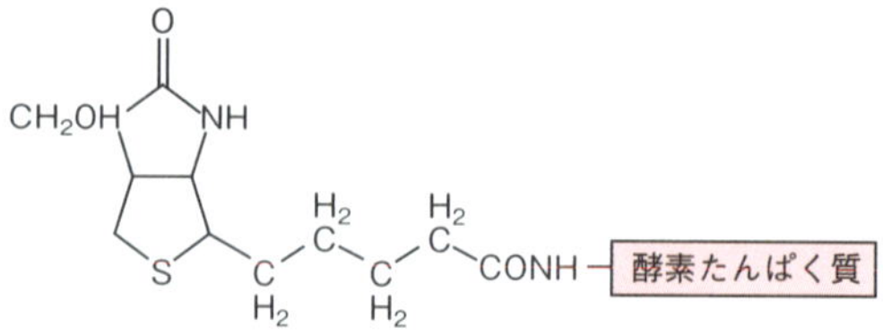

〈図 7.11〉 ビオチンの構造

欠乏すると**巨赤芽球性貧血***を引き起こす．ビタミン B_{12} は一部のノリや発酵食品を除き植物性食品にはほとんど含まれず，魚介類などの動物性食品が主要な供給源である．「日本人の食事摂取基準」(2015 年版)におけるビタミン B_{12} の推奨量は，男女(12 歳以上)ともに 2.3〜2.5 μg/日と策定されている．耐容上限量は決められていない．

7) ビオチン

ビオチンは酵母の生育必須因子として発見され，図 7.11 に示すように硫黄を含み，酵素たんぱく質と強く結合して存在している．糖新生，分岐鎖アミノ酸代謝，脂肪酸合成などに関与し，その代表的な反応は，ビオチンに CO_2 を固定しカルボキシルビオチンを生成し，これを受容体(有機酸)に転移する炭酸転移反応である．ビオチンは欠乏すると皮膚炎，脱毛および食欲不振などの症状が現れる．ビオチンは広く食品に含まれ，とくにピーナッツや卵黄に多いが，通常の食事で欠乏が起こることはまれである．ただし，生卵白中にはビオチンの吸収を阻害する糖たんぱく質，アビジンが存在するため，生卵白を多量に与えるとビオチン欠乏になる．「日本人の食事摂取基準」(2015 年版)において，ビオチンの推定平均必要量を策定するための十分な科学的エビデンスがないため，目安量(12 歳以上男女 50 μg/日)が策定されている．耐容上限量は決められていない．

8) パントテン酸

パントテン酸は酵母の生育促進因子として発見され，コエンザイム A (CoA) や 4′-ホスホパンテテインの構成成分として，糖質，脂質の代謝に関与する．パントテン酸は，パント酸のカルボキシル基と β-アラニンのアミノ基が脱水縮合した構造をしている(図 7.12)．パントテン酸の生理機能は，CoA や 4′-ホスホパンテテインの形に変換されたのち発揮される．いずれも遊離の SH 基を介したアシル基の担体である．パントテン酸は多くの食品に含まれるため，ヒトでの欠乏症はまれである．パントテン酸が欠乏すると，副腎の壊死，抗体産生抑制，その他成長抑制，皮膚炎，脱毛，神経障害などを生じる．しかし，パントテン酸欠乏は実験的に再現できないため「日本人の食事摂取基準」(2015 年版)では推定平均必要量が設定できず，国民健康・栄養調査の値を用いて目安量(18〜49 歳男性 5 mg/日，15 歳以上女性 4〜5 mg/日)が策定されている．耐容上限量は決められていない．

9) ビタミン C（アスコルビン酸）

ビタミン C は L-アスコルビン酸と同義に用いられ，抗壊血病因子として知られている．ビタミン C は強力な還元力を有しており，抗酸化作用をもつ．図 7.13 に示すようにエンジオール(二重結合と 2 つのアルコール)を含む環状エステル構造をもち，酸化されるとデヒドロアスコルビン酸(酸化型アスコルビン酸)となるが，再還元されアスコルビン酸にもどる．デヒドロアスコルビン酸は，中性条件では容易に加水分解されてラクトン環が開き，ビタミン C 活性をもたないジケトグロン酸に変化する．生体内において，非ヘム鉄の腸管吸収促進，コラーゲン合成に関与するプロリルヒドロキシラーゼなどの水酸化反応に関与する酵素の補酵素作

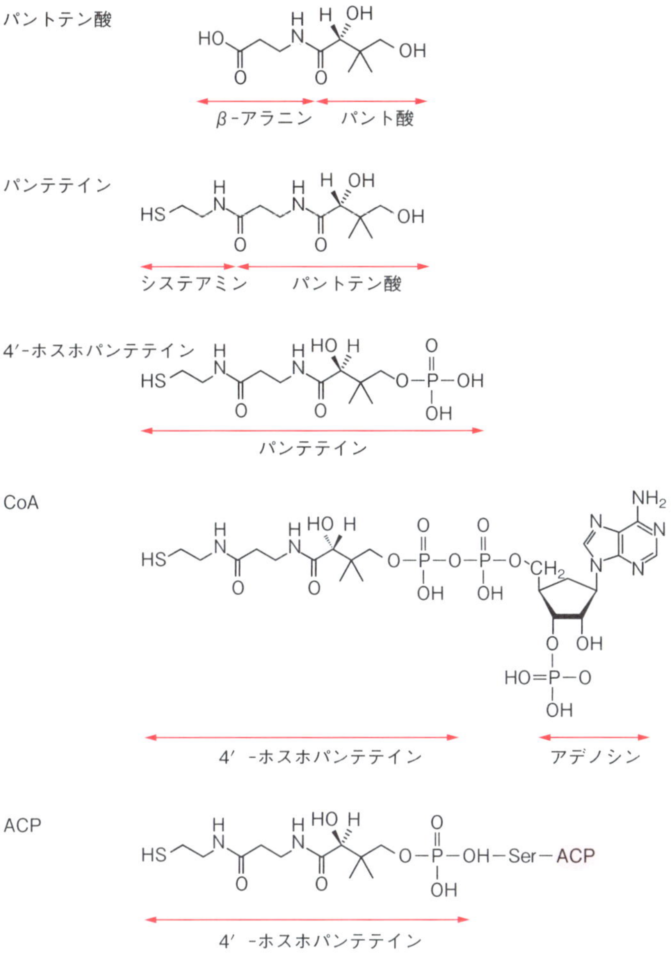

〈図 7.12〉 パントテン酸およびその誘導体の構造

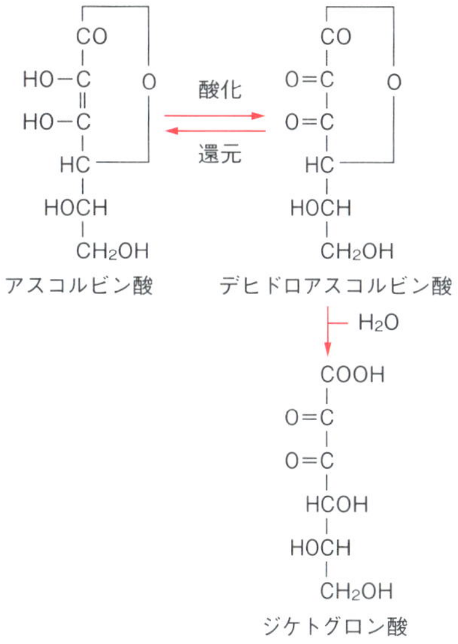

〈図 7.13〉 ビタミンCおよびその誘導体の構造

用，神経伝達物質に関与するドーパミンからノルアドレナリンへの変換を触媒しているドーパミン β-ヒドロキシラーゼの補酵素作用，カルニチン生成に関与している．ヒトなどの霊長類やモルモットにはアスコルビン酸の生合成に関与する酵素が欠損しているため，体内で合成できず欠乏すると壊血病*を発症する．ビタミンCは緑黄色野菜や果実に多く含まれる．「日本人の食事摂取基準」（2015年版）における推奨量は男女（15歳以上）ともに100 mg/日である．耐容上限量は決められていない．表7.1に主要なビタミンと欠乏症をまとめた．

B　ビタミンの栄養学的機能

a　レチノイド（ビタミンA）と活性型ビタミンDのホルモン様作用

　　ステロイドホルモンなど脂溶性のホルモン（性ホルモン，グルココルチコイド，甲状腺ホルモンなど）は，内分泌細胞から分泌されて標的（組織）細胞に到達し，遺伝子発現を介した個別の細胞応答をする．これらは，細胞内に存在する特異的核内受容体とホルモンが複合体を形成しDNAの決まった配列領域（ホルモン応答領域）に，ホモもしくはヘテロ二量体で結合する．ホルモン-核内受容体はさらに多くのコレギュレーターたんぱく質と複合体を形成するこ

〈表 7.1〉 主要なビタミンと欠乏症

		欠乏症	過剰症
脂溶性ビタミン	ビタミン A	夜盲症	脳圧亢進，肝臓障害
	ビタミン D	小児くる病，骨軟化症	異常石灰化，蒼白
	ビタミン E	不妊，赤血球の溶血	とくになし
	ビタミン K	血液凝固延長，出血性貧血	溶血性貧血
水溶性ビタミン	ビタミン B_1	脚気，ウェルニッケ脳症	なし
	ビタミン B_2	口角炎，口唇の発赤	
	ビタミン B_6	口内炎，舌炎	
	ナイアシン	ペラグラ	
	葉酸	巨赤芽球性貧血	
	ビタミン B_{12}	巨赤芽球性貧血	
	ビオチン	皮膚炎，脱毛や食欲不振	
	パントテン酸	副腎の壊死，抗体産生抑制	
	ビタミン C	壊血病	

とで，DNA-たんぱく質間およびたんぱく質-たんぱく質間の複雑な相互作用によって豊富な多様性を生み出し，その下流の遺伝子の発現を高度に制御し，ステロイドホルモンによる特異的遺伝子発現制御（転写活性）などの生理作用を発現するのである．レチノイン酸や 1,25-ビタミン D にも核内受容体（レチノイン酸受容体（RAR）とレチノイド X 受容体（RXR），ビタミン D 受容体（VDR））が発見され，これらはステロイドホルモン核内受容体スーパーファミリーに属し，共通したメカニズムで生理作用を発現することが明らかとなった（**図 7.14**）．すなわち，いち栄養素としてのビタミンがシグナル因子としても作用することが明らかとなった．

また，9-*cis*-レチノイン酸をリガンドとする RXR が all-*trans*-レチノイン酸をリガンドとする RAR のみならず，甲状腺ホルモン受容体（TR），VDR，ペルオキシソーム増剤により活性化される PPAR とヘテロ二量体を形成して転写を活性化することが明らかとなった．一方で，ビタミン A 欠乏時では RXR や RXR 核内受容体のリガンドになる all-*trans*-レチノイン酸や 9-*cis*-レチノイン酸量が減少するため，RXR や RAR を介した遺伝子発現調節メカニズムに支障が生じる．

b 補酵素

多くの酵素触媒反応における基質と供与体間の電子や原子団の移動の際，一時的に移動する原子団を受け取る補助的分子が必要であり，これを補酵素と呼ぶ．ビタミン B 群は多くの補酵素の重要な構成因子であり，ビタミン B 群の欠乏は代謝反応を妨げることになる．酵素たんぱく質と補講素との結合が弱いもの（NAD^+ など），結合が強いもの（ビタミン B_{12}），共有結合で結合されているもの（ビオチン）がある．補酵素の例としてナイアシンは酸化還元補酵素である NAD^+，$NADP^+$ の構成成分であり，ビタミン B_2 は同じく FMN と FAD の構成成分である．パントテン酸はアシル基の担体である補酵素 A の構成成分である．また，脂溶性ビタミン K は γ-カルボキシラーゼの補酵素として機能して，たんぱく質中のグルタミン酸残基のカルボキシル化反応に関与している．

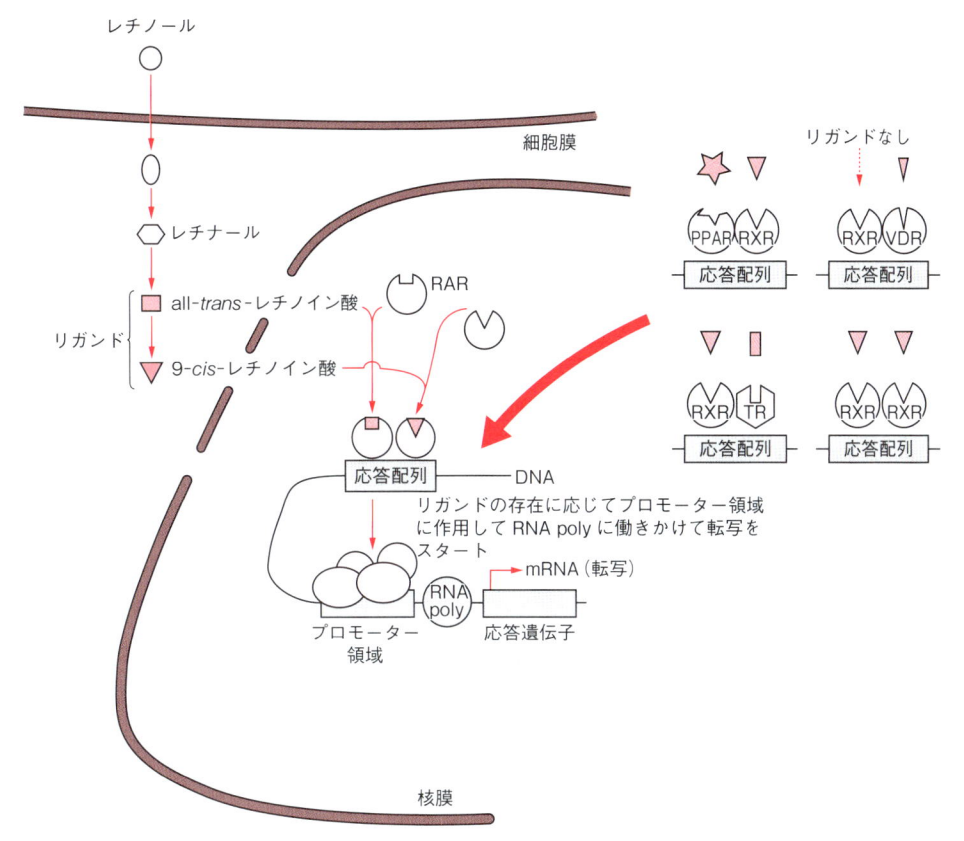

〈図 7.14〉 ビタミン A（レチノイド）とビタミン D の核内受容体を介した作用メカニズム

c 抗酸化作用とビタミン C（図 7.15）

　　フリーラジカルは不対電子をもつ反応性の高い分子種であり，他の分子と分子衝突することで，相手の分子を新たなラジカルにしてしまう．フリーラジカルは日常的に生体内に生じ，生体を構成する脂質，たんぱく質，核酸を傷害し，脳血管疾患，心臓病，**自己免疫疾患**[*]，がんなどの引き金になるといわれている．このフリーラジカルを消去するのが抗酸化剤であり，多くの抗酸化栄養素が明らかとなっている．現在までにビタミン C，ビタミン E，β-カロテンや植物性ポリフェノール化合物などにその効果が明らかとなっている．ビタミン C は代表的な抗酸化剤の 1 つで，非常に強い還元性を有し，体内で生じた水溶性のラジカルを捕捉すると，デヒドロアスコルビン酸へと変化し，生体成分が酸化されるのを防ぐ．デヒドロアスコルビン酸は還元型グルタチオンによりアスコルビン酸に戻る．一方，生体膜や血漿リポたんぱく質において生じた脂溶性ラジカルである過酸化脂質ラジカルは，ビタミン E（トコフェロール）と反応することで連鎖反応を止め，このときトコフェロール自身がラジカルとなる（トコフェロールラジカル）．血漿中のビタミン C の作用により，トコフェロールラジカルはトコフェロールに還元される（**図 7.15**）．また，カロテノイドはプロビタミン A としての作用だけでなく，脂溶性ラジカルに対してフリーラジカル消去能などの抗酸化作用を示すことが明らかとなっている．一方で，サプリメントなどによる大量のカロテンやビタミン E 摂取は，自己触媒的酸化剤前駆体としてこれら因子が作用してしまうために逆にラジカル因子を増強させる（プロオキシダント）可能性が示されている．

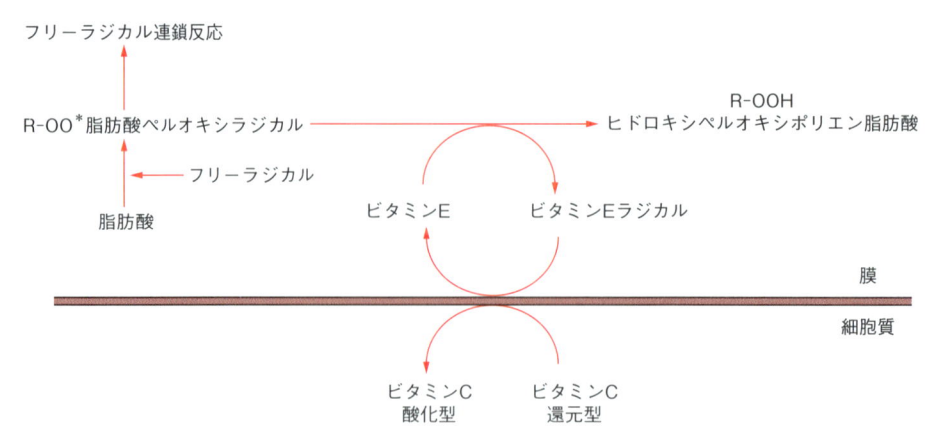

〈図 7.15〉 抗酸化作用とビタミン C およびビタミン E

d 血液凝固とビタミン K

ビタミン K は，たんぱく質中のグルタミン酸残基の翻訳後修飾（グルタミン酸残基のカルボキシル化反応：γ-カルボキシグルタミン酸［Gla］）の補酵素として作用する．プロトロンビンや他の血液凝固因子はいずれも 4〜6 残基の Gla をもっており，Gla がカルシウムとキレート結合し血液凝固因子が膜に結合できるようになるため，血液が凝固する．また，新生児では腸内細菌叢の形成が不十分であること，加えて母乳中のビタミン K 量が十分でないことからビタミン K が欠乏しやすく（新生児メレナ），出産時の頭蓋内出血予防のため出産後すぐにビタミン K_2 の経口投与が行われる．一方で，血栓症や脳・心筋梗塞症など血液が凝固しやすい疾病ではビタミン K の摂取に注意が必要とされる．

新生児メレナ： 新生児の消化管から出血して黒色便に至る病気．

e 造血作用とビタミン B_{12}・葉酸

ビタミン B_{12} および葉酸の欠乏症として巨赤芽球性貧血が広く知られているように，ビタミン B_{12} と葉酸は造血に深く関与している．巨赤芽球性貧血の出現機構は，ビタミン B_{12} を補酵素とするメチオニン合成酵素活性低下による葉酸代謝異常が原因とされている．すなわち，ビタミン B_{12} が欠乏するとメチオニン合成酵素活性が低下し，細胞内にメチルテトラヒドロ葉酸が蓄積するためテトラヒドロ葉酸の再生が低下する．その結果，他の葉酸化合物量が低下し，DNA 前駆体であるデオキシチミジン 5′－一リン酸（d TMP）の合成が低下し，細胞分裂の障害と細胞の大型化を招く．骨髄で起きると，赤芽球から赤血球への分化が抑制され巨赤芽球性貧血が生じる（図 7.16）．

f ホモシステインとビタミン B_{12}・葉酸

ホモシステインは，必須アミノ酸であるメチオニンの代謝物で SH 基をもつ還元性アミノ酸である．酸化作用があるため，血管内に過酸化水素，ラジカルの生成を増加させる．ホモシステインの代謝は，再メチル化反応とイオウ転移反応により行われる．再メチル化反応には葉酸代謝とベタイン代謝の 2 つの経路があり，イオウ転移反応ではホモシステインがセリンと縮合してシスタチオニンへと変換される．葉酸代謝において，ホモシステインは 5-メチルテトラヒドロ葉酸からメチル基を受け取り，ビタミン B_{12} を補酵素とするメチオニン合成酵素によりメチオニンへと代謝される（図 7.16）．また，もう 1 つの経路であるイオウ転移反応に関与するシスタチオニン β-シンターゼは，ビタミン B_6 を補酵素とする．そのため，葉酸，ビタミン B_{12} 欠乏のみならずビタミン B_6 欠乏でも代謝系が障害を受け，細胞内にホモシステインが蓄

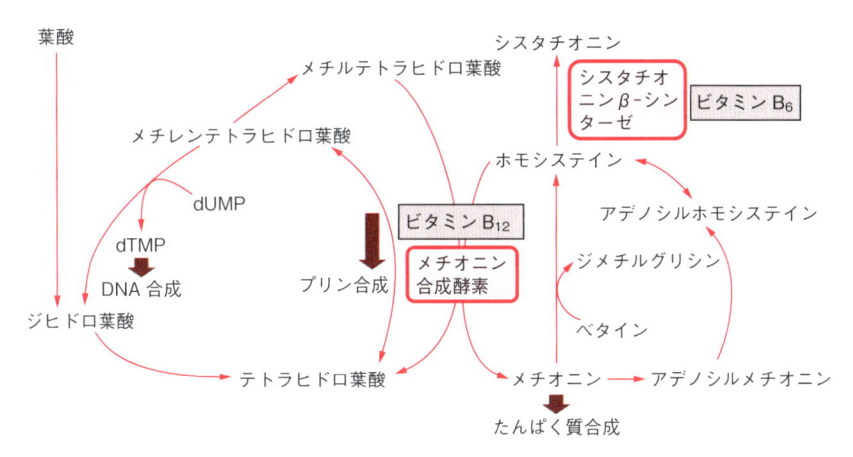

〈図 7.16〉 葉酸・メチオニン代謝

積し血漿ホモシステイン濃度が上昇する．その結果，血管が損傷し機能が低下するため，虚血性心疾患などのリスクファクターになると考えられている．

g 脂質・糖質代謝とビオチン・パントテン酸

　　脂質・糖質代謝において，パントテン酸は CoA として機能している．アシル基が結合したアシル CoA は脂肪酸の β 酸化に関与し，アシル CoA 合成酵素により遊離脂肪酸がアシル CoA へと変換される過程で，最終的にアセチル CoA アシルトランスフェラーゼの作用で炭素数の 2 つ少ないアシル基に CoA が転移され，アセチル CoA と炭素数の 2 つ少ないアシル CoA が生成する．生じたアセチル CoA は TCA 回路で代謝されエネルギーを獲得する．一方，アシル CoA は β 酸化を繰り返すことで最終的にすべてアセチル CoA に代謝される．また，脂肪酸の生合成に関与するアシルキャリアたんぱく質（ACP）（図 7.12）は，CoA の構成成分である 4′-ホスホパンテテインを補欠分子族とする．糖代謝において，パントテン酸はアセチル CoA やスクシニル CoA としてエネルギー産生を担っている（図 7.17）．

　　ビオチンは，糖新生におけるピルビン酸からオキザロ酢酸への反応を触媒するピルビン酸カルボキシラーゼ，脂肪酸合成の律速酵素でアセチル CoA をマロニル CoA に変換するアセチル CoA カルボキシラーゼ，プロピオニル CoA をメチルマロニル CoA に変換するプロピオニル CoA カルボキシラーゼなどの補酵素として作用する（図 7.17）．

C　ビタミンの生物学的利用度

a 脂溶性ビタミンと脂質の消化吸収の共通性（図 7.18）

　　ビタミン A の 1 日の必要量は約 550 μg とされている（70 kg 体重の成人）．ほうれん草（1 束），西洋カボチャ（170 g），人参（80 g）などで摂取できる．ビタミン A の摂取の約半分は緑黄色野菜のカロテンより摂取しており，肉類からの摂取は 20% 以下である（その他に魚介類や卵類）．動物性食品中のレチナールエステルは，腸内粘膜で加水分解を受けてレチノールと遊離脂肪酸となり吸収されレチニルエステルとなる．一方，植物性食品中に含まれる β-カロテンは小腸で解裂酵素によりレチノール分子となった後，同様にレチニルエステルとなった後にキロミクロンに取り込まれる．

　　小腸で吸収される食事由来の脂肪酸やコレステロールも同様にキロミクロンに取り込まれてからリンパ管を経て血液循環系に移行することから，ビタミン A と脂質の吸収メカニズムは

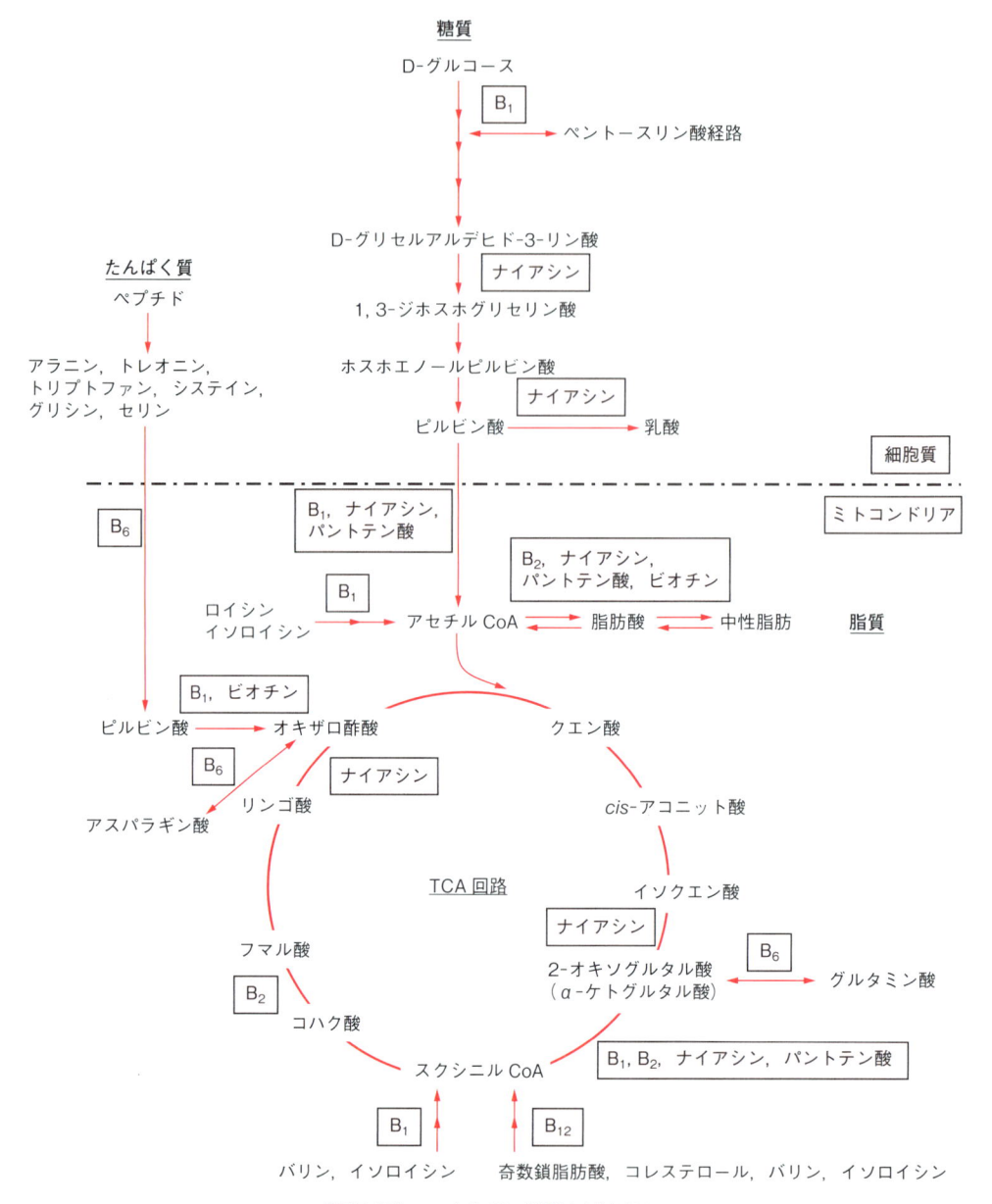

〈図 7.17〉 エネルギー代謝とビタミン

共通である．キロミクロンはリポたんぱく質リパーゼの作用により中性脂肪などの脂質を失ってレムナントとなり，肝臓中に取り込まれる．したがって，肝臓はビタミン A 貯蔵の主要臓器である．肝臓中の，とくに実質細胞に取り込まれたレチニルエステルはレチノールに水解したのち，星細胞（伊東細胞，satellite cell）に移行して油滴中に貯蔵される．一方で，ビタミン A を過剰に摂取すると，とくに肝臓中に蓄積されて，脳圧亢進（急性）・成長停止，関節痛，脂肪肝，甲状腺機能障害（慢性）などの過剰症が現れる．また，妊娠前 3 ヵ月〜妊娠後 3 ヵ月のレチノイン酸の過剰摂取は奇形児の発生リスクを上昇させることが報告されている．

また，ビタミン A 欠乏は失明の最大の原因であり，国際的に大きな公衆衛生上の問題である．

他の脂溶性ビタミン（ビタミン D，ビタミン E，ビタミン K）も同様に，キロミクロンを介して吸収転送される．

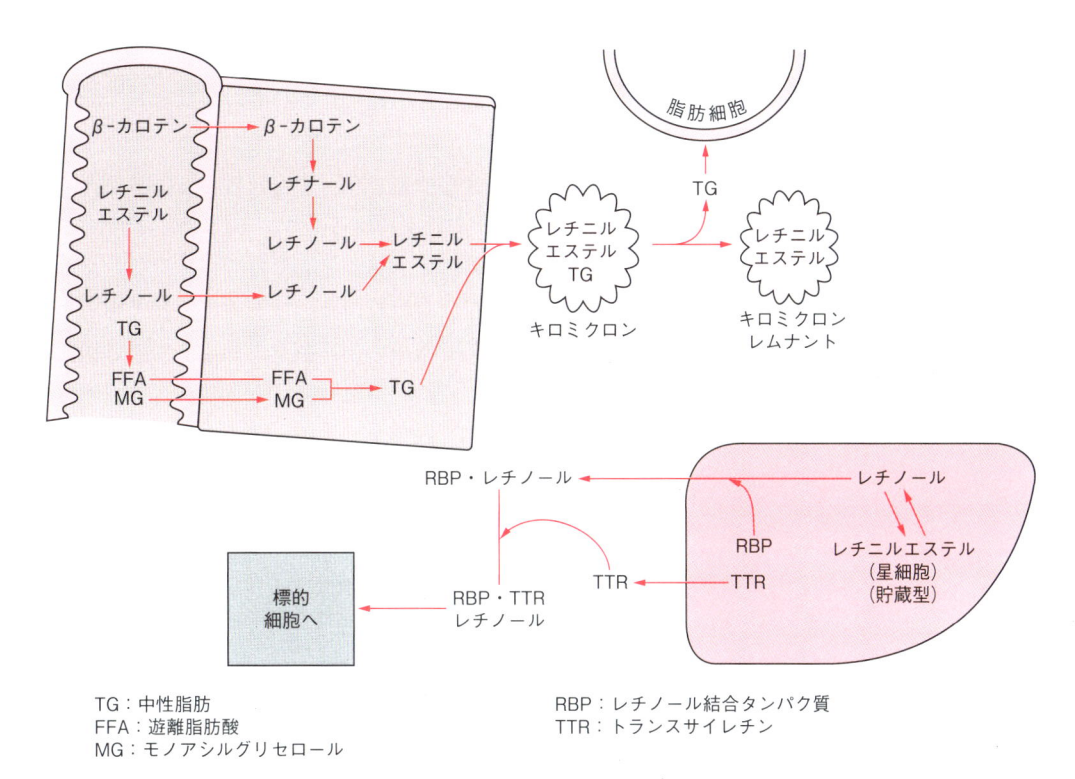

〈図7.18〉 脂溶性ビタミンと脂質の消化吸収

TG：中性脂肪
FFA：遊離脂肪酸
MG：モノアシルグリセロール
RBP：レチノール結合タンパク質
TTR：トランスサイレチン

　β-カロテンの吸収効率は調理の条件，体調などによって大きく異なる．一般的に，油炒めなどで調理した方が吸収率が高くなることが知られている．β-カロテンの摂取によるビタミンA過剰症の報告がないのは，カロテンのビタミンA転換効率が生体内のビタミンA濃度に制御されるためである．

b 水溶性ビタミンの組織飽和と尿中排出

　水溶性ビタミンは，多量に摂取した場合や組織飽和量に達すると消化管からの吸収率が低下し，尿中への排泄量が増加する．ビタミンB_{12}を除く8種類の水溶性ビタミンにおいて尿中の水溶性ビタミンやその代謝産物の排泄量は摂取量と著しく強い相関を示すが，ビタミンB_{12}の尿中濃度はつねに一定である．ビタミンB_1およびB_2の食事摂取基準算定方法には尿中排泄量が用いられており，排泄量が摂取量に比例して増加した際の摂取量を基に推定平均必要量が算定されている．ビタミンB_6の場合，摂取量の約40〜60%がビタミンB_6の最終代謝産物である4-ピリドキシン酸として排泄され，10%は誘導体として排泄されているといわれている．また，葉酸の尿中排泄量は通常の食事の5%未満といわれている．ビタミンの飽和量はそれぞれのビタミンによって異なり，そのためすべての水溶性ビタミンでは欠乏症が起こりうるが，反面，食事レベルでの過剰症による障害は知られていない．しかし，過熱した健康志向から必要以上のビタミンを大量に摂取することは注意すべきところである．

c 腸内細菌叢とビタミン

　ビタミンB_1，B_2誘導体，B_6，B_{12}，葉酸，パントテン酸，ビオチン，ビタミンKが腸内細菌により合成される．しかし，合成されたビタミンの小腸下部（空腸）や大腸におけるそれらの吸収量や利用には不明な点が多く，吸収されても生体の需要を充たすほどではないと考えられ

ている．また，ビタミン B_{12} の場合，腸内細菌はビタミン B_{12} 分子に含まれるコバルトを利用し，ヒトにおいて生理的にビタミンとして機能しないビタミン B_{12} 様化合物（シュードビタミン B_{12} など）をビタミン B_{12} より多く産生していることが知られている．

d ビタミン B_{12} 吸収機構の特殊性

食物中のビタミン B_{12} の吸収および輸送には，3種のビタミン B_{12} 結合たんぱく質，ハプトコリン（HC，別名：R たんぱく質），内因子（IF），トランスコバラミン（TC）が関与している．B_{12} の大半がたんぱく質と結合した形で存在しており，上部消化管や胃酸の作用でたんぱく質が分解され，ビタミン B_{12} が遊離する．遊離型 B_{12} は唾液腺由来の糖たんぱく質であるハプトコリンと結合し，つづいて十二指腸において HC が膵液中のトリプシンによって部分消化されると，胃の壁細胞から分泌される内因子（IF）に移行する．IF-ビタミン B_{12} 複合体は腸管を下降し，回腸下部の刷子縁膜微絨毛に存在する特異的な受容体に中性 pH でカルシウム存在下のときに結合し，エンドサイトーシスにより体内に吸収される．その後，腸上皮細胞で産生された TC に結合し門脈血中に出現する．TC-ビタミン B_{12} 複合体は，血液中を通り，ビタミン B_{12} を要求する末梢組織，器官に運搬される．

D 他の栄養素との関係

a エネルギー代謝とビタミン（図 7.18）

代謝とは，生合成（同化反応）と分解（異化反応）の一連の反応をさす．これらの反応を共役させるしくみは，栄養素の分解で生じたエネルギーで高エネルギー化合物（ATP）が合成され，この化合物を用いて生合成反応が行われるところにある．ナイアシンやビタミン B_2 は補酵素の構成因子として電子供与体となり，電子伝達系で ATP の生合成に関与する．

糖や脂質（脂肪酸），一部アミノ酸は消化吸収の後ミトコンドリア内でアセチル CoA となり，その後 TCA 回路で酵素により異化代謝されるときに（酸化反応：水素原子 2 個を奪われる），補酵素が酸化型補酵素（NAD^+ や FAD）から還元型補酵素（$NADH+H$ や $FADH_2$）となる．$FADH_2$ や $NADH+H$ は電子伝達系での強力な電子供与体として機能し，この電子の受け渡しの際に自由エネルギーが放出される．この間に H^+ の濃度勾配がミトコンドリア内膜の内と外で生じ電気化学的な浸透圧が生じ，外側の H^+ が内に戻る際に生じるプロトン移動力が ATP シンターゼの駆動力となり，アデノシン 5′-二リン酸（ADP）と Pi（リン酸）から ATP を生合成する．

b 糖質代謝とビタミン

糖質の代謝は解糖経路および TCA 回路により行われている．TCA 回路では 4 つのビタミン B 群が必須である．ビタミン B_2 は FAD の形でコハク酸デヒドロゲナーゼの補酵素（この時は電子受容体）として，ナイアシンは NAD^+ の形でイソクエン酸デヒドロゲナーゼ，α-ケトグルタル酸デヒドロゲナーゼ，リンゴ酸デヒドロゲナーゼの補酵素（この時は電子受容体）として，ビタミン B_1（チアミン）はチアミン二リン酸として α-ケトグルタル酸デヒドロゲナーゼ脱炭酸反応の補酵素として機能する．さらに，パントテン酸は補酵素 A としてアセチル CoA やスクシニル CoA としてカルボン酸残基の活性化に関与する．したがって，糖質摂取量が増加するとビタミン B_1 の必要量が増大する．また，TCA 回路の活性は NAD^+ の供給に直接依存する．NADH の酸化と ATP の生合成は強く共役しているので，ATP/ADP や NADH/NAD^+ の比率で示されるエネルギー状態により TCA 回路は制御される．他の糖代謝経路であ

D 他の栄養素との関係

る，ペントースリン酸経路に関与するトランスケトラーゼや分岐鎖アミノ酸代謝に関与する 2-オキソ酸デヒドロゲナーゼも，ビタミン B_1 を補酵素として必要とする（**図7.18**）．

c たんぱく質とビタミン

たんぱく質の代謝はアミノ酸の異化により行われる．アミノ酸の異化とは，アミノ基転移反応によって炭素骨格とアミノ基が分離される反応である．すべてのアミノトランスフェラーゼ補酵素として，ビタミン B_6 誘導体であるピリドキサールリン酸を補酵素とする．アミノトランスフェラーゼは，アミノ酸のアミノ基を補酵素のピリドキサール部分に転移してピリドキサミンリン酸を生成する．ピリドキサミン型補酵素は α-ケト酸と反応してアミノ酸を生成するとともに，アルデヒド型補酵素が再生される．たんぱく質の摂取量が多くなると，アミノ酸を異化するためにビタミン B_6 の必要量が増大する．また，グルタミン酸デヒドロゲナーゼによるアミノ酸の酸化的脱アミノ反応では，補酵素として NAD^+，$NADP^+$ が作用し，遊離したアミノ基はアンモニアへと変換されたのち尿素回路で尿素となる．

d カルシウム代謝とビタミン

ビタミン D の主要な機能はカルシウム代謝の調節であるが，逆にビタミン D 代謝は血中カルシウムやリン酸量により調節されている．ヒトの血漿中カルシウム濃度はきわめて厳密に調節されている（9～10 mg/dL）．この恒常性の維持は，骨，十二指腸，腎臓におけるカルシウムの放出・吸収・再吸収が大きくかかわっている．血漿中のカルシウムは減少すると副甲状腺から副甲状腺ホルモン（パラソルモン，PTH）が放出され，腎臓に作用しカルシウムの再吸収を促す．また，活性型ビタミン D_3 の生成を促進させる．PTH と活性型ビタミン D_3 は骨に作用し，骨からのカルシウム放出を促進させる．また，活性型ビタミン D_3 は小腸に作用し，腸管からのカルシウム吸収の促進を促す．一方で，血漿中のカルシウム濃度が 10 mg/dL を超過すると，甲状腺からカルシトニン（CT）が分泌されて骨でのカルシウム吸収が促進されることにより正常値にもどる．

ビタミン D 受容体（VDR）と骨強度との関係は，VDR の遺伝子多型との相関が示唆されている．VDR 遺伝子多型としては 5′ 末 Fok1 多型，3′ 末にある Bsm1，Apa1，Taq1 多型，遺伝子プロモーター領域にある Cdx-2 転写因子結合部位などが報告されている．また，ヒト骨格筋に VDR が発現しており，加齢とともに低下する．したがって，VDR 多型と骨強度，骨折，筋肉量や強度との関係が示され始めており，短期間のビタミン D 投与により下半身の強化の報告例もある．

8 ミネラル（無機質）の栄養

　人体に存在する元素は約60種であり，このうち酸素，炭素，水素，窒素の4元素が約96％を占めている．生体内に存在する元素のうち，酸素，炭素，水素，窒素以外の元素がミネラルと呼ばれている．ミネラルが体内に占める量は体重の約4％と生体内での存在量はきわめて少ないが，体内での生理作用は多彩であり，生命活動維持に重要な役割をしている必須な成分である．

A　ミネラルの分類と栄養学的機能

a　多量ミネラルと微量ミネラル

　ミネラルは1日の摂取量や体内存在量により，多量ミネラルと微量ミネラルに分けられる．摂取量で分ける方法では，1日の摂取量が100 mg以上のものを多量ミネラル（カルシウム，リン，カリウム，硫黄，塩素，ナトリウム，マグネシウム），1日の摂取量が100 mg未満のものを微量ミネラル（鉄，亜鉛，銅，マンガン，ヨウ素，セレン，モリブデン，コバルト，クロムなど）としている．

　また，ナトリウム，カリウム，カルシウム，マグネシウム，リン，鉄，亜鉛，銅，マンガン，ヨウ素，セレン，クロム，モリブデンの13種類のミネラルについて「日本人の食事摂取基準」（2015年版）が策定されている．

b　ミネラルの栄養学的機能

　おもなミネラルの概要を表8.1に示すが，ミネラルの体内での生理機能としては以下のように分けられる．

① **生体の構成成分としての作用**
- 硬組織の構成成分（カルシウム，リン，マグネシウムなど）
- 生体有機化合物の構成成分（リン，鉄，イオウ，ヨウ素，コバルトなど）

② **生体機能の調節作用**
- 体液の浸透圧や酸塩基平衡の調節（カリウム，ナトリウム，塩素，カルシウム，マグネシウム，リンなど）
- 神経伝達や筋収縮の調節（カリウム，ナトリウム，カルシウム，マグネシウムなど）
- 酵素の構成成分または賦活作用（マグネシウム，鉄，銅，亜鉛，マンガン，セレンなど）
- 生理活性物質の構成成分（鉄，ヨウ素，コバルト，銅，亜鉛など）

B　硬組織とミネラル

　骨や歯は硬組織と呼ばれており，カルシウム，リン，マグネシウム，ナトリウムがおもな構成元素である．骨は，①生体の臓器保護作用，②人体の支持作用，③カルシウムなどのミネラルの貯蔵庫として，生体内ミネラルバランスを保つなどの役割を果たしている．

B 硬組織とミネラル

〈表8.1〉 おもなミネラルの概要

	ミネラル（元素記号）	生理機能	欠乏症・過剰症	成人体内存在量
多量ミネラル	カルシウム（Ca）	骨・歯の形成，血液凝固，神経伝達，筋収縮	欠乏症：骨粗鬆症，骨軟化症，テタニー，神経過敏 過剰症：ミルクアルカリ症候群，結石	1160 g
	リン（P）	骨・歯の形成，エネルギー代謝	欠乏症：骨疾患 過剰用：副甲状腺機能亢進	670 g
	カリウム（K）	細胞内の浸透圧維持・pH調節，筋肉・神経の機能維持	欠乏症：食欲不振，不整脈，筋無力症	150 g
	硫黄（S）	含硫アミノ酸の構成成分	欠乏症：発育不全	112 g
	ナトリウム（Na）	細胞外の浸透圧維持・pH調節	欠乏症：食欲不振，倦怠感，血圧低下 過剰症：血圧上昇，腎障害	63 g
	マグネシウム（Mg）	酵素の賦活作用	欠乏症：神経症状，不整脈 過剰症：下痢	25 g
微量ミネラル	鉄（Fe）	酸素運搬，酵素の補因子	欠乏症：鉄欠乏性貧血 過剰症：ヘモクロマトーシス	4.5 g
	亜鉛（Zn）	核酸代謝，酵素の補因子	欠乏症：味覚障害，皮膚炎，生殖能低下	2 g
	銅（Cu）	酵素の補因子	欠乏症：メンケス症候群，貧血，骨異常 過剰症：ウィルソン病	80 mg
	マンガン（Mn）	酵素の補因子	欠乏症：骨異常	15 mg
	ヨウ素（I）	甲状腺ホルモンの構成成分	欠乏症：甲状腺腫，甲状腺機能低下症，クレチン病，発育不全 過剰症：甲状腺腫，甲状腺中毒症	15 mg
	セレン（Se）	抗酸化作用（グルタチオンペルオキシダーゼの構成成分）	欠乏症：克山病，カシン・ベック病（骨関節症） 過剰症：脱毛，爪の変形	13 mg
	モリブデン（Mo）	酵素の補因子	欠乏症：成長障害，プリン代謝異常	9 mg
	コバルト（Co）	ビタミンB_{12}の構成成分	欠乏症：悪性貧血	2 mg
	クロム（Cr）	糖代謝，脂質代謝	欠乏症：耐糖能低下	2 mg

a カルシウム，リン，マグネシウム

1） カルシウム

カルシウムは体内にもっとも多く含まれるミネラルであり，成人では約1kg存在している．そのうち約99％がおもにヒドロキシアパタイトとして骨や歯の硬組織に存在し，残りの約1％は血液や細胞中に存在している．

生体内でのカルシウムの作用は骨や歯の構成成分であるほか，血液や細胞中のカルシウムは血液凝固，筋収縮，神経の刺激，細胞の情報伝達，細胞膜透過性の調節，細胞増殖など，生命維持に必要な機能に重要な役割を果たしている．

骨はカルシウムの貯蔵庫として機能しており，血中カルシウム濃度の調節に関与している．血中カルシウム濃度は8.7～9.7 mg/dLの狭い範囲内に調節されている．体内のカルシウムバランスは，腸管吸収，腎臓での排泄，骨からの遊離により調節されている．この調節は，副甲状腺ホルモン（パラソルモン，PTH），活性型ビタミンD，カルシトニンが関与し，これらをカルシウム調節ホルモンという．図8.1に，PTH，活性型ビタミンD，カルシトニンによるカルシウム調節機構を示す．

血中カルシウム濃度が低下すると副甲状腺からPTHの分泌が亢進し，PTHは骨に作用して骨中カルシウムを血中へ溶出（骨吸収）させ，腎臓では尿細管でのカルシウム再吸収を促進する．また，腎臓での活性型ビタミンDの合成が促進され，腸管からは活性型ビタミンDの作用でカルシウム吸収は増加する．一方，カルシウムの血中濃度が増加すると甲状腺からカルシ

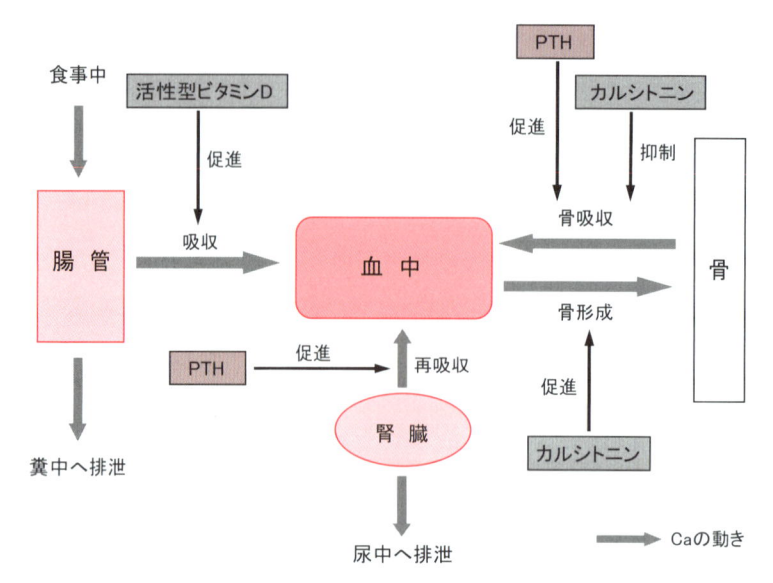

〈図 8.1〉 ホルモンによるカルシウム調節機構

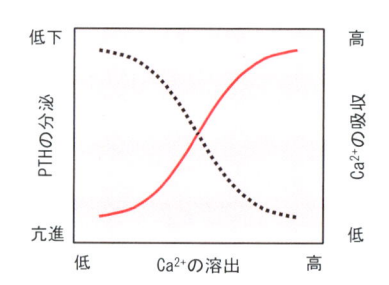

〈図 8.2〉 血中カルシウム濃度の調節

トニンが分泌され、その作用により骨へのカルシウム蓄積（骨形成）が促進され、血中カルシウム濃度を低下させる。このように、PTH、活性型ビタミンDおよびカルシトニンの作用により血中カルシウム濃度の恒常性が保たれている（**図 8.2**）。

カルシウムの欠乏は身体に大きな影響を与えるが、カルシウムの大部分は骨に貯蔵されていることから、カルシウム欠乏による影響は骨にみられることが多く、骨粗鬆症の原因となる。その他、神経過敏や**テタニー***などの症状が起こる。過剰症としては、**ミルクアルカリ症候群***、泌尿器系結石が知られている。

2）リン

リンはカルシウムに次いで体内に多く存在する必須ミネラルであり、成人の体内に 500〜700 g（成人体重の約 1％）存在している。リンはあらゆる細胞に存在し、生体内の生理機構の中で主要な役割を果たしている元素の1つである。生体内のリンは、その約 85％ が骨に、残りの約 15％ が細胞内や細胞外液中に存在している。リンはカルシウムと結合したヒドロキシアパタイトとして硬組織を形成しており、また核酸、リン脂質、リンたんぱく質、ATP などのリン酸化合物、補酵素などの構成成分としてさまざまな生理機能に関与している。

リンの体内バランスや血中濃度の調節に関与している器官は腎臓、腸管、骨であり、PTH、活性型ビタミンD、線維芽細胞増殖因子（FGF）23 のホルモンが重要な役割を果たしている。すなわち、これらのホルモンが腎臓での排泄、腸管での吸収、骨からの遊離を調節し、体内リン濃度の恒常性を保っている（**図 8.3**）。

通常、リンは動物性食品および植物性食品に広く含まれているため、摂取不足になる心配はほとんどない。むしろ近年、使用頻度が増加している加工食品に食品添加物として各種リン酸塩が広く用いられていることから、リンの摂取過多が問題視されている。リンの過剰摂取はカ

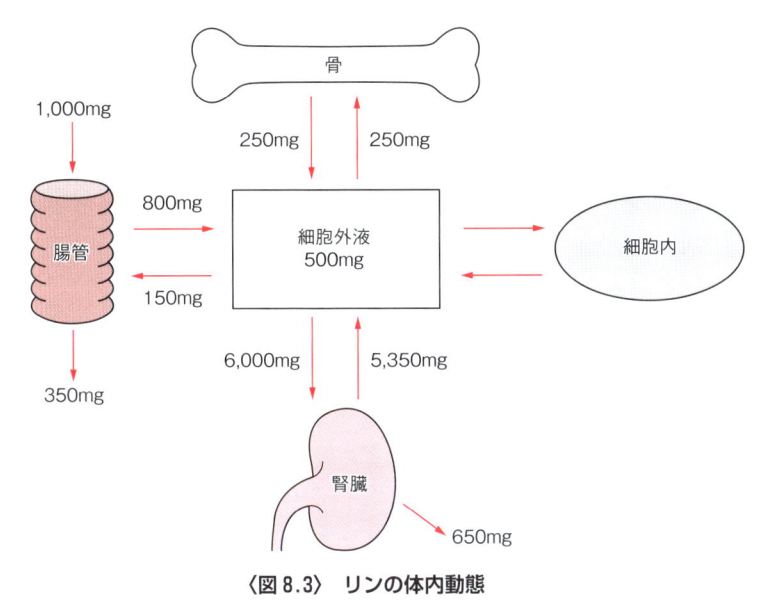

〈図 8.3〉 リンの体内動態
(井上大輔：*Clinical calcium*, 19, 778-784, 2009 より引用)

ルシウム吸収の低下や副甲状腺機能の亢進など，カルシウム代謝に悪影響を及ぼす．また，食事からのリン摂取制限は慢性腎臓病患者や透析患者にみられる副甲状腺機能亢進症や**異所性石灰化***を抑制することが知られている．とくに，腎臓に疾患がある場合はリンの摂取量に注意が必要である．

3） マグネシウム

マグネシウムは生体内の 300 以上の生化学反応にかかわる酵素の補因子として，エネルギー代謝，糖代謝，脂質代謝，たんぱく質合成，核酸合成などに関与している．その他，筋肉収縮，神経伝達，体温や血圧の調節などの生理機能にも重要な役割を果たしている．

成人の体内には 25 g 程度のマグネシウムが含まれている．そのうち 50～60% が骨中，20% が筋肉中，20% がその他の組織中，1% が細胞外液中に存在している．また，生体内のマグネシウムは骨に多く含まれていることから，骨がマグネシウムの貯蔵庫であるといわれている．

血中マグネシウムの約 55% は遊離型で存在し，約 30% はアルブミンと結合し，残りの約 15% は陰イオンと結合して存在している．血中マグネシウム濃度の調節は腎臓での排泄，腸管での吸収，骨からの遊離により行われており，PTH や活性型ビタミン D などのホルモンが関与すると考えられている．しかし，マグネシウムの調節機構の詳細については不明な点が多い．

マグネシウム欠乏の症状として，神経過敏症や筋肉のけいれん，抑うつ症，不安感，集中力低下などの精神症状，ふるえなどの神経症状，さらには虚血性心疾患などの循環器系疾患などがある．また，マグネシウムの欠乏が骨粗鬆症発症の危険因子として考えられている．さらに，骨粗鬆症の予防や治療にマグネシウムの補給が有効であるとする研究報告もみられる．しかし，マグネシウムと骨粗鬆症との関係についてはまだ議論の余地がある．通常，マグネシウムを大量に摂取してもマグネシウムの過剰症は起こらないが，腎機能障害によってその過剰症がみられる．

b 骨と運動・ビタミン D の関係

1） 骨と運動

運動習慣のある人の骨密度は，運動習慣のない人に比べて高いとする報告がある．運動は骨

内血流量の増加や骨芽細胞の活性化を引き起こし，骨の骨形成と骨吸収（骨のリモデリング）のバランスを骨形成側に傾かせる．このため，各栄養素とともに運動は骨量を維持・増加する重要な要因の1つである．

　運動を始める時期については，中高年においても骨量増加に対する運動効果は認められるが，運動を終了するとその効果が消失する．このため，将来の骨粗鬆症を予防する観点から，成長期での運動習慣の確立が非常に重要であると考えられる．

2）骨とビタミンD

　食事から摂取したビタミンDや皮膚で生成したビタミンDは，肝臓と腎臓で水酸化されて活性型ビタミンDとなる．活性型ビタミンDは，小腸でのカルシウム，リンの吸収促進，腎尿細管でのカルシウム，リンの再吸収促進，骨形成促進などの生理作用をもつことから，骨量の維持・増加や骨疾患の予防・改善に重要な役割を果たしている．ビタミンDの欠乏症として小児ではくる病，成人では骨軟化症が知られている．

c　歯とフッ素

　フッ素は成人の体内に約2.6 g含まれており，そのうち約95％は骨や歯に存在している．フッ素の生理作用の1つにう歯（虫歯）の予防効果があることが認められている．フッ素は歯質を構成しているヒドロキシアパタイトを安定化し，酸に溶解しにくくする．また，再石灰化促進や口腔内の細菌や細菌が産生する酵素活性の抑制に関与し，う歯を防ぐ．一方，フッ素の過剰症として歯に褐色の斑点ができる斑状歯が認められている．

C　生体機能の調節作用

　ミネラルは体液の浸透圧や酸塩基平衡の調節，筋収縮，神経の情報伝達などの機能に重要な役割を果たしている．

a　ナトリウムとアンジオテンシン・アルドステロン

1）ナトリウム

　生体内のナトリウムは細胞外液中の主要な陽イオンとして存在しており，浸透圧の維持や酸塩基平衡などに重要な役割をしている．

　ナトリウムは主として食塩（塩化ナトリウム，NaCl）の形で摂取され，摂取されたナトリウムは小腸で吸収される．ナトリウムの排泄は，通常，皮膚，糞，尿を経由する．多量の発汗を伴わない場合は皮膚からの損失量は少ないが，多量の発汗時では汗からの損失量が大きくなる．ナトリウムの糞中排泄量は，激しい下痢の場合を除き，ナトリウムの摂取量が多いときでもとくに増加しない．摂取されたナトリウムの大部分は尿中へ排泄される．また，ナトリウムの摂取量が増加すれば尿中排泄量も増加するなど，排泄量は摂取量に比例する．このような体内ナトリウムの調節は，ホルモン系（レニン-アンジオテンシン-アルドステロン系，バソプレッシン，心房性ナトリウム利尿ペプチドなど）や中枢機能（食塩要求，喉の渇き），交感神経系，腎臓内機構により行われている．

2）レニン-アンジオテンシン-アルドステロン系

　生体内のナトリウムバランスや血圧はいくつかの調節系によって巧みに調節されており，レニン-アンジオテンシン-アルドステロン系（**図8.4**）は主要な調節系である．

　体内ナトリウム量や循環血液量の減少，血圧低下などは，腎臓の糸球体近接細胞からのレニン分泌を促進する．レニンは血漿中に含まれるアンジオテンシノーゲンに作用してアンジオテ

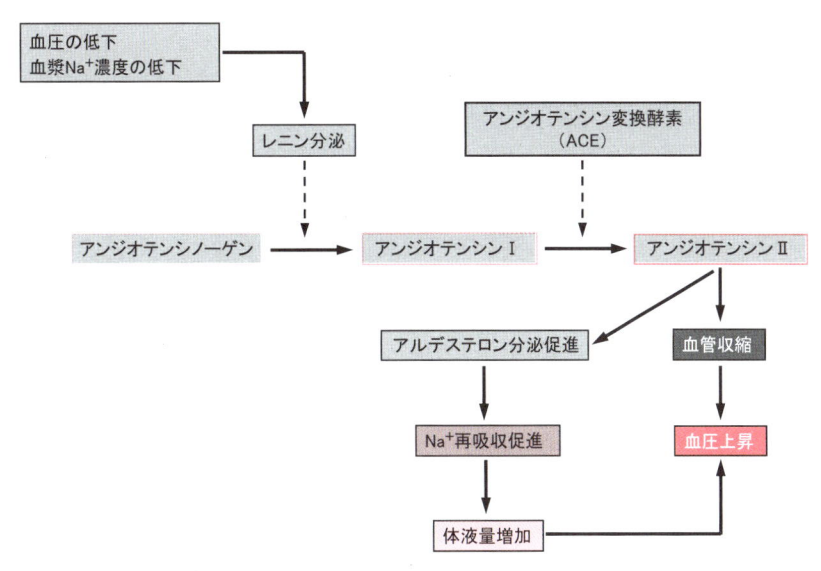

〈図 8.4〉 レニン-アンジオテンシン-アルドステロン系

ンシン I に変換させる．さらに，アンジオテンシン I は肺に存在するアンジオテンシン変換酵素によりアンジオテンシン II に変換される．アンジオテンシン II は強い末梢血管収縮作用を示すとともに，副腎皮質に作用し，電解質コルチコイドであるアルドステロンを分泌させる．アルドステロンは腎尿細管でのナトリウム再吸収を促進し，体液量を増加させる．これらの作用によって血圧上昇を招く．

b 神経・筋肉の機能維持とカリウム・マグネシウム

体内には体重 1 kg あたり約 2 g のカリウムが含まれている．そのうち 98% が細胞内に，残りの 2% が細胞外に存在し，細胞内に最も多く存在する陽イオンである．カリウムの生理作用は浸透圧の維持，酸塩基平衡，筋収縮の調節，神経刺激の伝達などである．さらに，カリウムの重要な機能に細胞内外の電位差の維持がある．この電位差の維持は，神経経路の信号伝達や筋収縮などに重要である．また，カリウムの細胞内への取り込みは，マグネシウムによって促進される．

マグネシウムの生理作用は多岐にわたるが，神経の興奮・伝達，筋収縮に欠かせない．また，ATP が関与する酵素反応では，マグネシウムと結合した ATP を基質としているため，マグネシウムが必須である．

c 糖代謝とクロム

クロムは耐糖因子として糖質代謝に関与する．クロム欠乏ラットでみられた耐糖能異常はクロム添加で改善することが認められている．また，ヒトにおいても高カロリー輸液，完全静脈栄養を行った場合，クロム欠乏による耐糖能異常がみられるが，クロム添加により改善することが報告されている．このように，クロムは正常な糖代謝の保持に必要なミネラルである．通常の食生活では，クロムの欠乏症はみられない．

D 酵素反応の賦活作用

われわれの生命活動はさまざまな化学反応によって維持されている．この反応の触媒として働くのが酵素であり，酵素が適切に働くことが健康にとっても重要である．酵素の反応に影響

を及ぼす因子（補因子）として補酵素とミネラルイオンがある．前者は酵素活性に非常に強く影響する因子であり，後者は酵素の構造安定化や酵素活性を発揮させるための因子である．イオンを必要とする酵素は金属酵素と呼ばれ，カルシウム（Ca^{2+}），マグネシウム（Mg^{2+}），銅（Cu^{2+}），亜鉛（Zn^{2+}），マンガン（Mn^{3+}），鉄（Fe^{3+}）などの2価または3価の陽イオンを必要とするものがある．

a 活性酸素と銅，亜鉛，マンガン，セレン

ヒトをはじめとする多くの生命体は，生命維持のために多くの酸素を必要とし活動に利用している．しかし，代謝過程やその他の化学反応過程において，非常に反応性の高い酸素分子を含む物質が生じる．これらの物質の総称が活性酸素であり，スーパーオキシドアニオンラジカル（スーパーオキシド）や過酸化水素（H_2O_2），ヒドロキシラジカル，一重項酸素がある．活性酸素は，生体の防御機構において用いられるといった有用性もある一方で，酸化反応性が高いことから，非特異的な反応を促し，細胞に損傷をもたらす．遺伝子の本体であるDNAなどさまざまな生体成分に障害を与え，生活習慣病にも関与する．

この活性酸素の酸化障害を防ぐため，生体には活性酸素をすみやかに捕捉・消去する機構が存在し，酵素的防御系と非酵素的防御系がある．前者の防御系にかかわる酵素にはスーパーオキシドジスムターゼ（SOD）やグルタチオンペルオキシダーゼ（GPx）などの酵素がある（**表 8.2**）．SODは，活性酸素のスーパーオキシドアニオンラジカルを基質として過酸化水素水を生成し，これを基質とするGPxが水に分解し，活性酸素が消去される（**図 8.5**）．

これらの酵素は金属イオンが必要であり，SODにはマンガンや銅と亜鉛，さらにGPXはその構造中にセレンを含んでいる．なお，ヒドロキシラジカルや一重項酸素はβ-カロテンやα-トコフェロール，ビタミンCなどの非酵素系防御機構によっても捕捉・消去される．

〈表 8.2〉 活性酸素と消去酵素に含まれる金属イオンの種類

活性酸素（基質）	抗酸化酵素	金属イオン	性質
スーパーオキシドアニオンラジカル	Cu・Zn-SOD	銅(Cu)・亜鉛(Zn)	細胞質に存在，両イオンが必須
	Mn-SOD	マンガン(Mn)	肝ミトコンドリア内に存在
過酸化水素	GPx	セレン(Se)	
	ペルオキシダーゼ	鉄(Fe)	ヘムたんぱく質
	カタラーゼ	マンガン(Mn)，鉄(Fe)	

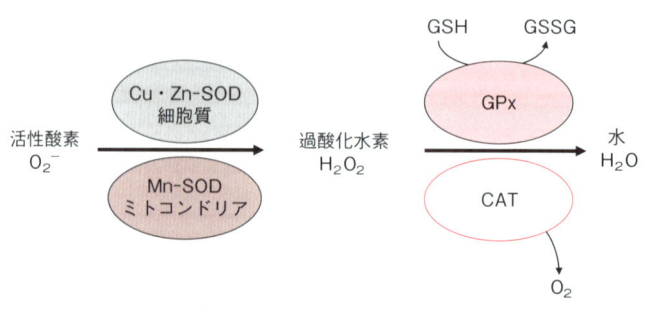

O_2^-：スーパーオキシドアニオンラジカル，SOD：スーパーオキシドジスムターゼ
GPx：グルタチオンペルオキシダーゼ，CAT：カタラーゼ
GSH：グルタチオン，GSSG 酸化型グルタチオン

〈図 8.5〉 生体内で生じる代表的な活性酸素とその消去を担う抗酸化酵素

b 呼吸酵素と鉄・銅・モリブデン・ヨウ素

呼吸酵素は細胞内の酸化還元反応を担う酵素群の総称であり、脱水素酵素（デヒドロゲナーゼ）や酸化酵素（オキシダーゼ）、還元酵素（レダクターゼ）、ペルオキシダーゼ、ヒドロゲナーゼなどの酵素からなる．この群の酵素反応に鉄，銅，モリブデン，ヨウ素などが関与するものがある．

ヘムたんぱく質*であるチトクロム系の酵素やカタラーゼ，ペルオキシダーゼには鉄が含まれる．また先述したSODには銅が，キサンチンオキシダーゼ，亜硫酸オキシダーゼなどにはモリブデンが関与する．ヨウ素は甲状腺ホルモン（サイロキシン）の構成成分であるが，さらに甲状腺や唾液でのヨウ素イオンの酸化，サイロキシン生合成に関与する唾液ペルオキシダーゼ，ヨウ化物ペルオキシダーゼに関与する．

E 鉄代謝と栄養

体内には体重比約0.006%の鉄が存在するとされている．その約60%が**ヘモグロビン***中のヘムとして赤血球中に存在し，酸素・二酸化炭素の運搬にかかわる．また肝臓や骨髄には貯蔵鉄として約30%が存在する．そのほか筋肉中の酸素運搬にかかわる**ミオグロビン***や，酸化反応にかかわるカタラーゼやシトクロムなどのヘムたんぱく質の構成成分として存在している．

鉄は多くの機能性を担う成分であるが，小腸での吸収は（生体の必要性に応じて変動するが）吸収率は低い．鉄の欠乏は鉄欠乏性貧血を招くが，成長期・若年女性さらには妊婦の多くは自覚症状が現れにくい潜在性の鉄欠乏状態と推測され，ふだんからの適切な摂取が求められている．鉄を多く含む食品としては食肉・魚肉系や豆類や緑黄色野菜などがあるが，鉄の存在形態が異なっており，小腸吸収率にも差が出ることが知られている．

a ヘム鉄と非ヘム鉄

食品に含まれる鉄はヘム鉄と非ヘム鉄がある．ヘム鉄はその名の通り，ヘム（プロトポルフィリンに二価鉄（Fe^{2+}）が配位したもの，**図8.6**）構造を含むたんぱく質（ヘムたんぱく質）に含まれる鉄であり，給源は獣肉や鶏肉，魚肉から摂取されるヘモグロビンやミオグロビンに由来する．食事からのヘム鉄摂取割合は10〜20%とされる．一方，非ヘム鉄は植物性の食品由来（豆類，野菜類）および動物性の食品由来（卵，乳製品）に鉄塩の形で存在している．食品からの摂取割合はヘム鉄よりも多く，80〜90%とされている．

鉄の小腸吸収率は，普段の鉄摂取量や体内の貯蔵鉄量などの因子（生体鉄要求量），また食事に含まれる生物学的利用効率によって影響を受ける．鉄はおもに二価鉄（Fe^{2+}）の状態で小腸

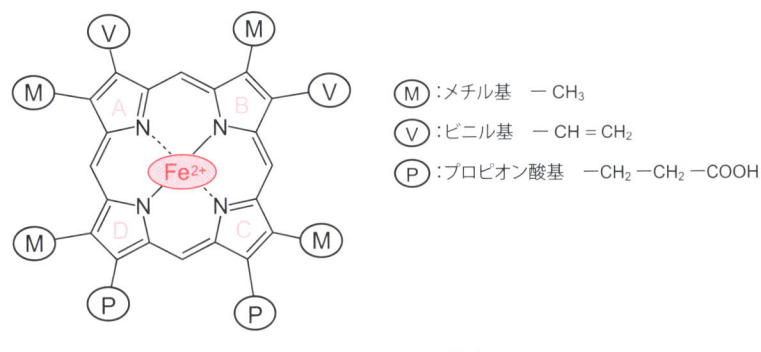

Ⓜ：メチル基 －CH_3
Ⓥ：ビニル基 －$CH=CH_2$
Ⓟ：プロピオン酸基 －CH_2-CH_2-COOH

〈図8.6〉 ヘムの構造

から吸収されるため，非ヘム鉄とヘム鉄の吸収率は異なる．非ヘム鉄は吸収率が約5%であるが，ヘム鉄は約30%の吸収率である．これは食物中の大部分を占める非ヘム鉄の多くは三価鉄（Fe^{3+}）を含むためであり，胃で二価鉄に還元されたのちに吸収されるからである．

　非ヘム鉄はさらに食物中の鉄吸収阻害物質に影響を受けやすいといわれ，ふすまに多く含まれる**フィチン酸**＊やフェノール化合物（ポリフェノールなど），タンニンなどにより吸収率は低下する．反対にビタミンCや**有機酸**＊の摂取は鉄吸収を上昇させる．一方，ヘム鉄は食品中の存在割合は少ないが，二価鉄が含まれることから吸収率は非ヘム鉄に比べ高い．また非ヘム鉄に記載されているような鉄吸収阻害物質の影響は受けにくい．そのため鉄を効率よく摂取・吸収するためにはこのヘム鉄の摂取が有効である．

b　鉄の体内運搬と蓄積

　体内の鉄は，機能鉄と貯蔵鉄に分類される．酸素運搬や酵素機能にかかわるたんぱく質に含まれる鉄を機能鉄といい，ヘモグロビン，ミオグロビン，シトクロムやカタラーゼなどがある．一方のフェリチン，ヘモジデリンに含まれる鉄を貯蔵鉄という．

　鉄の体内動態には鉄輸送たんぱく質であるトランスフェリン，鉄の貯蔵たんぱく質であるフェリチンやヘモジデリンなどのたんぱく質が関係する．小腸から吸収された二価鉄は腸管において再び三価鉄へと酸化され，アポフェリチンと結合してフェリチンを合成する．その後，トランスフェリンに三価鉄が移動し，血液を介して肝臓や骨髄に輸送される．輸送された鉄は肝臓や骨髄，脾臓においてアポフェリチンと結合し，フェリチンが合成・貯蔵される．鉄の貯蔵はフェリチン以外にもヘモジデリンとして存在する．ヘモジデリンは赤血球またはヘムの分解過程で生じたたんぱく質であり，おもに骨髄や脾臓に含まれる鉄貯蔵たんぱく質である．肝臓などに貯蔵された鉄は，必要に応じてトランスフェリンにより輸送される．貯蔵鉄であっても，フェリチンに結合した鉄はヘモジデリンに結合した鉄よりも容易に動員される．骨髄ではトラ

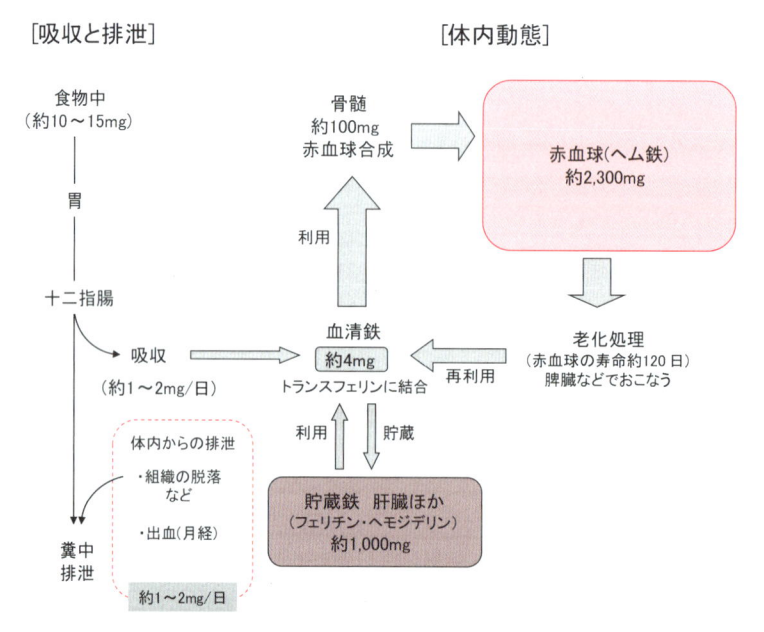

〈図8.7〉　**鉄の吸収排泄と体内の動態**

鉄の排泄経路は尿中へも少量が排泄されるが，腸内細胞脱落分，微量の血液の喪失としての糞中排泄である．血清鉄はおもに骨髄での赤血球産生に用いられ，古くなった赤血球は脾臓にて処理・分解される．その際に遊離した鉄は必要に応じて骨髄などで再利用される．

E 鉄代謝と栄養

〈表8.3〉 生体内の鉄化合物分布（単位：mg）

種類	男性 (体重75 kgとして)	女性 (体重55 kgとして)
機能鉄		
ヘモグロビン	2,400	1,600
ミオグロビン	350	230
ヘム酵素および非ヘム酵素	150	110
トランスフェリン結合鉄	3	2
貯蔵鉄		
フェリチンとヘモジデリン	500～1,500	0～300
合計	約4,000	約2,000

（細谷憲政ほか 日本語監修：ヒューマン・ニュートリション 基礎・食事・臨床（第10版），医歯薬出版，2004 より引用）

〈表8.4〉 鉄栄養状態と生化学的検査値（N：正常）

	正常	貯蔵鉄枯渇	欠乏	鉄欠乏性貧血
ヘモグロビン	N	N	N	⇓
血清フェリチン	N	⇓	⇓	⇓
総鉄結合能	N	N	⇑	⇑
トランスフェリン飽和率	N	N	⇓	⇓

ンスフェリンによって輸送された鉄を用い，ヘモグロビンが合成される（**図8.7**）．

体内の鉄量は成人男性で約4.0 g，成人女性で約2.0 g存在する（**表8.3**）．ヒトは1日に約1～2 mgの鉄を排泄する．尿中へも少量が排泄されるが，鉄のほとんどが糞便中への排泄であり，腸内細胞脱落分，微量の血液の喪失として糞便中に排泄される．これを補うために食事から10～15 mgを摂取し，小腸から約1～2 mgが吸収され一定量が維持されている．鉄栄養状態を知る指標としてヘモグロビンや血清フェリチン，総鉄結合能（TIBC），トランスフェリン飽和率などがある．

血清中フェリチン濃度は体内の鉄貯蔵状態を知る指標として優れており，循環血液中のヘモグロビンとあわせて，総鉄量を推測できる重要な指標である（**表8.4**）．フェリチンは鉄貯蔵たんぱく質であるが，水溶性のため血液中にも溶出する．そのため貯蔵鉄量を鋭敏に反映する指標とされる．平均的成人において血清中フェリチン濃度は鉄の貯蔵量に比例し，血清中の値が1 μg/Lのとき，8～10 mgが貯蔵された鉄に相当するとされている．

総鉄結合能はトランスフェリンの総量を示している．体内に鉄と結合し輸送する能力がどのくらいあるかを知る指標として用いられ，血清中の鉄濃度（鉄結合トランスフェリン量）と不飽和鉄結合能（UIBC：鉄と未結合のトランスフェリン量）の和として示される．また，トランスフェリン飽和率（％）は血清鉄濃度を総鉄結合能で除した値で示され，鉄と結合しているトランスフェリンの割合を示す（**図8.8**）．トランスフェリン飽和率は正常者で約30％であるが，鉄欠乏性貧血では著しく低値を，造血能が低下している場合には100％近くにまで上昇することがある．

血清鉄は日内変動を示すことが知られている．朝方に最高値を示し，それ以降は低下を続け，夕方には低下し最低値を示す．これは貯蔵鉄の遊離が夜間に著しいためと考えられる（**図8.9**）．

血清トランスフェリン量(mg/dL)
×1.3 ＝ 総鉄結合能(μg/dL)
(1mgのトランスフェリンは1.3μgの鉄と結合する)

トランスフェリン飽和率[%]
$= \dfrac{血清鉄}{総鉄結合能} \times 100$

〈図8.8〉 血清トランスフェリン（Tf）量と総鉄結合能（TIBC）

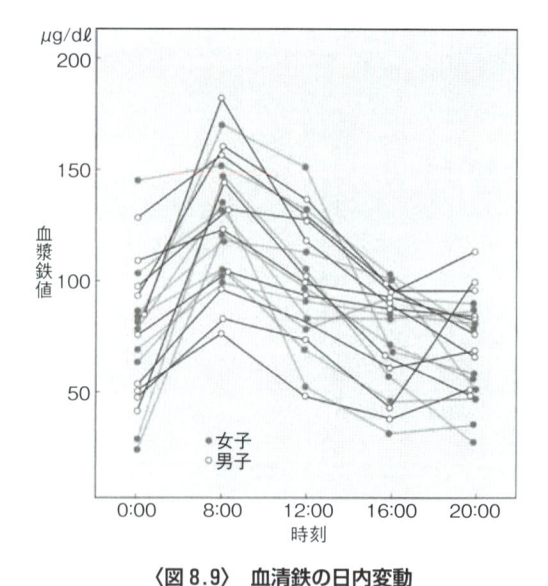

〈図8.9〉 血清鉄の日内変動
（刈米重夫：鉄，日本臨牀1985年秋季増刊より引用）

F　ミネラルの生物学的利用度

　ミネラルの生物学的利用度は，食事性因子や生体側の要因によって変動幅が大きい．食事性の因子については，ミネラルが小腸吸収される段階ではイオンの形をとっているため，他の物質の存在下では吸収率に変動が認められる．生体側の要因については成長期や妊娠期，加齢のように鉄の要求量の変動によって利用度は異なってくる．本節では小腸吸収率の悪いミネラルであるカルシウムと鉄を取り上げ，小腸吸収率と生体内利用効率の側面から生物学的利用度について述べる．

a　カルシウムの消化吸収率と変動要因

　カルシウムの食事摂取基準（推奨量）は，成人（18～29歳）で男性800 mg，女性650 mgとされている．食品からのカルシウムの小腸吸収率は通常20～30％ほどであり（表8.5），吸収率はよくない．同量の尿中排泄によってバランスがとれている．小腸でのカルシウム吸収は，個人の栄養状態やライフステージ（要求量の変動），食事中に含まれる阻害・促進物質の存在に影響を受ける．

　カルシウムを効率よく小腸から吸収させるためには，溶解度の高い塩として摂取すること，あるいは消化管においてカルシウムと他の物質とが結合の強い塩を形成しないことが大切である．クエン酸-リンゴ酸カルシウムは消化管での溶解度が高く，吸収効率のよい塩の形態である．カゼインホスホペプチドは，カルシウムとリン酸の結合形成を抑制する作用をもち，吸収効率を上昇させる．その他，クエン酸や乳酸も小腸での吸収を促進させる．

　ライフステージや生体内のカルシウムの不足状態も小腸吸収量を変動させる．成長期や妊娠期や授乳期においてもカルシウムの要求は高まる（「日本人の食事摂取基準」（2015年度版）では，妊婦・授乳婦にカルシウム付加量は設けられていない）．食事からのカルシウム摂取が不充分であるとカルシウムバランスが負の状態になり，それを補うため小腸からの吸収量は増加する．

　一方，小腸カルシウム吸収を阻害する因子には，カルシウムと不溶性の塩を形成する物質が

〈表8.5〉 食品中のカルシウム吸収効率の比較

食品名	サービングサイズ(g)	カルシウム含有量(100gあたり)	吸収率(%)
牛乳	240	300	32.1
ヨーグルト	240	300	32.1
サツマイモ	164	44	22.2
インゲン豆(白)	110	113	21.8
ほうれん草	85	115	5.1

(木村修一,小林修平 翻訳監修:最新栄養学(第9版),建帛社,2007より引用)

多い.シュウ酸は強力なカルシウム吸収抑制物質として知られ,カルシウムと強力な結合の塩を形成し,小腸吸収を阻害する(ほうれん草など).フィチン酸も同様にシュウ酸ほどではないがカルシウムと結合し,小腸吸収を阻害する.フィチン酸は主食に用いられる小麦に多く含まれるが,パン製造時の酵母作用によってフィチン酸が分解されるために影響は少ない.

リンはカルシウムとの親和性が高い.そのため,リンの過剰摂取は小腸における吸収を阻害することになる.カルシウムとリンの摂取比率(Ca/P比)は1:1〜1:2が適当とされている.そのほか,カルシウムの小腸吸収を阻害する要因として過剰な脂質摂取がある.また,小腸吸収に関する因子としてはビタミンDおよび**イソフラボン***がある.小腸におけるカルシウムの吸収にはカルシウム結合たんぱく質(calcium binding protein:CaBP)が関与する.このCaBPの合成にはビタミンDが必要である.なお消化吸収とは直接関係しないが,イソフラボンはエストロゲン様の作用をもつことから,大豆食品などに含まれるイソフラボンの摂取は骨代謝に有効となる.

カルシウムの体内保留量に影響を及ぼす因子として,高たんぱく質摂取やナトリウム摂取過剰があげられる.ナトリウムはその摂取量が1g増えるごとに,尿中へのカルシウム排泄が約26mg増加するとされている.閉経後の女性における**コホート研究***の結果では,食塩摂取量と骨密度の間に有意な負相関があるとしている.高たんぱく質摂取もカルシウムの体内保留量に影響を及ぼす.たんぱく質の摂取が1g増えるごとに尿中へのカルシウム排泄が約1.8mg増加するとされている(**表8.6**).

b 鉄の消化吸収率と変動要因

鉄の小腸吸収は食事に含まれる鉄がヘム鉄か非ヘム鉄かによって異なるが,その吸収率は低い.小腸での鉄吸収は,食事に含まれる鉄含有量や鉄の存在形態,食事中に含まれる阻害・促

〈表8.6〉 たんぱく質摂取量とカルシウム平衡の関係

被験者詳細	たんぱく質摂取量(mg/日)	カルシウム摂取量(mg/日)	リン摂取量(mg/日)	カルシウム平衡(mg/日)	文献
19〜22歳 男性9名	47 95 142	500	800	31 −58 −120	J.Nutr.,104 695-700,1974
19〜21歳 男性9名	47 95 142	800	1000	12 1 −85	J.Nutr.,102 1297-130,1972
21〜29歳 男性6名	47 142	515	1110	−15 −156	J.Nutr.,109 1399-1404,1979
23〜28歳 女性6名	46 123	500	900	−14 −121	J.Nutr.,111 244-251,1981

(五島孜郎:カルシウム利用に影響をおよぼす関連物質.臨床栄養,74,589-596,1989)

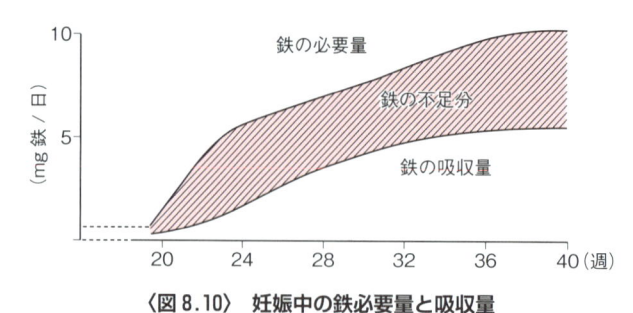

〈図8.10〉 妊娠中の鉄必要量と吸収量
色の部分が貯蔵鉄または鉄の補充によって補う必要のある不足分を示している.
(細谷憲政ほか 日本語監修:ヒューマン・ニュートリション 基礎・食事・臨床(第10版), 医歯薬出版, 2004より引用)

進物質の存在有無, 個人の栄養状態やライフステージなどによって影響を受ける.

　食事中のフィチン酸や鉄結合性のフェノール化合物, シュウ酸, タンニンなどは, 非ヘム鉄の小腸吸収を抑制する. また高濃度のカルシウムやリンを含む食品を同時に摂取すると, 吸収が抑制される. 反対にビタミンCやクエン酸などの有機酸, 肉・魚の同時摂取は鉄吸収を上昇させる. ヘム鉄の吸収は食事中の吸収阻害因子の影響を受けにくいが, 高濃度のカルシウム摂取によって吸収が阻害される.

　生体内の貯蔵鉄の不足など, 個人の栄養状態は鉄の吸収量を変動させる. 貯蔵鉄量が十分貯蔵されているヒトに比べ, 不十分なヒトは鉄の小腸吸収が増加する. このとき, ヘム鉄・非ヘム鉄ともに吸収は増加するが, 非ヘム鉄の増加が顕著である.

　生体の鉄要求量が上昇する時期として, 妊娠期および授乳期, さらには成長期があげられる. 大部分の乳児は充分な鉄をもって誕生するとされている. これは母体からの鉄供給によるもので, 出生後は自らの成長に見合った鉄を吸収し利用する必要がある. 鉄欠乏はその程度が軽度であると症状は出にくいことから, 乳幼児期の食事には適切な鉄量が求められる.

　女性は月経と妊娠によって鉄欠乏を起こしやすくなっている. とくに妊娠期は母体の血流量が増大し, 胎児への鉄供給のために鉄の必要量が増大するため, それまでに貯蔵していた鉄貯蔵量によっては欠乏症を引き起こす. 妊娠・胎児の発育とともに食事からの鉄要求量が高くなり, 小腸からの鉄吸収率は高くなる. とくに妊娠後期は鉄要求量がさらに高くなるが, その量は食事のみで補うのは容易でなく, やはり妊娠前さらには妊娠初期において充分な鉄摂取を心がける必要がある (**図8.10**).

コラム　注目される鉄の過剰症

　鉄は小腸からの吸収が悪く, 正常人では過剰の鉄摂取による過剰症の発症はまれである. 輸液による鉄投与や, 長期間にわたる鉄剤経口摂取のような要因があれば起きる可能性はある.

　病的要因としては, 遺伝性の**ヘモクロマトーシス***や**ヘモジデリン沈着症***がある. 前者は原発性ヘモクロマトーシスとも呼ばれ, 常染色体劣性遺伝である. この疾患は鉄輸送の異常が原因とされ, 食事からの鉄吸収過剰と鉄輸送の上昇(トランスフェリン飽和率の上昇)が特徴である. 臓器障害が現れ, 肝臓・心臓・膵臓に過剰な鉄沈着が起こり, 機能不全をきたす.

　最近, 日本人の研究者によってがんの要因は過剰鉄分と関係があるのではないかという報告がなされた. 以前からコホート研究によって高水準の鉄の摂取, トランスフェリン飽和率の高いヒトはがん死亡率が高いとの報告がなされており, 今後の研究の進展では鉄過剰栄養についての新たな知見が出てくるものと考える.

G 他の栄養素との関係

a ビタミンCと鉄吸収

　先述したが，食品中の鉄には二価鉄と三価鉄がある．二価鉄は三価鉄よりもはるかに容易に小腸吸収される．ビタミンCは胃内において三価鉄を二価鉄へと，還元作用により変換することができ，その結果，鉄の吸収率が高まる．さらにはビタミンCによって鉄の可溶性が高まることも理由の1つとされている．

　食事中には非ヘム鉄に含まれる三価鉄の割合が高い．そのため，ビタミンCの同時摂取は小腸での鉄の吸収を高める大きな要因となる．1回の食事に含まれる非ヘム鉄の小腸吸収は，ビタミンCがその食事中に25～75 mg含まれていると2～3倍高くなるとされている．食事中にビタミンCが充分に含まれていると，強力な吸収阻害物質であるフィチン酸の影響も受けにくいとされる．また柑橘系に含まれるクエン酸も鉄の吸収を高めるといわれている．クエン酸はとくに非ヘム鉄の吸収を促進することがいくつかの研究から認められている．

9 水・電解質の栄養的意義

　水は生物の構成成分の中で最も多く，成人では体重の約60％を占める．生体内の流動できる液体を体液といい，体液に含まれる物質には電解質と非電解質がある．電解質とは溶液中でプラスまたはマイナスに荷電しイオンとなるものをいい，非電解質とはイオン化しないものをいう．電解質の調節は電解質バランスの維持のほか，体液量，浸透圧，pHの維持を左右するため，生命維持に重要な働きをする．本章では生体内の水，電解質の調節を理解する．

A　水の出納

a　水の分布

　体重の約60％が体液であるが，このうち約40％が細胞内に存在する細胞内液であり，約20％が細胞の外側に存在する細胞外液である．細胞外液は，血管外にある組織液の間質液15％と血管内の血漿5％に存在する（**図9.1**）．

b　水の機能

　水は生体内の機能調節に関与している．水は特有な性質をもち，生体を構成する重要な物質である（**表9.1**）．

c　体内の水分量

　体内の水分量は，年齢，性別，体格により変動する（**表9.2，表9.3**）．

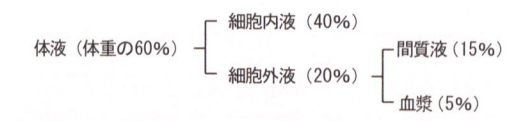

体液（体重の60％） ┬ 細胞内液（40％）
　　　　　　　　　└ 細胞外液（20％） ┬ 間質液（15％）
　　　　　　　　　　　　　　　　　　└ 血漿（5％）

〈図9.1〉　体液の分布

〈表9.1〉　水の機能

溶媒としての性質	体温調節の機能
・生体内の反応の場として働く． ・消化・吸収作用を助ける． ・物質の輸送に働く． ・物質の分泌，排出の溶媒となる． ・体内電解質の平衡維持を行う．	・体温の維持：水は比熱が大きく，熱の変動に対して温度変化が少ない． ・体熱の放散：細胞内の代謝反応の発生熱は水を介して体中に運ばれ，体表面から放射，対流，伝導，水の蒸散熱などにより放出され，体温調節される．

〈表9.2〉　体内の水分量

年齢差	新生児は体重の70～80％と多いが，生後6ヶ月で約60％に減少し，10歳では55％程度になる．
男女差	成人男性約60％，成人女性約50％．男性は女性に比べ体脂肪が少ないため，水分の割合が多い．
体格差	体格に応じて体内の水分量は異なる．やせ型は体重比による水分量が多く，肥満型は少ない．（表9.3）

〈表9.3〉　体重比による体内の水分量（％）

体格	小児	男（成人）	女（成人）
やせ型	80	65	55
標準型	70	60	50
肥満型	65	55	45

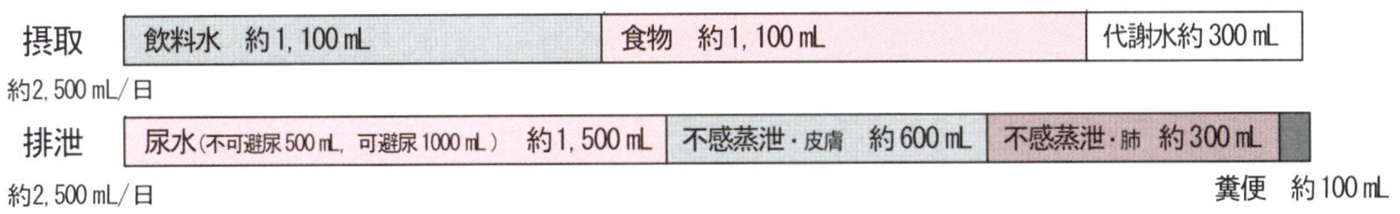

A 水の出納

摂取	飲料水 約1,100 mL	食物 約1,100 mL	代謝水約300 mL

約2,500 mL/日

排泄	尿水(不可避尿500 mL, 可避尿1000 mL) 約1,500 mL	不感蒸泄・皮膚 約600 mL	不感蒸泄・肺 約300 mL

約2,500 mL/日　　　　　　　　　　　　　　　　　　　　　糞便 約100 mL

〈図9.2〉 成人における1日の水の出納量

d 水の出納

健康な成人の1日の水分摂取量と排泄量はほぼ一定に保たれ，平衡を維持している（恒常性の維持）．

1) 摂取される水分量

飲料水約1,100 mL，食物中の水約1,100 mL，代謝水約300 mLを合計すると1日約2,500 mLの水分量が摂取されることになる（**図9.2**）．

飲料水と食物中の水： 成人が飲料水として摂取する水は1日約1,100 mL，食物から摂取する水は約1,100 mLで，1日約2,200 mLが体内に吸収される．

代謝水： 摂取した栄養素が体内で代謝されるときに生じる水を代謝水（または燃焼水）という．栄養素1 gから生じる水は脂質が1.07 mL，糖質が0.56 mL，たんぱく質が0.41 mLで，一般に100 kcalのエネルギー生成につき10～15 mLの代謝水が生じ，1日あたりのエネルギー代謝量から1日約300 mLの代謝水が生じる．

2) 排出される水分量

尿水が約1,500 mL，糞便水が約100 mL，不感蒸泄（後述）の皮膚から約600 mL，呼気から約300 mL排泄され，1日約2,500 mLの水分量が排泄されることになる（**図9.2**）．

尿水： 1日の尿量は成人で約1,500 mLである．そのうち，約500 mLの尿は体内で生成した老廃物を排泄させるために必要で**不可避尿**＊といい，水をまったく摂取しなくても排泄される尿である．残りは可避尿という．尿の生成が停止または極度に減少したりする腎機能不全では，排泄すべき代謝産物を排泄できず蓄積してしまう．このような状態を**尿毒症**＊という．

糞便水： 口から食物，または消化腺の分泌液などにより，消化管に分泌される消化液は成人1日約10 Lであるが，栄養素の消化・吸収とともに小腸で約8 L，糞便形成時に大腸で約2 L再吸収され，糞便中には約100 mL排泄される．

皮膚，肺からの水： 皮膚，肺からは水が蒸気として排泄され，これを**不感蒸泄**＊といい，皮膚から約600 mL，呼気から約300 mL排泄される．寒暖に関係なく不感蒸泄はつねに生じ，外界温度が30℃から1℃上昇すると15％増加する．

e 不可避水分摂取量

体液のバランスを保つために最低必要水分摂取量のことを不可避水分摂取量といい，不可避尿量と不感蒸泄，糞便中の水分の合計量から代謝水を引いた量である．

f 脱　　水

生命維持に必要な体液量，とくに循環血液量が減少している状態を脱水という．体重の約5％の脱水により血漿量，唾液量，尿量が減少し，体温が上昇する．脱水が20％に及ぶと生命が危険な状態になる．

水の欠乏が大きいために生じる水欠乏性脱水（高張性脱水）とナトリウムの喪失により血液量が減少するナトリウム欠乏性脱水（低張性脱水），水分とナトリウムの両方が欠乏する等張性脱水の3つに分けられる（**表9.4**）．

〈表9.4〉 脱水

種類	水欠乏性脱水 (高張性脱水)	ナトリウム欠乏性脱水 (低張性脱水)	等張性脱水
概念	水分が多く失われる水欠乏性脱水	ナトリウムが多く失われる塩類欠乏性脱水	水分とナトリウムの欠乏が同じ割合で起こる混合性脱水
体液の変化	水分が失われる→細胞外液が濃くなる（高張：高Na血症）→水は細胞内から細胞外へ移動→細胞は干からびる（細胞内脱水）	塩分が失われる→細胞外液が薄くなる（低張：低Na血症）→水は細胞外から細胞内へ移動→細胞は膨らむ（細胞外脱水）	水分と塩分が両方失われる 両者の混合型
症状	口渇は強いが血液量の減少は少ないので，循環器症状はあまりみられない	血液量の減少が著しく，起立性低血圧，循環不全，嘔吐，けいれん等循環器症状が出やすい	高張性脱水と低張性脱水の混合型，血液量の減少が著しく高張性脱水より症状が著しい
	体重の2%減少で口渇と尿量減少，6%で目がくぼむ，7〜14%で精神症状	体重の5%以下減少で倦怠，頭痛，食欲不振，立ちくらみ，5〜6%で悪心，嘔吐，血圧低下	両者の症状が現れる

g 浮腫

身体の水分過剰な状態とは脱水の逆の現象であり，水分摂取量が排泄能力を超えたときや排泄障害が起きたときにみられる．強制的な多量飲水，過量な輸液，または心機能不全やリンパ管閉塞などの循環障害，腎障害などが知られている．このように体液が過剰になった状態を浮腫という．浮腫は組織，組織間隙に水分が異常にたまって腫れた状態をいい，おもに下肢，顔，眼瞼に現れる．

B 電解質代謝と栄養

a 水・電解質・酸塩基平衡の調節

1) 電解質の分布

電解質は血液，体液中で電離してイオンになる物質である．電解質には体液の浸透圧の調節，体液量の調節，pHの調節などの機能がある．細胞膜は水分子が通過できる小孔のある半透膜で，細胞内液と細胞外液は小孔を通って移動することができる．電解質によって体液の浸透圧

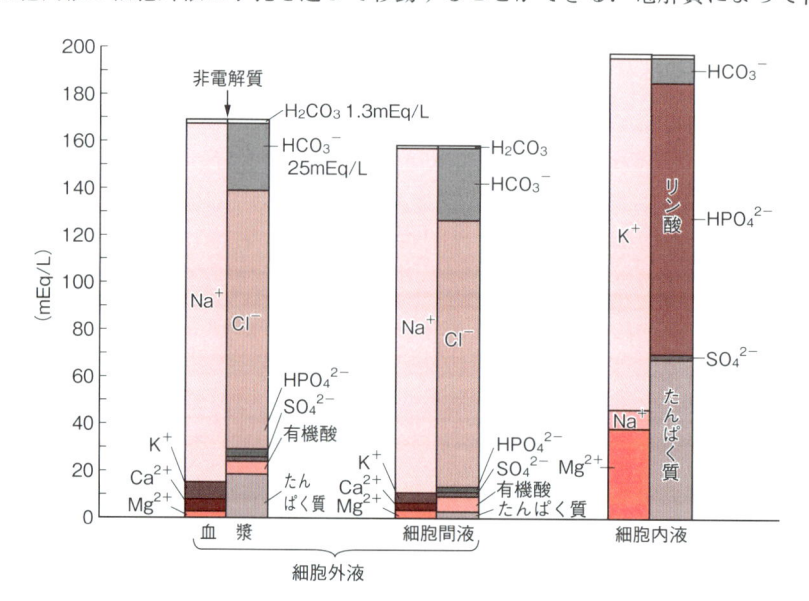

〈図9.3〉 細胞外液と細胞内液の電解質分布

B 電解質代謝と栄養

〈表9.5〉 体液の電解質の分布

	細胞外液（血液）	細胞内液（細胞内）
陽イオン（＋）	Na^+	K^+
陰イオン（－）	Cl^-, HCO_3^-	HPO_4^{2-}, たんぱく質

〈表9.6〉 細胞内外のイオン濃度

イオン	細胞外濃度（mEq/L）	細胞内濃度（mEq/L）
Na^+	142	10
K^+	4	140
Ca^{2+}	2.4	0.0001
Mg^{2+}	1.2	58
HCO_3^-	28	10
Cl^-	103	4
HPO_4^{2-}	4	75

は一定に調節される．細胞内液と細胞外液のおもな電解質の分布を**表9.5**，**図9.3**に示す．細胞外の電解質はおもにナトリウムイオン，塩素イオン，重炭酸イオンであり，細胞内はカリウムイオン，マグネシウムイオン，リン酸水素イオンが存在する（**表9.6**）．血漿と間質液の組成は似ているが，毛細血管はたんぱく質を通さないため，たんぱく質濃度に違いがある．

2）体液量の調節

身体の水分は，適度な飲水や摂食，発汗および排尿によりバランスが保たれている．体液量の調節は細胞外液の浸透圧を一定に保つための作用により行われる．水分の摂取の不足により体内の水が欠乏状態になると，細胞外液が減少し浸透圧が上昇する．そのとき，視床下部の渇中枢（水を飲みたいと感じることを調節する部分）が刺激され口渇感が起こり，水分摂取量の増加をひき起こす．同時に下垂体後葉から抗利尿ホルモンである**バソプレッシン**＊が内分泌され，腎尿細管での水分の血管内への再吸収を促進するため，尿量は減少し細胞外液は増加し浸透圧が調節される．体内の水が過剰になると，細胞外液量が増加して浸透圧は低下し，バソプレッシンの分泌が抑えられるため，腎尿細管での水の再吸収が抑制され，尿量が増加し，細胞外液量が減少して浸透圧が調節される．また，副腎皮質から内分泌される**アルドステロン**＊は腎尿細管でのナトリウムイオンの再吸収を促すので，浸透圧調節，電解質の出納に大切な役割を果たす．

3）酸塩基平衡の調節

体液および血液のpHは7.35〜7.45の狭い範囲で一定に保たれ，酸および塩基に傾くと細胞の活動に支障をきたす．pHは生体内の代謝中に生成される有機酸も関与し，血液がpH7.35より酸性に傾くときをアシドーシス（酸血症）といい，pH7.45よりアルカリ性に傾くときをアルカローシス（アルカリ血症）という．細胞外液，細胞内液，肺，腎臓などで酸塩基平衡の調節が行われる（**表9.7**）．

〈表9.7〉 酸塩基平衡の調節のしくみ

	酸塩基平衡の調節
細胞外液	各種電解質による緩衝作用（HCO_3^-，HPO_4^{2-}，血漿たんぱく質の働き）
細胞内液	各種イオンや代謝による緩衝作用（赤血球中のヘモグロビン）
肺	二酸化炭素（CO_2）の排出
腎臓	重炭酸イオン（HCO_3^-）の排出および再吸収，水素イオンの排泄

細胞外液による緩衝作用： 以下の①〜③に分けられる．

　①重炭酸-炭酸緩衝作用：血液の pH は炭酸水素イオン（HCO_3^-）と炭酸（H_2CO_3）の濃度比は[HCO_3^-]/[H_2CO_3]は 20/1 に保たれ，その値が小さいときは肺で調節され，大きいときは腎臓で調節される．

　②リン酸塩の緩衝作用：リン酸塩には HPO_4^{2-} と $H_2PO_4^-$ があり，H^+ が増加（酸性）すると HPO_4^{2-} が $H_2PO_4^-$ となり，H^+ が減少（アルカリ性）すると $H_2PO_4^-$ が HPO_4^{2-} となり，H^+ により pH が調節される．

　③たんぱく質の緩衝作用：血漿たんぱく質はカルボキシ基（-COOH）やアミノ酸（-NH_2）が解離するので，血液 pH の緩衝作用がある．

細胞内液による緩衝作用： 細胞内液のリン酸塩，K^+，Na^+，Mg^{2+}，たんぱく質，HCO_3^- などが緩衝作用を示し，pH の異常に対し細胞内液，細胞外液で K^+ と Na^+，H^+ の交換が起こる．

肺による調節作用： 体内に H^+ が増加すると HCO_3^- が減少し，pH が低下する（代謝性アシドーシス）．呼吸が速くなり，肺から二酸化炭素が排出され pH が調節される．血中の HCO_3^- が増加すると血液中の pH が上昇する（代謝性アルカローシス）．呼吸が抑制され二酸化炭素が蓄積し H_2CO_3 が増加し pH が調節される．

腎臓による調節作用： 過剰な H^+ の排泄には尿細管で Na^+ と H^+ の交換が起き，H^+ が排出され，HCO_3^- が保たれる．HCO_3^- が過剰な場合，HCO_3^- の排泄が促進され H^+ の保持が行われ，体液の pH が維持される．

b 高血圧とナトリウム・カリウム

1) ナトリウムの摂取と血圧

　ナトリウムは細胞外液の陽イオンの大部分を占め，浸透圧や体液量の調節に重要な役割をする電解質である．

　食塩を過剰に摂取すると体液のナトリウムイオンの増加により浸透圧が上昇し，平衡化するためには体液中の水を増加させる必要があり，飲水量や腎臓の水の再吸収量が増加する．体液中の水分の増加により浸透圧は保たれるが，体液量が増加するので血圧は上昇する．

　血圧を下げるためには，ナトリウムの排泄を促すか，水の排泄を促進させ体液量を減少させることである．血圧の上昇は圧受容器（大動脈弓，頸動脈洞）により感知され，バソプレッシン，アルドステロンの分泌抑制や**心房性ナトリウム利尿ペプチド***の分泌促進が起こり，尿細管でのナトリウム再吸収の抑制や分泌促進により，水の再吸収が抑えられる．尿量は増加し，体液量は減少して血圧は低下する．ナトリウムの増減は血圧の増減に大きく関与している（**表 9.8**）．

コラム　生物の起源は「海」

　生物の起源は海中で生活していた単細胞生物であり，進化の過程で陸上に上がり，ヒトが出現したといわれている．ヒトのからだは約 60% が水分で，その 2/3 は細胞内液，1/3 は細胞外液である．細胞外液は海水と類似した組成をもち，おもにナトリウムや塩素であり，細胞内液のおもなミネラルはカリウムで，細胞内外の浸透圧を調節している．細胞外液の水分含量と浸透圧を一定に保つため，体内にはつねに約 200 g のナトリウムと塩素，すなわち食塩が保持されている．

〈表9.8〉 ナトリウムイオンの過不足による血圧の影響

	ナトリウムイオン過剰	ナトリウムイオン不足
細胞外液の浸透圧	上昇	低下
抗利尿ホルモン	促進	抑制
尿量	減少	増加
細胞外液量	増加	減少
体液量	増加	減少
血圧	上昇	低下

2）カリウムの摂取と血圧

　日本人はナトリウムの摂取量が多いため，ナトリウム摂取量の低下に加えてナトリウムの尿中排泄を促進するカリウムの摂取が必要と考えられている．カリウムの摂取量を増加させることで，血圧低下，脳血管疾患予防，骨粗鬆症予防につながることが研究されている．カリウムの多い食事は高血圧の一次予防や治療に役立っている．果物や野菜の摂取量を多くする高血圧予防食が勧められている．

10 エネルギー代謝

　エネルギーの摂取量と消費量のバランスを維持することは健康の維持に重要であり，このバランスの不均衡はメタボリックシンドロームなどの疾病の発症と深く関与している．生体のエネルギー消費量についての理解は，これら疾病発症を予防するうえで大変重要な意味をもつ．ここでは，生体が1日にどのようにエネルギーを消費しているか，臓器別のエネルギー消費量の違い，エネルギー消費量の測定方法について学習する．

A　エネルギー代謝の概念

　食事により摂取された栄養素のうち，エネルギー源となる炭水化物，脂質，たんぱく質はATPの合成のために用いられる．ATPは，筋収縮などに必要な物理的エネルギー，体温維持のための熱エネルギー，物質生合成のための化学的エネルギー，神経活動のための電気エネルギーなどとして消費される．このように，栄養素からエネルギーを獲得してATPを合成し，ATPを利用して各種の仕事を行うための諸反応の総称をエネルギー代謝という（**図10.1**）．

a　物理的燃焼値

　物理的燃焼値とは，食物に含まれるエネルギーを完全に酸化燃焼し，その際に発生する熱量（**カロリー**＊）をボンベカロリメーター（**図10.2**）で測定した値である．得られる物理的燃焼値は栄養素1gあたり，糖質で4.1 kcal，脂質で9.5 kcal，たんぱく質で5.7 kcalである（**図10.3**）．

b　生理的燃焼値（生体利用エネルギー量）

　食物に含まれるエネルギーのすべてを生体が利用できるわけではない．消化・吸収過程でエネルギーの損失があり，アミノ酸の窒素を含む部分は酸化されずに若干のエネルギーを残したまま排泄される．したがって，生体が利用できる食物のエネルギーは物理的燃焼値よりも低く

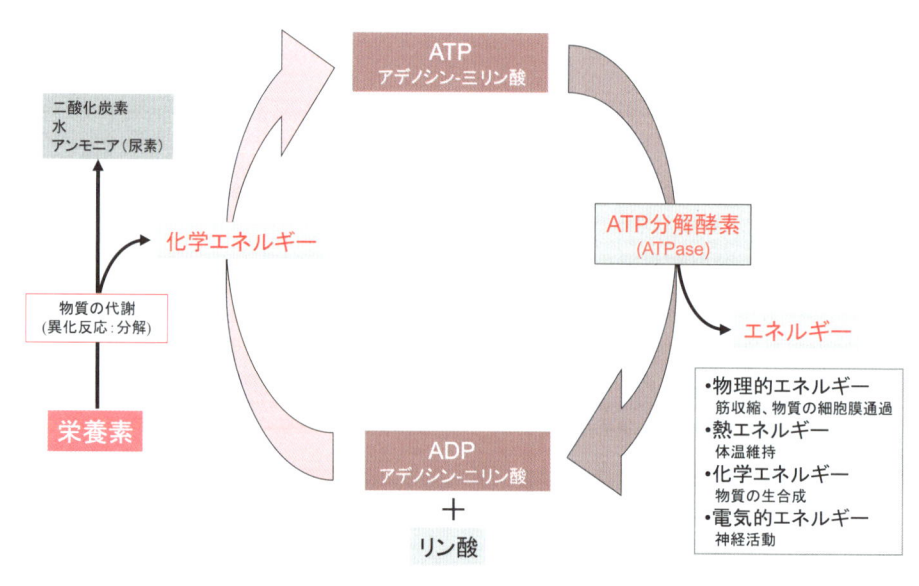

〈図10.1〉　エネルギー代謝の概念

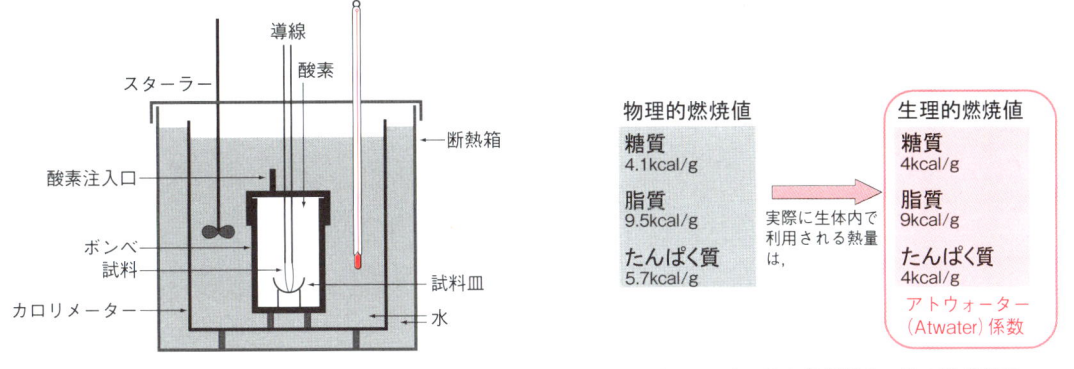

B　エネルギー消費量

〈図10.2〉　ボンベカロリメーター

〈図10.3〉　物理的燃焼値と生理的燃焼値

なり，生理的燃焼値（生体利用エネルギー量）は，糖質4kcal/g，脂質9kcal/g，たんぱく質4kcal/gとされている．この数値は**アトウォーター係数***と呼ばれる（**図10.3**）．厳密には食品によって若干異なり，日本食品標準成分表では大部分の食品について「エネルギー換算係数」が示されている．

B　エネルギー消費量

ヒトが1日に消費するエネルギー量（**総エネルギー消費量***）は，**基礎代謝量***，身体活動によるエネルギー消費，**食事誘発性熱産生***から構成される（**図10.4**）．

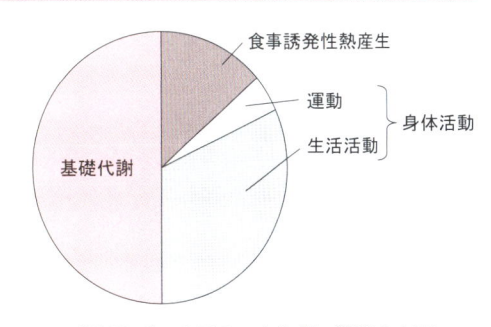

a　基礎代謝量と除脂肪体重

基礎代謝とは，安静時におけるエネルギー消費量であり，生命維持に最低限必要なエネルギーである．基礎代謝量の測定は，早朝，空腹時，排尿・排便後，室温20〜25℃，仰臥（仰向け），覚醒下で測定される（**図10.5**）．日本では年齢階級別，性別に，体重あたりの基礎代謝基準値（kcal/kg/日）が定められている．

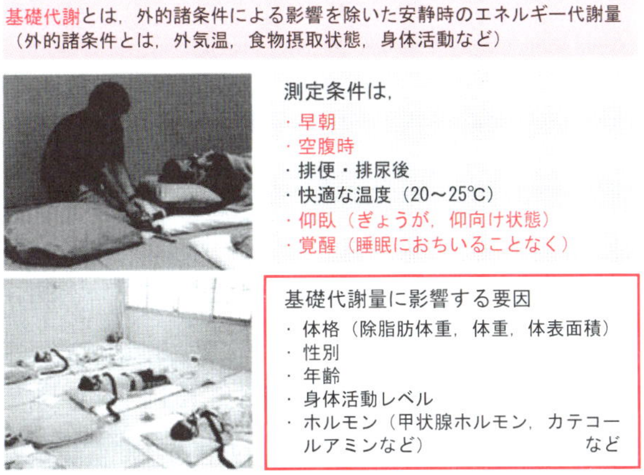

〈図10.4〉　1日のエネルギー消費の内訳

〈図10.5〉　基礎代謝量

（写真出典：奥恒行ほか　編：健康・栄養科学シリーズ　基礎栄養学（改訂第4版），南江堂，2012）

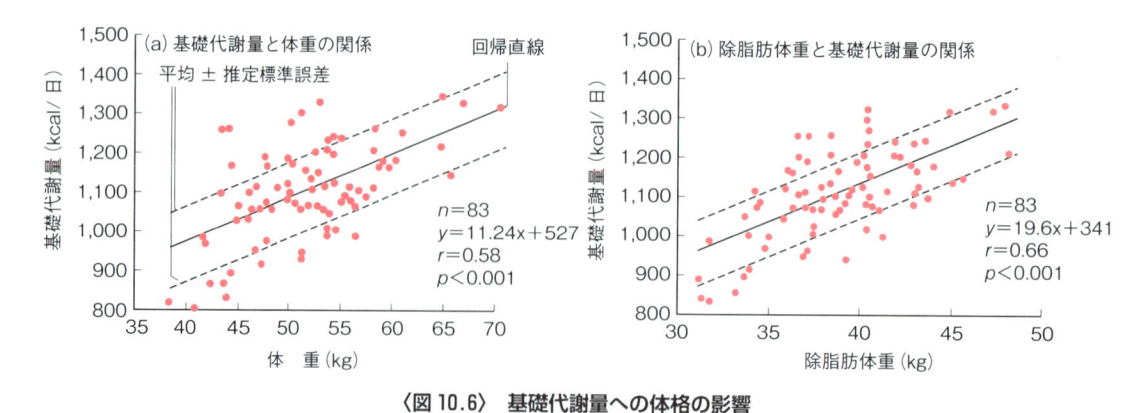

〈図10.6〉 基礎代謝量への体格の影響

(a) 基礎代謝量と体重の関係　n=83, y=11.24x+527, r=0.58, p<0.001

(b) 除脂肪体重と基礎代謝量の関係　n=83, y=19.6x+341, r=0.66, p<0.001

(奥恒行ほか 編：健康・栄養科学シリーズ 基礎栄養学（改訂第4版），南江堂，2012 より引用改変)

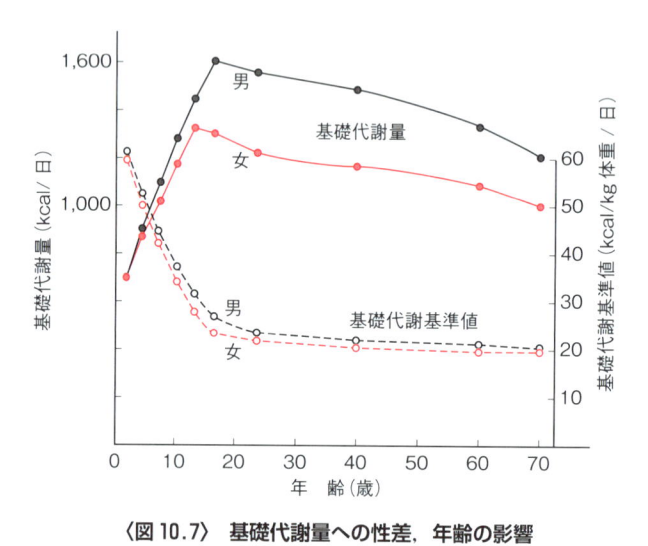

〈図10.7〉 基礎代謝量への性差，年齢の影響

(瀧本知憲ほか 編：新食品・栄養科学シリーズ 基礎栄養学（第3版），化学同人，2012 より引用)

　基礎代謝量は，体格（体重や体の大きさ），性別，年齢，身体レベル，ホルモン，月経，発熱，妊娠などによって影響を受ける．

　①体格の影響：体格の指標としては，体表面積，体重，**除脂肪体重***が用いられる．体重のうち，体脂肪はエネルギー消費量が少なく基礎代謝量に及ぼす影響は少ないため，除脂肪体重と基礎代謝量の相関関係がより高くなる（**図10.6**）．除脂肪体重とは全体重のうち体脂肪を除いた重量のことで，骨や，エネルギー代謝が盛んな骨格筋や内臓諸器官などの総重量である．基礎代謝量（kcal/日）は，除脂肪体重×28.5で推定することができるが，体脂肪が多い肥満者では過大に評価，逆にやせでは過小に評価する可能性がある．無理なダイエットは骨格筋量を減らすため，基礎代謝量を低下させることになり，リバウンドしやすくなる．

　②性別の影響：一般的に女性は男性よりも体格が小さく体脂肪率が高いため，基礎代謝量（kcal/日）が低い．しかし，除脂肪体重あたりの基礎代謝量（kcal/除脂肪体重kg/日）には男女差は認められない（**図10.7**）．

　③年齢の影響：基礎代謝量（kcal/日）は男性では15～17歳，女性では12～14歳をピークに加齢とともに低下する．体重あたりの基礎代謝量（kcal/kg/日）は，出生後1～2年頃が最も高く，以後発育が進むにつれて低下し，18歳頃～40歳くらいまでは変化が少ない．小児期が高い理由として，体脂肪率が低いことや除脂肪体重のエネルギー消費量が高いことが考えられる．

B　エネルギー消費量

一方，60歳以上では除脂肪体重量の減少などの原因で低下する（図10.7）．

④身体活動レベル：体重あたりの基礎代謝量は，職業内容やトレーニングなどで骨格筋が発達しているヒトで高くなるが，これは体重に対する除脂肪体重の割合が増加したためで，除脂肪体重あたりでは一般人の基準値とほぼ同じである．

⑤ホルモン：甲状腺ホルモンは基礎代謝量を増加させるため，甲状腺機能亢進症（バセドウ病）患者では基礎代謝量が高く，体重の減少が認められる．甲状腺刺激ホルモン，副腎髄質ホルモンのカテコールアミン（アドレナリン），成長ホルモンも基礎代謝を増加させる．

⑥月経：女性の月経周期内における基礎代謝量には2～5％の変動があり，基礎体温が低い卵胞期には基礎代謝も低く，排卵後の黄体期には基礎代謝が高くなる．

⑦発熱：発熱時の基礎代謝は増大し，体温が1℃上昇すると基礎代謝量は約13％増加する．

⑧妊娠：妊娠期では胎児の成長とともに体重が増加し，妊娠末期は子宮，胎盤，胎児の成長と，母体の心臓負荷の増大のため基礎代謝量は高くなる．

b　安静時代謝量

安静時代謝量* は安静時に消費されるエネルギー量のことであり，基礎代謝量の測定のように姿勢や食事，室内環境などの測定条件は規定されておらず，通常，安静状態で仰臥位や座位で測定される．安静時代謝量は食事などの影響があるため，基礎代謝量の10～20％高くなる．

コラム　基礎代謝量を推定してみよう

「日本人の食事摂取基準（2010年版）」中の表に示されている基礎代謝基準値（kcal/kg/日）は，主に1960年前後に得られた日本人のデータから，平均的な体格の人にあうように求められており，体重の大きい者ほど過大評価することがわかっている．それに対し，Ganpuleらは，様々な体格の人でも基礎代謝量が推定できるよう，2000年以降に国立健康・栄養研究所で測定された日本人（20～70歳代の日本人男性71名，女性66名）のデータに基づき，基礎代謝量の推定式を作成した．

基礎代謝量（kcal）
＝$\{(0.1238+(0.0481×体重 kg)+(0.0234×身長 cm)-(0.0138×年齢)-性別係数^*)\}×1000/4.186$

注）＊男性＝0.5473×1，女性＝0.5473×2

この式は，図にあるように基礎代謝基準値や他の計算式に比べ，推定誤差が少ないことがわかっている．ただし，得られた値はあくまで推定値で，真の値はこの推定値を中心に分布し，100 kcal/日以上異なることもありうる．特に筋肉質でBMIが大きい人では，誤差がやや大きくなる．

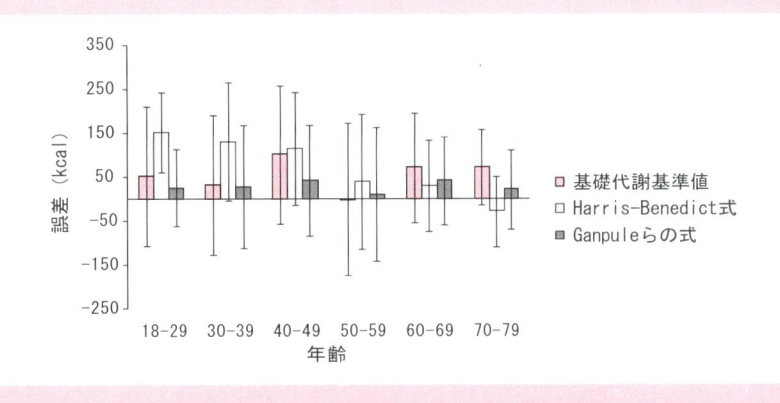

〈図〉　基礎代謝量の各推定識による推定誤差（男性）
値は，（推定値 − 実測値）の平均 ± 標準偏差．
（Miyake, et al.：*J Nutr Sci Vitaminol*, 2011 より引用）

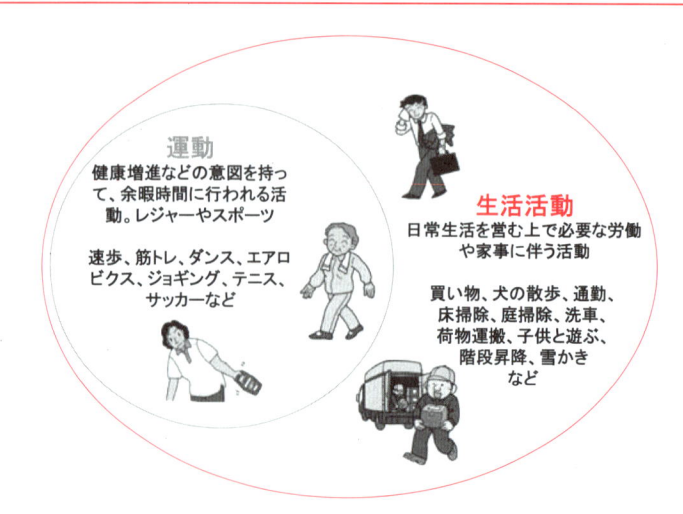

〈図10.8〉 身体活動
ヒトが体を動かすことを総じて「身体活動」という．

また，外気温が低いと骨格筋の緊張や熱産生の増大などの理由から基礎代謝量が増加するため，低温環境で測定された場合は高値を，高温環境で測定された場合は低値を示す．

c 睡眠時代謝量

睡眠時は副交感神経が興奮し，心拍数が低下，骨格筋が弛緩しており，覚醒によるエネルギーを要さない分，基礎代謝量よりもエネルギー消費量は低下すると考えられる．しかし，睡眠時代謝量の実測値は基礎代謝量とほぼ等しい．

d 活動時代謝量

身体活動時，すなわち通勤や通学時の歩行，家事，仕事などの「生活活動時」や，ジョギング，テニスなどの「運動時」のエネルギー消費を活動時代謝という（**図10.8**）．**活動時代謝量**＊は1日の総エネルギー代謝量の中で最も変動しやすい要素である．座位中心の生活の人からスポーツ選手まで，個人間での違いが幅広いため，各個人に**推定エネルギー必要量**＊の算出には身体活動量の考慮が必要になる．身体活動の強度の指標には，**メッツ（METs）**＊，エネルギー代謝率（RMR），動作強度（Af）身体活動レベル（PAL）がある．

e メッツ（METs），身体活動レベル（PAL）

1) メッツ（METs）

身体活動時のエネルギー消費量が安静時のエネルギー消費量の何倍にあたるかを示す身体活動の強度を表す単位である（**表10.1**）．

$$\text{METs} = 身体活動時のエネルギー消費量／安静時のエネルギー消費量$$

座って安静にしている状態での酸素摂取量（エネルギー消費量の指標の1つ）は $3.5\,\text{mL/kg/}$分であり（換算すると $1.05\,\text{kcal/kg/}$時となる），これを1 METとしている．
体重60 kgのヒトが3 METsの歩行運動を1時間行った場合，

$$エネルギー消費量 = 1.05\,\text{kcal/kg/時} \times 60\,\text{kg} \times 3\,\text{METs} \times 1\,\text{時間} = 189\,(\text{kcal})$$

となる．

なお，「健康づくりのための運動指針2006」ではMETs×実施時間をEx（エクササイズ）と呼んでいる．たとえば，6 METsの運動を30分間行った場合，6 METs×0.5時間＝3 Exとなる．

2) エネルギー代謝率（RMR）

身体活動のみに要するエネルギー消費量が基礎代謝量の何倍にあたるかを示す身体活動の強

B　エネルギー消費量

〈表10.1〉　身体活動の分類（上）とメッツ（METs）（下）

身体活動の分類 （メッツ値*の範囲）	身体活動の例
睡眠（0.9）	睡眠
座位または立位の静的な活動（1.0〜1.9）	テレビ・読書・電話・会話など（座位または立位），食事，運転，デスクワーク，縫物，入浴（座位），動物の世話（座位，軽度）
ゆっくりした歩行や家事など低強度の活動（2.0〜2.9）	ゆっくりした歩行，身支度，炊事，洗濯，料理や食材の準備，片付け（歩行），植物への水やり，軽い掃除，コピー，ストレッチング，ヨガ，キャッチボール，ギター，ピアノなどの楽器演奏
長時間持続可能な運動・労働など中強度の活動（普通歩行を含む）（3.0〜5.9）	ふつう歩行〜速歩，床掃除，荷造り，自転車（ふつうの速さ），大工仕事，車の荷物の積み下ろし，苗木の植栽，階段を下りる，子どもと遊ぶ，動物の世話（歩く／走る，ややきつい），ギター：ロック（立位），体操，バレーボール，ボーリング，バドミントン
頻繁に休みが必要な運動・労働など高強度の活動（6.0以上）	家財道具の移動・運搬，雪かき，階段を上る，山登り，エアロビクス，ランニング，テニス，サッカー，水泳，縄跳び，スキー，スケート，柔道，空手

*メッツ値（metabolic equivalent, MET：単数形，METs：複数形）は Ainsworth, et al. による．いずれの身体活動でも活動実施中における平均値に基づき，休憩・中断中は除く．

運動競技と分類とメッツ（METs）

METs	活動内容
3.0	ボーリング，バレーボール
4.0	速歩，卓球，体操
4.5	バドミントン，ゴルフ（バッグは自分でもって移動）
4.8	バレエ
5.0	かなり速歩，野球
6.0	高強度ウェイトトレーニング，バスケットボール
6.5	エアロビクス
7.0	ジョギング，サッカー，テニス，背泳，スケート，スキー
7.5	登山（1〜2 kgの荷物）
8.0	自転車（20 km/h），ランニング，クロール（ゆっくり）
10.0	ランニング（10 km/h），柔道，空手，ボクシング，ラグビー，平泳ぎ
11.0	バタフライ，クロール（速い）
15.0	ランニング（階段を上がる）

〈表10.2〉　身体活動レベル別にみた活動内容と活動時間の代表例（15〜69歳）

		低い（I）	ふつう（II）	高い（III）
身体活動レベル		1.50 （1.40〜1.60）	1.75 （1.60〜1.90）	2.00 （1.90〜2.20）
日常生活の内容		生活の大部分が座位で，静的な活動が中心の場合	座位中心の仕事だが，職場内での移動や立位での作業・接客など，あるいは通勤・買物・家事，軽いスポーツ等のいずれかを含む場合	移動や立位の多い仕事への従事者．あるいは，スポーツなど余暇における活発な運動習慣をもっている場合
個々の活動の分類（時間／日）	睡眠（0.9）*	7〜8	7〜8	7
	座位または立位の静的な活動（1.5：1.0〜1.9）	12〜13	11〜12	10
	ゆっくりした歩行や家事など低強度の活動（2.5：2.0〜2.9）	3〜4	4	4〜5
	長時間持続可能な運動・労働など中強度の活動（普通歩行を含む）（4.5：3.0〜5.9）	0〜1	1	1〜2
	頻繁に休みが必要な運動・労働など高強度の活動（7.0：6.0以上）	0	0	0〜1

*（　）内はメッツ値（代表値：下限〜上限）．

〈表10.3〉 推定エネルギー必要量（kcal/日）

性別	男性			女性		
身体活動レベル[1]	Ⅰ	Ⅱ	Ⅲ	Ⅰ	Ⅱ	Ⅲ
0〜5（月）	—	550	—	—	500	—
6〜8（月）	—	650	—	—	600	—
9〜11（月）	—	700	—	—	650	—
1〜2（歳）	—	950	—	—	900	—
3〜5（歳）	—	1,300	—	—	1,250	—
6〜7（歳）	1,350	1,550	1,750	1,250	1,450	1,650
8〜9（歳）	1,600	1,850	2,100	1,500	1,700	1,900
10〜11（歳）	1,950	2,250	2,500	1,850	2,100	2,350
12〜14（歳）	2,300	2,600	2,900	2,150	2,400	2,700
15〜17（歳）	2,500	2,850	3,150	2,050	2,300	2,550
18〜29（歳）	2,300	2,650	3,050	1,650	1,950	2,200
30〜49（歳）	2,300	2,650	3,050	1,750	2,000	2,300
50〜69（歳）	2,100	2,450	2,800	1,650	1,900	2,200
70 以上（歳）[2]	1,850	2,200	2,500	1,500	1,950	2,000
妊婦（付加量）[3] 初期				+50	+50	+50
中期				+250	+250	+250
末期				+450	+450	+450
授乳婦（付加量）				+350	+350	+350

1) 身体活動レベルは，低い，ふつう，高いの3つのレベルとして，それぞれⅠ，Ⅱ，Ⅲで示した．
2) 主として70〜75歳ならびに自由な生活を営んでいる対象者に基づく報告から算定した．
3) 妊婦個々の体格や妊娠中の体重増加量，胎児の発育状況の評価を行うことが必要である．
注1：活用に当たっては，食事摂取状況のアセスメント，体重及びBMIの把握を行い，エネルギーの過不足は，体重の変化またはBMIを用いて評価すること．
注2：身体活動レベルⅠの場合，少ないエネルギー消費量に見合った少ないエネルギー摂取量を維持することになるため，健康の保持・増進の観点からは，身体活動量を増加させる必要があること．

度を表す単位である．

$$RMR = \frac{身体活動時のエネルギー消費量 - 安静時のエネルギー消費量}{基礎代謝量}$$

3）動作強度（Af）

身体活動時のエネルギー消費量が基礎代謝量の何倍にあたるかを示す身体活動の強度を表す単位である．

$$Af = \frac{身体活動時のエネルギー消費量}{基礎代謝量}$$

基礎代謝量は座位での安静時代謝量よりおよそ10％大きいため，METs×1.1＝Afという関係式が成り立つ．

4）身体活動レベル（PAL）

1日の総エネルギー消費量が1日の基礎代謝量の何倍にあたるかを示す単位である．

$$PAL = \frac{1日あたりの総エネルギー代謝量}{1日あたりの基礎代謝量}$$

身体活動レベルをAfによって示すと，

$$PAL = \frac{\Sigma Af \cdot T}{1,440（分）} \quad （Tは各種身体活動の時間（分））$$

となる．

食事摂取基準では，成人における身体活動レベルの活動内容と活動時間の代表例をⅠ(低い)，Ⅱ（ふつう），Ⅲ（高い）の3段階で示しており（**表10.2**），推定エネルギー必要量を基礎代謝量（kcal/日）と身体活動レベル（1.5〜2.0）の積で概算している（**表10.3**）．

C 臓器別エネルギー代謝

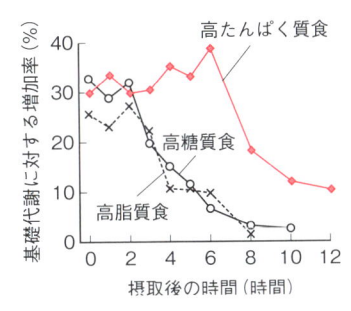

〈図10.9〉 食事誘発性熱産生によるエネルギー消費量の変化
(瀧本知憲ほか 編：新食品・栄養科学シリーズ 基礎栄養学（第3版），化学同人，2012より引用)

f 食事誘発性熱産生

　食物を摂取した後にはエネルギー代謝量が増加する．これを食事誘発性熱産生，あるいは食事産熱効果または特異動的作用という．食事誘発性熱産生は1日の総エネルギー消費量の約10％を占めている．栄養素の消化・吸収，各組織への運搬などの代謝に伴って生じるエネルギー産生で（図10.9），食後まもなく増加し，約1時間後に最高値となり，その後徐々に減少するものの5～10時間程度持続する．食事誘発性熱産生は栄養素によって異なり，たんぱく質では摂取したエネルギーの約30％，糖質は約6％，脂質は約4％，混合食では約8％が食事誘発性熱産生として使われる．たんぱく質が高値なのは，その合成・分解にエネルギーを多く使用するためである．なお，食事摂取基準では，食事誘発性熱産生を身体活動時のエネルギー消費量に含めて考えている．食事誘発性熱産生で産生したエネルギーは，熱エネルギーとして寒冷環境下では体温維持に利用されるが，運動エネルギーなどのエネルギーには利用されない．

C 臓器別エネルギー代謝

　安静時における主要な臓器・組織のエネルギー代謝量を表10.4に示している．

a 筋　　肉

　骨格筋の安静時における単位重量あたりのエネルギー消費量は他の臓器に比べて低いが，骨格筋重量が体重の40％前後を占めるため，骨格筋全体でのエネルギー消費量は安静時エネルギー消費量の22％を占め，もっとも消費量の大きい組織の1つとなっている．また，骨格筋におけるエネルギー消費量は筋収縮によって安静時の数倍になるなど，他の臓器・組織ではみられ

〈表10.4〉 安静時における全身および主要な臓器・組織別エネルギー代謝

臓器・組織	重量 (kg)	エネルギー代謝量		比率 (%)
		(kcal/kg/日)	(kcal/日)	
全身	70	24	1,700	100
骨格筋	28.0	13	370	22
脂肪組織	15.0	4.5	70	4
肝臓	1.8	200	360	21
脳	1.4	240	340	20
心臓	0.33	440	145	9
腎臓	0.31	440	137	8
その他	23.16	12	277	16

(Gallagher, D. et al., 1998 より改変)
体重70kgで，体脂肪率が約20％の男性を想定．

> **コラム　褐色脂肪の機能と肥満**
>
> 　褐色脂肪は熱産生活性によりエネルギーを消費する特異的組織であり，体脂肪量と密接な関係がある．従来，褐色脂肪は新生児には存在するが成人にはほとんどないとされてきた．しかし，最近 PET-CT によるグルコース利用評価法によって成人でも褐色脂肪の存在が確認され，壮年期移行にその機能が低下していき，肥満（いわゆる中年太り）の原因になっている可能性が示唆された．褐色脂肪の活性化や増量は肥満対策の有効な手段と考えられる．しかし，これを可能とする最も効果的かつ生理的な手段は寒冷刺激であるが，これを継続的かつ有効に実施するのは難しい．寒冷刺激を受容する TRP チャネルは唐辛子の辛味成分であるカプサイシンなどの天然化合物によって活性化されるため，日常の食生活面から褐色脂肪を活性化することができるかもしれない．最近，運動トレーニングを行った骨格筋でアイリシン（Irisin）と呼ばれるペプチドの産生と放出が促進され，皮下の白色脂肪中の前駆脂肪細胞を褐色脂肪に変化させてエネルギー消費量を増加させることが報告され，運動習慣を維持することが褐色脂肪を増やして肥満をより効率的に予防できると示唆されている．
>
> **〈図〉　褐色脂肪組織と肥満**

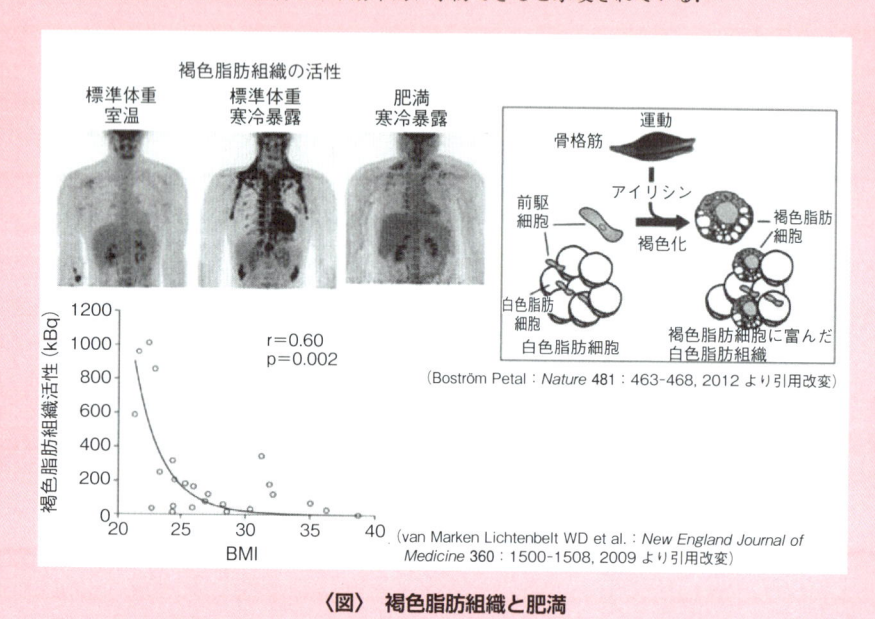

ない特徴をもつ．

　心臓は安静時においてもつねに収縮を繰り返しており，単位重量あたりのエネルギー消費量が非常に高い．

b　肝　　臓

　肝臓は生命維持にとって基本的な機能を担っている重要な臓器である．ほとんどの栄養素が門脈を通って肝臓内へ流入して代謝されるため，単位重量あたりのエネルギー消費量が非常に高い．また，肝臓全体でのエネルギー消費量は，安静時エネルギー消費量の21％を占め，最も消費量の大きい組織の1つとなっている．

c　脂肪組織

　成人の脂肪組織重量は体重の15～25％を占めるが，単位重量あたりのエネルギー消費量は極めて小さいため，全身のエネルギー消費量に占める割合は組織重量が大きい割には4％と少ない．

　脂肪組織にはエネルギーを中性脂肪として蓄積している白色脂肪組織と，ミトコンドリアを多く含み熱産生機能を有する褐色脂肪組織がある．成人における褐色脂肪組織量は，白色脂肪

d 脳

　脳のエネルギー源はおもにグルコースで，脂質は血液脳関門を通過できないため利用されない．身体機能を統括する脳の重量は，成人で約1.5 kgと体重の2.5％にすぎないが，安静時のエネルギー消費量に占める割合は20％と，骨格筋や肝臓とともに高い．

D　エネルギー代謝の測定法

　エネルギー消費量を測定する方法は何種類かある．多様な手法の違いを理解し，実践や研究の場にどう応用できるかを知ることが重要である．

a　直接法

　消費されたエネルギーは熱となって放散されるため，その熱量を直接測定することで，エネルギー消費量を測定することが可能である．実際は，外気と熱の交流を遮断した部屋（チャンバー）の中にヒトが入り，身体から放散される熱量を室内に循環する水に吸収させて，その温度上昇から放散された熱量を算出する（図10.10）．装置が高価であることや，高度な測定技術を要することから，現在ではほとんど使用されていない．

b　間接法と呼気ガス分析

　栄養素がエネルギーに変換されるには，酸素を利用し二酸化炭素を産生する．タンパク質がエネルギーとなる場合には，尿中に窒素が排泄される．したがって，一定期間に身体が消費する酸素の量と産生する二酸化炭素の量，および尿中窒素量を測定することで，エネルギー消費量を推定できる．このような原理で測定する方法が間接法である．

1）ダグラスバッグへの呼気採取による間接法

　特殊なマスクを装着し，呼気ガスを一定時間ダグラスバッグに採集する（図10.11）．ダグラスバッグに採集された呼気ガス中の酸素および二酸化炭素濃度を大気中のものと比較測定し，かつ採集された呼気ガスの容量を測定して，一定期間に身体が消費する酸素の量と産生する二

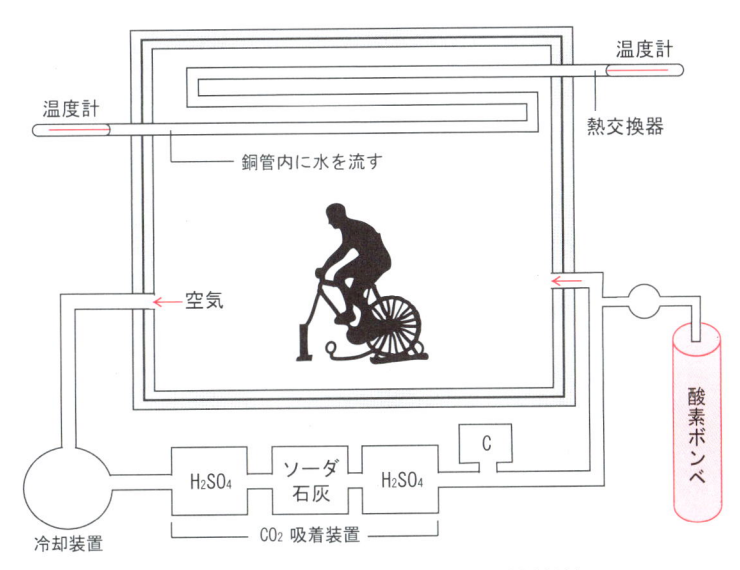

〈図10.10〉　エネルギー代謝の測定法（直接法）
身体から発散する熱量を室内に循環する水に吸収させて，その温度上昇から発散した熱量を測定する．

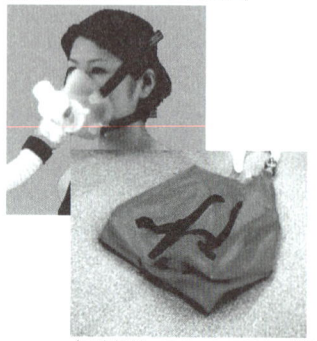

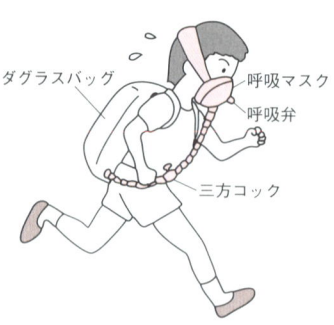

〈図10.11〉 エネルギー代謝の測定法（間接法，ダグラスバッグへの呼気採取）

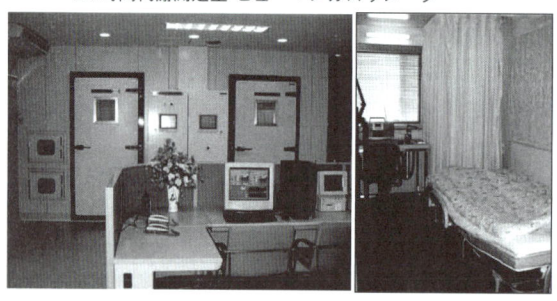

〈図10.12〉 エネルギー代謝の測定法（間接法，開回路呼吸チャンバー）
（奥恒行ほか編：健康・栄養科学シリーズ 基礎栄養学（改訂第4版），南江堂，2012より引用）
被験者は，6畳程度の室内で生活し，その間の酸素濃度と二酸化炭素濃度の変化から，1日あたりのエネルギー消費量や，安静時，睡眠時のエネルギー消費量を正確に推定する．

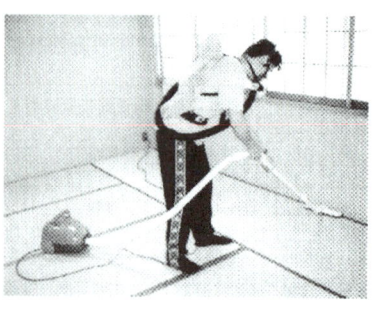

酸化炭素の量を算出する．基礎代謝，安静時代謝，短時間の活動時代謝の測定に用いられる．食事中の測定や長時間の測定には適さない．

2) 開回路呼吸チャンバーを用いた間接法

日常生活におけるエネルギー消費量を測定する方法であり，開回路呼吸チャンバー（ヒューマンカロリーメーター）を用いる．ヒトの入った室内の酸素と二酸化炭素濃度，室内からのガスサンプルの流量を経時的に測定して，身体が消費する酸素の量と産生する二酸化炭素の量を

> **コラム　酸素消費量と二酸化炭素排泄量からエネルギー消費量を算出する**
>
> 酸素消費量と二酸化炭素排泄量および尿中窒素排泄量が正確に得られれば，多くの場合1％程度かそれ以下の誤差で，エネルギー消費量が推定できる．最もよく利用されるWeirの式は，以下の通りである．
>
> エネルギー消費量（kcal）＝3.941×酸素消費量＋1.106×二酸化炭素排泄量－2.17×尿中窒素排泄量
>
> 三大栄養素のうち，摂取エネルギーに占めるたんぱく質の割合は比較的安定している．そこで，タンパク質の占める割合を12.5％と仮定すると，
>
> エネルギー消費量（kcal）＝3.9×酸素消費量＋1.1×二酸化炭素排泄量
>
> となる．たんぱく質の占める割合が20％を大きく超える極端に偏った食事でなければ，尿中窒素排泄量を考慮しないことによる誤差の影響は1％未満であり，呼気分析だけでも十分に正確に測定することができる．

D　エネルギー代謝の測定法

モニターする（図10.12）．この装置では快適な状態で長時間にわたってさまざまな生活活動や運動中のエネルギー代謝を測定することが可能である．とくに，睡眠時代謝，基礎代謝，食事誘発性熱産生，室内における活動時代謝の測定に適している．

c　二重標識水法

酸素の安定同位体である^{18}Oと水素の安定同位体である^2H（重水素）で二重にラベルした二重標識水（$^2H_2^{18}O$）を用いる方法である（図10.13）．被験者に二重標識水を飲んでもらい，約2週間日常生活を送った後，尿中の同位体を測定する．^2Hは水分としてのみ排泄されるが，^{18}Oは水分のほか二酸化炭素として呼気からも排泄される．エネルギー消費量の高いヒトは^{18}Oが二酸化炭素として呼気から排泄される量が増加するため，尿中^{18}O濃度は速やかに低下する．

食事摂取基準では，身体活動レベル（PAL）の基準値を，**二重標識水法***によるエネルギー消費量と基礎代謝量を正確に測定した結果より求めている．

二重標識水法は日常生活におけるエネルギー消費量を正確に調べることができるが，二重標識水や同位体分析装置が高価であることなどが欠点である．

d　その他の方法

1）心拍数記録法

運動負荷強度を上げるにしたがい，心拍数が上昇する．心拍数と酸素摂取量との間には正の相関関係が認められるため（図10.14），心拍数を調べることによりエネルギー消費量を測定することができる．簡便に測定することができ，測定装置も安価である．

2）加速度計法

加速度センサーが内蔵された加速度計は，身体の移動に伴って生じる鉛直方向への振動と頻度から身体活動を強度別に分類して記録することができる（図10.15）．また，エネルギー消費量の計算も可能であり，日常身体活動時のエネルギー消費量が測定できる．しかし，鉛直方向への振動を伴わないボートや自転車などの運動を検出できないほか，身体に装着するため水泳

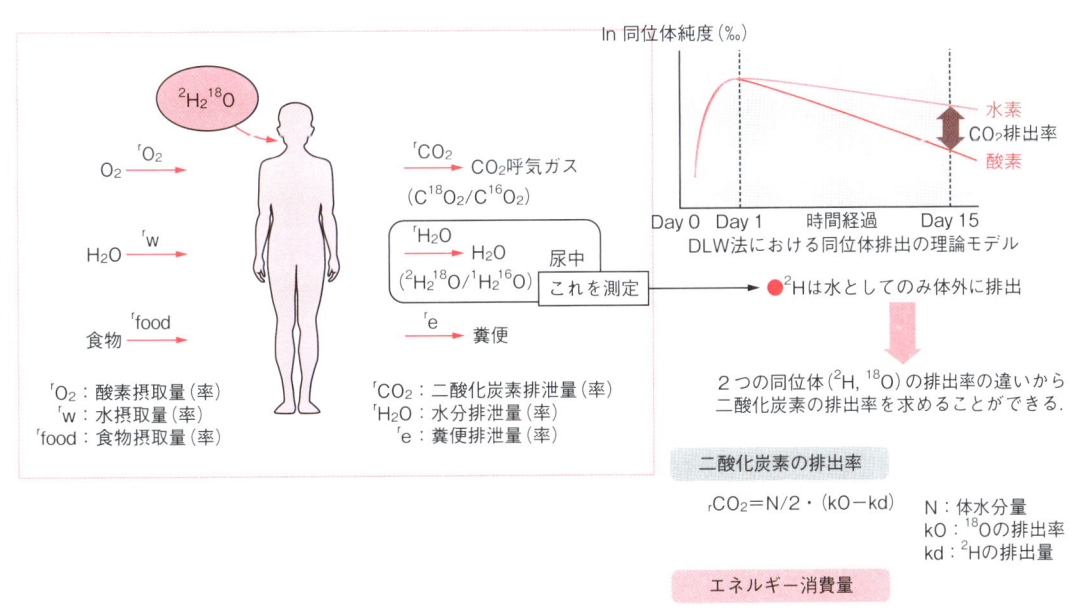

〈図10.13〉　二重標識水法

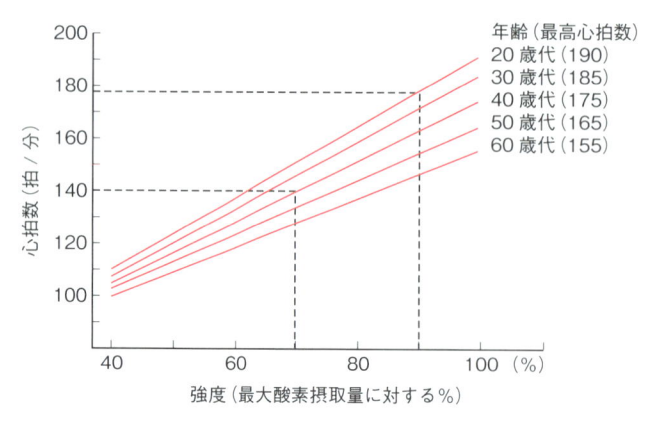

〈図10.14〉 年齢別にみた運動強度と心拍数の関係
（体育科学センター 編：健康づくり運動カルテ，講談社，1976 より引用）

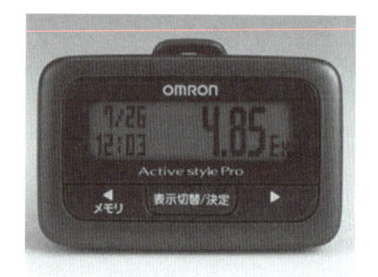

〈図10.15〉 三次元加速時計（オムロン社製）

〈表10.5〉 身体活動調査票

氏名	○○ ○○	性別	男 (女)	年齢	21 歳	職業	学生
身長	158 cm	体重	51 kg	調査年月日	平成 21 年 7 月 10 日		

身体活動の分類		身体活動強度（メッツ値）	時間(h)	メッツ ×h(Ex)
睡眠(0.9)	睡眠	0.9	7	0.9×7　=6.3
座位または立位の静的な活動 (1.0〜1.9)	テレビ・音楽鑑賞	1.0	2	1.0×2　=2
	講義	1.3	6	1.3×6　=7.8
	食事	1.5	1.75	1.5×1.75=2.6
	入浴(座位)	1.5	0.5	1.5×0.5 =0.75
	通学(電車・バス)	1.5	0.5	1.5×0.5 =0.75
	座位での会話	1.5	1	1.5×1　=1.5
	電話	1.5	0.1	1.5×0.1 =0.15
小計				15.6
ゆっくりした歩行や家事など低強度の活動 (2.0〜2.9)	身の回り	2.0	1.5	2.0×1.5 =3
	料理や食材の準備(立位)	2.0	1	2.0×1　=2
	掃除(電気掃除機)	2.2	0.25	2.2×0.25=0.55
	皿洗い(立位)	2.5	0.25	2.5×0.25=0.63
	ストレッチング	2.5	0.25	2.5×0.25=0.63
小計				6.8
長時間持続可能な運動・労働など中強度の活動（普通歩行を含む）(3.0〜5.9)	通学(普通歩行)	3.0	0.5	3.0×0.5 =1.5
	買物(自転車)	4.0	0.4	4.0×0.4 =1.6
	移動(速歩)	4.0	0.2	4.0×0.2 =0.8
小計				3.9
頻繁に休みが必要な運動・労働など高強度の活動 (6.0 以上)	ジョギング	6.0	0.3	6.0×0.3 =1.8
	テニス	7.0	0.5	7.0×0.5 =3.5
小計				5.3
1 日合計			24.0	37.9

37.9(Ex)×51(kg)×1.05＝2030(kcal/日)，Ex(エクササイズ)：メッツ×h.
"エクササイズ"は「健康づくりのための運動指針2006」で用いられている運動量の単位である．
身体活動の相対強度であるMETsを用いて，身体活動の内容と時間の記録からエネルギー消費量を評価する．記入が面倒，精度に問題があり，評価に時間がかかる．

D　エネルギー代謝の測定法

や入浴時の評価はできない．

3）身体活動調査票

METsを用いて身体活動内容と時間の記録を行い，そのデータからエネルギー消費量を算出する記録法である（**表10.5**）．記入が面倒なこと，十分な知識をもった人が評価をしなければ精度が低下すること，評価に要する時間がかかることなどが欠点である．

e　呼吸商と非たんぱく質呼吸商

呼吸商：　呼吸によって体内に取り込まれた酸素は栄養素の燃焼に利用され，二酸化炭素と水になる．体内で消費された酸素量と，体外に排泄された二酸化炭素量の容量比（CO_2/O_2）を**呼吸商**＊という．この値は燃焼するエネルギー源となる栄養素ごとに一定した値になる．

グルコース1分子が燃焼する場合，6分子の酸素を消費して6分子の二酸化炭素が生成するので呼吸商は1となる．

脂質（トリステアリン）1分子が燃焼する場合，81.5分子の酸素を消費して57分子の二酸化炭素が生成するので呼吸商は0.7となる．

たんぱく質の場合，窒素1gについて酸素5.92Lが消費され二酸化炭素4.57Lが生成するので呼吸商は0.8となる．

非たんぱく質呼吸商：　糖質と脂質の燃焼によって排出された二酸化炭素の量と消費された酸素の量の比を**非たんぱく質呼吸商**＊という（**表10.6**）．

$$非たんぱく質呼吸商 = \frac{(二酸化炭素炭素排出量 - N \times 4.75)}{(酸素消費量 - N \times 5.92)}$$

Nは一定時間内に排泄された尿中窒素量（g）

強い運動を行ったとき（無酸素運動）には，糖質のみが燃焼するので呼吸商は1に近づく．低強度の有酸素運動を行ったときには，脂質の燃焼が増加するので呼吸商は0.7に近づく．絶食状態では脂質の燃焼が主になるため，呼吸商は0.7に近づく．糖尿病では糖の利用が低下しているので，呼吸商は低下する．糖質を多量に摂取し，これが体内で脂肪に変換されて貯蔵される場合には呼吸商は1より大きくなる．

〈表10.6〉　非たんぱく質呼吸商

非たんぱく質呼吸商	分解割合（%）		1Lの酸素に対する発生熱量（kcal）	非たんぱく質呼吸商	分解割合（%）		1Lの酸素に対する発生熱量（kcal）
	糖質	脂質			糖質	脂質	
0.707	0	100	4.686	0.85	50.7	49.3	4.862
0.71	1.10	98.9	4.690	0.86	54.1	45.9	4.875
0.72	4.76	95.2	4.702	0.87	57.5	42.5	4.887
0.73	8.40	91.6	4.714	0.88	60.8	39.2	4.899
0.74	12.0	88.0	4.727	0.89	64.2	35.8	4.911
0.75	15.6	84.4	4.739	0.90	67.5	32.5	4.924
0.76	19.2	80.8	4.751	0.91	70.8	29.2	4.936
0.77	22.8	77.2	4.764	0.92	74.1	25.9	4.948
0.78	26.3	73.7	4.776	0.93	77.4	22.6	4.961
0.79	29.9	70.1	4.788	0.94	80.7	19.3	4.973
0.80	33.4	66.6	4.801	0.95	84.0	16.0	4.985
0.81	36.9	63.1	4.813	0.96	87.2	12.8	4.998
0.82	40.3	59.7	4.825	0.97	90.4	9.58	5.010
0.83	43.8	56.2	4.838	0.98	93.6	6.37	5.022
0.84	47.2	52.8	4.850	0.99	96.8	3.18	5.035
				1.00	100.0	0	5.047

（ツンツ，シェンブルグ，ラスクによる）

参　考　書

第1章
荒井綜一, 倉田忠男, 田島　眞編：新・櫻井　総合食品事典, 同文書院, 2012.
江藤祐嘉合, 真田宏夫編著：栄養管理と生命科学シリーズ　基礎栄養の科学, 理工図書, 2012.
奥　恒行, 柴田克己編：健康・栄養科学シリーズ　基礎栄養学（改訂第4版）, 南江堂, 2012.
上代淑人, 清水孝雄監訳：イラストレイテッド　ハーパー・生化学（原書28版）, 丸善出版, 2011.
グラットザー, W. 著, 水上茂樹訳：栄養学の歴史, 講談社サイエンティフィク, 2008.
厚生労働省「日本人の食事摂取基準(2015年版)」策定検討会：日本人の食事摂取基準(2015年版)報告書, 2014.
五島孜郎, 鈴木　健：栄養学総論, 理工学社, 1991.
五島孜郎, 岡崎光子編：四訂　栄養学概論, 光生館, 1994.
五明紀春, 渡邉早苗, 山田哲雄編：スタンダード人間栄養学　基礎栄養学, 朝倉書店, 2010.
佐藤隆一郎, 今川正良：生活習慣病の分子生物学, 三共出版, 2007.
島薗順雄：栄養学史, 朝倉書店, 1983.
島薗順雄：標準栄養学総論, 医歯薬出版, 2000.
鈴木和春, 真鍋祐之, 上原万里子：サクセス管理栄養士講座　基礎栄養学, 第一出版, 2010.
林　淳三：栄養学総論・各論, 医歯薬出版, 1998.
林　淳三, 高橋徹三：Nブックス　栄養学総論, 建帛社, 2002.
林　淳三編著：改訂・基礎栄養学, 建帛社, 2010.
藤田美明, 奥　恒行編：現代栄養科学シリーズ1　栄養学総論, 朝倉書店, 1995.
山口迪夫ほか：新エスカ21　栄養学総論, 同文書院, 1995.

第2章
脊山洋右, 廣野治子：コンパクト栄養学（改訂3版）, 南江堂, 2010.
中屋　豊, 宮本賢一編：エッセンシャル基礎栄養学, 医歯薬出版, 2005.
伏木　亨, 吉田宗弘編：改訂基礎栄養学, 光生館, 2011.
細川　優, 鈴木和春編：基礎栄養学, 光生館, 2012.

第3章
五明紀春, 渡邉早苗, 山田哲雄編：スタンダード人間栄養学　基礎栄養学, 朝倉書店, 2010.
細谷憲政, 中村丁次監修：ビジュアル臨床栄養百科1　臨床栄養の基礎, 小学館, 1996.
佐藤昭夫ほか：生理学, 医歯薬出版, 2012.
鈴木和春, 真鍋祐之, 上原万里子：サクセス管理栄養士講座　基礎栄養学, 第一出版, 2012.
林　淳三編：Nブックス　改訂基礎栄養学, 建帛社, 2010.
奥　恒行, 柴田克己編：健康・栄養科学シリーズ　基礎栄養学（改訂第4版）, 南江堂, 2012.

第4章
奥　恒行, 柴田克己編：健康・栄養科学シリーズ　基礎栄養学, 南江堂, 2010.
鈴木和春, 真鍋祐之, 上原万里子：サクセス管理栄養士講座　基礎栄養学, 第一出版, 2010.
林　寛編：わかりやすい生化学, 三共出版, 2010.
林　寛, 濱口惠子：新版　栄養学総論, 三共出版, 2010.

第5章
社団法人日本栄養・食糧学会編：栄養・食糧学データハンドブック, 同文書院, 2006.
細谷憲政ほか日本語監修：ヒューマン・ニュートリション　基礎・食事・臨床（第10版）, 医歯薬出版, 2004.

参　考　書

伏木　亨，吉田宗弘編：改訂基礎栄養学，光生館，2011.
社団法人日本栄養・食糧学会編：食糧学用語辞典，建帛社，2007.

第6章
今泉勝己，窄野昌信：総説 脂肪の消化と吸収．栄養学雑誌，54(5)，271-283，1996.
奥　恒行，柴田克己編：健康・栄養科学シリーズ 基礎栄養学（改訂第4版），南江堂，2012.
上代淑人，清水孝雄監訳：イラストレイテッド ハーパー・生化学（原書28版），丸善出版，2011.
厚生労働省「日本人の食事摂取基準(2015年版)」策定検討会：日本人の食事摂取基準(2015年版)報告書，2014.
鈴木和春，重田公子，近藤雅雄編：コンパクト応用栄養学，朝倉書店，2011.
原　健次：生理活性物質－EPA・DHAの生化学と応用，幸書房，1996.
三輪一智：系統看護学講座 専門基礎2 人体の構造と機能2 生化学，医学書院，2006.
室田誠逸：プロスタグランジンの生化学 基礎と実験，東京化学同人，1984.
吉川春寿，芦田　淳：総合 栄養学事典，同文書院，1982.

第7章
上代淑人，清水孝雄監訳：イラストレイテッド ハーパー・生化学（原書28版），丸善出版，2011.
川﨑祥二，古床　律編：生物学－ヒトと環境の生命科学，建帛社，2009.
厚生労働省「日本人の食事摂取基準(2015年版)」策定検討会：日本人の食事摂取基準(2015年版)報告書，2014.
合田敏尚，岡崎光子編：テーラーメイド個人対応栄養学，建帛社，2009.
日本ビタミン学会：ビタミン総合事典，朝倉書店，2010.
野口　忠ほか：最新栄養化学，朝倉書店，2000.

第8章
糸川嘉則編：ミネラルの事典，朝倉書店，2003.
刈米重夫：鉄．日本臨牀，43（1985年秋季増刊），532-537，1985.
木村修一，小林修平翻訳監修：最新栄養学（第9版），建帛社，2007.
厚生労働省「日本人の食事摂取基準」策定検討会：日本人の食事摂取基準（2015年版）報告書，2014.
五島孜郎：カルシウム利用に影響をおよぼす関連物質．臨床栄養，74，589-596，1989.
五明紀春ほか編：基礎栄養科学シリーズ 基礎栄養学，朝倉書店，2004.
鈴木継美，和田　攻編：ミネラル・微量元素の栄養学，第一出版，1994.
中村丁次ほか編：食生活と栄養の百科事典，丸善，2005.
細谷憲政ほか日本語監修：ヒューマン・ニュートリション 基礎・食事・臨床（第10版），医歯薬出版，2004.

第9章
奥　恒行，柴田克己編：健康・栄養科学シリーズ 基礎栄養学（改訂4版），南江堂，2012.
五明紀春，渡邉早苗，山田哲雄編：スタンダード人間栄養学 基礎栄養学，朝倉書店，2010.
坂井堅太郎編：エキスパート管理栄養士養成シリーズ 基礎栄養学（第3版），化学同人，2010.
田川邦夫：からだの働きからみる代謝の栄養学，タカラバイオ，2003.
林　淳三編：Nブックス 改訂基礎栄養学，建帛社，2010.

第10章
今堀和友ほか監修：生化学事典（第2版），東京化学同人，1992.
川端輝江編：改訂新版基礎栄養学，アイ・ケイコーポレーション，2012.
木村修一，香川靖雄日本語版監修：食品・栄養・食事療法事典，産調出版，2006.
厚生労働省運動所要量・運動指針の策定検討会：健康づくりのための運動指針2006（エクササイズガイド2006），http://www.mhlw.go.jp/bunya/kenkou/undou01/pdf/data.pdf
厚生労働省「日本人の食事摂取基準(2015年版)」策定検討会：日本人の食事摂取基準(2015年版)報告書，2014.
奥　恒行，柴田克己編：健康・栄養科学シリーズ 基礎栄養学（改訂第4版），南江堂，2012.

用語解説 (五十音順)

ここに解説してある語句は本文中**太字*** で示した.

＊アトウォーター係数
　栄養素の生理的燃焼値（生体利用エネルギー量）. 糖質 4 kcal/g, 脂質 9 kcal/g, たんぱく質 4 kcal/g.

＊アポトーシス
　生理的条件下で細胞自らが積極的に引き起こす細胞の死のこと. プログラム細胞死ともいう. ネクローシス（壊死）と異なり, 染色体凝集, 細胞質凝集などがみられ, 細胞内容物は放出されずに周囲に取り込まれる. 組織の形態や機能の維持に, 重要な役割を担っている.

＊アミノ酸価（アミノ酸スコア）
　たんぱく質の化学的評価法の1つ. 食品に含まれるたんぱく質の必須アミノ酸含量を, 一定の基準値アミノ酸評点パターンと比較し, 最も少ないアミノ酸の比率を評価値とする方法である.

＊アミノ酸プール
　食物たんぱく質が消化・吸収された遊離アミノ酸と組織たんぱく質で分解した遊離アミノ酸は混じり合い, 体内で一定量の遊離アミノ酸が蓄えられている. この蓄えをアミノ酸プールという.

＊アルドステロン
　血液におけるナトリウムとカリウムのバランスを制御するため, 副腎皮質の球状帯（顆粒層）から内分泌されるステロイドホルモン.

＊アルブミン
　分子量約 69,000 の血漿中の主要なたんぱく質であり, 20 日前後のたんぱく質の栄養状態を表す. 低栄養状態で血液中アルブミンによる浸透圧が低下し, 水分が組織間に貯留すると浮腫を起こす.

＊安静時代謝量
　正常な身体機能とその恒常性を維持するために消費されるエネルギー量. 総エネルギー消費量の中で最大の割合を占める. 食事誘発生熱産生や外気温などの測定環境の影響を受ける. 基礎代謝量より 10～20% 高い.

＊異所性石灰化
　炭酸カルシウム, リン酸カルシウム, ハイドロキシアパタイトなどの結晶が軟組織に沈着すること. 発症部位は血管, 関節や関節周囲, 眼球結膜など身体のさまざまな部位に及ぶ. 高リン血症, 高カルシウム血症が原因であり, 慢性腎臓病患者や透析患者にみられる.

＊イソフラボン（イソフラボン類）
　フラボノイドの一種で, 大豆やクズ類などの豆類に多く含まれる有機化合物. 広義には多くの化合物の総称である. 栄養学的には植物由来のゲニステインやダイゼインといったイソフラボンが, 女性ホルモン様作用を有することが知られ, 注目されている.

＊遺伝子型
　遺伝形質のことを表現型ということがあり, それと対をなす用語. ある個人（個体）の遺伝子配列のタイプ（型）のこと. 遺伝子型が異なると表現型として現れることもあれば, 現れないこともある. 前者はたとえばβ3アドレナリンのSNPなどの場合で, 後者は同一のアミノ酸を指定するようなコドン（たとえば, アラニンのGCAとGCC）などの場合である.

＊ウェルニッケ脳症
　眼球運動障害, 意識障害, 運動失調を呈する.

＊エキソペプチダーゼ
　ペプチド鎖の末端からペプチド結合を加水分解するたんぱく質分解酵素.

＊エンドペプチダーゼ
　「エンド」は内因性を示す endogenous からとったもので, ペプシン, トリプシン, キモトリプシンなどのたんぱく質の内部のペプチド結合を加水分解する酵素をいう.

＊オリゴ糖
　一般に単糖類が 2～10 個程度結びついたものの総称. それぞれに特徴があるが, 腸内有用菌の活性化, 大腸

用語解説

がん予防，虫歯の原因になりにくい，甘味の低減および低エネルギーといった生理調節と食品の品質改善の両面の働きをもっている．

*壊血病

ビタミンCを補酵素としコラーゲン合成に関与するプロリルヒドロキシラーゼがビタミンC欠乏により機能しないため，コラーゲンの生成・保持に障害を受ける．その結果，組織間結合が脆くなり，皮膚や粘膜組織に内出血を起こす．

*脚気

倦怠感，むくみ，末梢神経障害の症状を特徴とする．末梢神経障害を診るために行う膝蓋腱反射は，脚気が多発した時代には健康診断項目の1つであった．

*活性酸素

化学的に反応性に富んだ状態の酸素分子で，強い酸化力をもつ．活性酸素にはスーパーオキシド，過酸化水素，ヒドロキシルラジカル，一重項酸素などがある．その強い酸化力によって，細胞内のたんぱく質やDNA，細胞膜の脂質を酸化し，損傷を与える．

*活動時代謝量

自発的な運動と震えや貧乏ゆすりのような無意識の動作，日常の生活時の動作で消費されるエネルギー．総エネルギー消費量のうち，もっとも変動しやすい要因．

*カルビンディン

小腸および腎臓での$1\alpha,25(OH)_2$ビタミンD濃度に依存するカルシウム結合たんぱく質で，細胞内カルシウム代謝の調節に関係するとともに，細胞内へのカルシウム流入により核へ移行してそのシグナルを伝達する．

*カロリー

エネルギーの単位．1 kgの水の温度を1℃上げるエネルギー量が1 kcalである．

*間接熱量測定法

酸素消費量と二酸化炭素産生量を測定することによって，消費したエネルギー量を推定する方法．

*基礎代謝量

細胞と組織の代謝活動を持続させ，呼吸，循環，胃腸，および腎臓の機能を維持するために必要な最小のエネルギー量．

* QOL

生活の質（quality of life）．ある人がどれだけ人間らしい生活を送ることができているかを図るための尺度としての概念．

*巨赤芽球性貧血

DNA合成が障害されるため赤芽球から赤血球に分化せず，巨大化した赤芽球が産生される．

*クッパー星細胞

類洞内皮細胞に接着して存在する．骨髄由来で肝臓に遊走したマクロファージ．貪食能や抗原提示細胞機能を有する．

*クワシオルコル

たんぱく質欠乏により起こる栄養障害．成長障害，腹水，浮腫，貧血など多様な症状を呈する．

* K_m値

ミハエリス・メンテン定数．酵素反応において酵素と基質の親和性を表す指標．たとえば，K_m値が低い場合，基質濃度の低い条件で酵素反応が最大になる．つまり，酵素と基質の結合が強いことを示す．

*抗体

生体を構成する成分以外の物質（抗原）が生体内に侵入してくると生成され，抗原と特異的に結合するたんぱく質．この結合たんぱく質を，免疫グロブリンまたは抗体と呼ぶ．抗体は体液中やB細胞上に存在し，抗原との結合，補体の活性化，貪食細胞の機能促進，または毒素中和やウイルス活性化などを発現する．

*五月病

新しい環境や人間関係などについていけないストレスの蓄積で，やる気が出ない，ふさぎこんでしまうなどの状態が5月頃に多くみられることからこう呼ばれていたが，正式には五月病という病名もなければ，定義も存在しない．現在では，このように環境の変化についていけないことで起きる精神疾患を「適応障害」という．なお，適応障害には季節はない．

*呼吸商
　呼気ガス分析によって求められる．産生された二酸化炭素量（容量）を消費された酸素量（容量）で除した値．エネルギーとして利用されている栄養素について推定することができる．

*孤食
　「孤」という漢字から，1人で食べることをいう．家族の団らんの場であるべき食事が別々ということは，家族の交流の機会が損なわれ，孤独感や寂しさからつらいものになっていく．家族の生活パターンが異なることが背景にあるが，一緒に食事する努力が求められる．

*個食
　「個」という漢字から，それぞれが別々のものを食べることをいう．同じ食卓についていても，それぞれがバラバラな食事だと協調性が養われない．食事で家族の一体感を高めるためにも同食が望ましいが，性や世代の異なりから全員同じ食事にすることには本来無理がある．

*コホート研究
　疫学における分析手法の1つ．仮説として立てられた要因に対して，その要因に曝露を受けている集団と受けていない集団を一定期間追跡調査し，その2群間の疾病発症状況から要因との関連を調べる前向き研究である．

*自己免疫疾患
　生体はふつう自己の成分に対しては応答しないが，自己に対する免疫応答を過剰に起こした病態をいう．

*シッフ塩基
　ケトン，またはアルデヒドの窒素類縁体，イミンともいう．　$H-\overset{R}{C}=NR$　　$R-\overset{R}{C}=NR$

*食事誘発性熱産生
　食事を摂ると体内に吸収された栄養素が分解され，その一部が体熱となって消費される．このように，食物の消化，吸収，代謝の作用によって消費されるエネルギーが増加することを食事誘発性熱産生という．食事誘発性熱産生は総エネルギー消費量の10％程度である．特異動的作用ともいう．

*除脂肪体重
　全体重のうち体脂肪を除いた重量のことで，骨や，エネルギー代謝が盛んな骨格筋，内臓諸器官などの総重量．

*神経管閉鎖障害
　受胎後28日で閉鎖する神経管形成に異常が生じ，無脳症，二分脊椎，髄膜瘤などの症状が胎児に現れる．

*身体活動レベル（PAL）
　1日の身体活動レベルを表す単位．1日の総エネルギー消費量を1日の基礎代謝量で除した値．

*心房性ナトリウム利尿ペプチド
　生理活性をもつペプチドの一種で，ホルモンの役割を果たす．循環器血液量が過剰になると心房筋から心房性ナトリウム利尿ペプチドが分泌され，腎のナトリウムイオン再吸収を抑制し体液量を減少させる．

*推定エネルギー必要量
　特定の年齢，性別，体重，身長，良好な健康状態に見合った身体活動レベルの健康な成人が，エネルギーの平衡を維持すると予測される平均食事性エネルギー摂取量．

*生物価
　たんぱく質の生物学的評価法の1つ．吸収されたたんぱく質窒素と体内に保留された窒素との割合を示したもので，内因性排泄窒素の測定が必要である．

*世界保健機関
　1948年，世界保健機関憲章に基づき発足した国際連合の専門部会の1つで，本部はスイスのジュネーブにある．2013年現在194カ国が加盟しており，日本は1951年に正式加盟した．国際保健事業の調整，保健事業援助，伝染病・風土病撲滅，衛生状態改善，保健関連条約の提案・勧告，医療・衛生などの国際基準策定といった幅広い保健問題に対処している．

*総エネルギー消費量
　ヒトが1日に消費するエネルギー量．基礎代謝量，身体活動によるエネルギー消費，食事誘発性熱産生から構成される．

*代謝回転速度
　たんぱく質の代謝過程における新旧アミノ酸の入れ替えを代謝回転といい，その速度のことをいう．

用　語　解　説

＊体たんぱく質
　からだを構成するたんぱく質で，アミノ酸プールとのやりとりにより，通常は合成と分解が釣り合っている．

＊短半減期たんぱく質（RTP）
　血液中に存在する代謝回転の速い（半減期の短い）たんぱく質．RTPにはレチノール結合たんぱく質（RBP），トランスサイレチン（TTR），トランスフェリン（TF）などがある．

＊窒素平衡
　健常人がたんぱく質を十分に摂取している場合，体たんぱく質量は変化せず，摂取窒素量－排泄窒素量＝0で平衡状態を保つ．成長期には体たんぱく質の合成量が分解量を上回るので，摂取窒素量が排泄窒素量を上回り，正の窒素出納を示す．

＊腸内細菌叢
　腸内常在微生物叢，腸内フローラともいう．叢は群がり集まることを意味し，宿主であるヒトや動物が摂取した成分の一部を利用し，他の種類の腸内細菌との間で数のバランスを保ちながら，生態系を形成している．

＊直接熱量測定法
　適度の量の活動ができる大きさの構造物の中で，ヒトの身体から放散する熱量を測定することによりエネルギー消費量を測定する手法．

＊テタニー
　血中カルシウム濃度の低下により起こる痙攣．四肢の筋肉に強い拘縮が起こり，手足の屈曲を起こす．重症の場合，全身の筋肉に拘縮が起こる．

＊転写因子
　DNAからRNAへの転写を調節する因子のことで，普通たんぱく質である．転写因子がDNAの調節領域に結合すると，転写が促進，または抑制される．このとき，促進する転写因子が結合するDNA領域をエンハンサー，抑制する転写因子が結合するDNA領域をサイレンサーという．RNA合成酵素（RNAポリメラーゼ）はプロモーターというDNA領域に結合する．

＊糖原性アミノ酸
　糖新生の材料として使われるアミノ酸を糖原性アミノ酸といい，アラニン，アスパラギン酸，アスパラギン，システイン，グリシン，ヒスチジン，セリン，プロリン，バリン，グルタミン酸，グルタミン，メチオニン，アルギニンなど13種類のアミノ酸がある．

＊糖新生
　食事からの補給や肝臓のグリコーゲンがなくとも糖質以外の物質からグルコースを合成するしくみ．グルコースの合成の材料となるのは乳酸，ピルビン酸，グリセロール，大部分のアミノ酸である．糖新生はおもに肝臓で行われ，一部は腎臓でも行う．

＊糖輸送担体
　グルコースやフルクトースなどヘキソースの細胞内への取り込み（グルコースは促進拡散により細胞膜を通過する）を担うたんぱく質．グルコーストランスポーター（GLUT）と呼ばれ，現在13のアイソフォームが報告されている．グルコースの取り込みはGLUT1～4，フルクトースはGLUT5が担っている．

＊二重標識水法
　2種類の水の安定同位体によって自由に生活しているヒトの総エネルギー消費量を測定する方法．二酸化炭素の産生量を算出し，その値から総エネルギー消費量を計算する．

＊尿素回路
　オルニチン回路ともいいアミノ基転移反応，酸化的脱アミノ反応から生じたアンモニアは神経毒なので，肝臓の尿素回路により無毒の尿素に変換する．

＊尿毒症
　尿の生成が停止または極度に減少したりする腎機能不全では，排泄すべき代謝産物を排泄できず蓄積してしまう．このような状態を尿毒症という．

＊バソプレッシン
　視床下部のバソプレッシンニューロンで作られ，下垂体後葉から内分泌されるホルモンで，腎尿細管からの水の再吸収を促進させるため抗利尿活性をもつ．血管収縮作用もある．

＊非たんぱく質呼吸商
　糖質と脂質の燃焼によって排出された二酸化炭素量と消費された酸素量から算出した呼吸商．呼吸商から

たんぱく質燃焼量を差し引いたもの．エネルギーとして利用されている糖質と脂質の割合を推定することができる．

*ファイトケミカル
フィトケミカルとも呼ばれ，ポリフェノール，カロテノイドやテルペノイドなどが含まれている．一般的に「通常の身体機能維持には必要とされないが，健康によい影響を与えるかもしれない植物由来の化合物」を意味する用語として使用されている．

*フィチン酸
イノシトールヘキサリン酸の塩であり，多くの穀物や種実類，野菜類，果実類に含まれる．フィチン酸はミネラルと結合し，一種の貯蔵形態として存在する．小麦のふすまはフィチン酸を高濃度に含み，鉄の吸収阻害を起こすが，パンなどの製造過程では酵母によって分解されるので，吸収阻害は起こらなくなる．

*フィッシャー比
血液中芳香族アミノ酸（AAA）と分岐鎖アミノ酸（BCAA）濃度の比率．健常者では3.0〜3.5だが，肝不全者では1.0程度と低値を示す．

*不可欠（必須）アミノ酸
体内で合成することができないアミノ酸をいう．メチオニン，トレオニン，ロイシン，バリン，ヒスチジン，トリプトファン，フェニルアラニン，リシン，イソロイシンの9種類である．

*不可避尿
水を全く摂取しなくても排泄される尿．1日の尿量は成人で約1,500 mLとされ，そのうち，約500 mLの尿は体内で生成した老廃物を排泄させるために必要で，これを不可避尿という．残りを可避尿という．

*不感蒸泄
皮膚，肺から蒸気として排泄される水をいう．皮膚から約600 mL，呼気から約300 mL排泄される．

*分岐鎖アミノ酸
バリン，ロイシン，イソロイシンは分子内の側鎖に分枝アルキル鎖をもつ必須アミノ酸である．骨格筋たんぱく質の分解を抑制し，合成を促進する．

*β酸化
脂肪酸はミトコンドリアにおいて補酵素A（CoA）とATPにより活性化され，脂肪酸アシルCoAとなる．β酸化とは，この脂肪酸アシルCoAのβ位が段階的に酸化され，アセチルCoAを生成する反応のことをいう．β酸化で生じたアセチルCoAは，TCA回路に送られCO_2に分解されエネルギーが取り出される．

*ヘムたんぱく質
プロトポルフィリンIXの中心に二価鉄が配位したものをプロトヘムといい，通常ヘムと呼ばれる．このヘムを構造中に含むたんぱく質がヘムたんぱく質である．ヘモグロビン，ミオグロビン，シトクロム，カタラーゼなどがあるが，いずれのヘムたんぱく質もヘムに由来する赤色である．

*ヘモグロビンとミオグロビン
どちらもヘムたんぱく質であり，酸素分子をヘムの二価鉄に結合する特性をもつ．赤血球中に存在するヘモグロビンは，αとβのサブユニットを各2つもつ四量体たんぱく質であり，ヘムを4つもつ．一方，ミオグロビンは筋肉中にあって酸素分子を必要時まで貯蔵するたんぱく質で，1本のポリペプチド鎖と1つのヘムからなる単量体である．

*ヘモクロマトーシス
先天的（常染色体性の劣性遺伝疾患）または後天的（鉄の過剰投与・摂取）の原因によって体内の貯蔵鉄が異常に増加し，肝臓をはじめ種々の臓器に鉄の過剰蓄積が認められる状態．各組織の実質細胞の機能が低下し，障害を引き起こす．

*ヘモジデリン沈着症
ヘモジデリンはヘモグロビン由来の色素顆粒であり，構造中に鉄を含む．ヘモジデリンは健常人でも骨髄や脾臓に一定量存在するが，全身の種々の臓器などにおいて異常に沈着した状態をヘモジデリン沈着症と呼ぶ．

*ホメオスタシス
生体内部環境の恒常性維持機能．生体内外を問わず，あらゆる環境の変化・刺激に対して常に生体内部の機能をある正常範囲内に維持しようとする能力．

*膜消化
小腸吸収細胞の管腔内の膜には，オリゴペプチドや少糖類をアミノ酸や単糖類にまで消化する酵素が局在

し，この膜の表面で起こる最終消化をいう．

＊ミルクアルカリ症候群
消化性潰瘍の治療のために，カルシウムと制酸剤のアルカリ剤を長期間多量に投与することにより起こる．頭痛，脱力感，嘔吐などの症状がみられる．

＊メタボリックシンドローム
内臓脂肪型肥満に高血糖・高血圧・脂質異常症のうち2つ以上を合併した状態．脂肪組織が肥大化すると脂肪組織内で分泌されるアディポサイトカインのバランスが崩れ，糖尿病，脂質異常症，動脈硬化，高血圧症などの生活習慣病が引き起こされる．

＊メッセンジャー RNA（mRNA）
遺伝情報は DNA に保存され，そこに含まれている情報は転写と翻訳を経て発現する．このとき，転写とは mRNA 合成のことで，翻訳とはたんぱく質合成のことである．mRNA は DNA の遺伝情報（遺伝子）を正確に写し取り，リボソームへと運んでたんぱく質のアミノ酸配列を指定する．

＊メッツ（METs）
身体活動強度を表す単位．活動時代謝量を安静時代謝量で除した値．体重1 kg あたり1分間で消費される酸素量で表す，エネルギー消費量の単位．

＊メラトニン
1958年に初めて発見された脳の松果腺から分泌されるホルモンで，脈拍，体温，血圧を低下させることによって睡眠覚醒リズムの調節に重要な役割を果たしている．ヒトでは，メラトニンの血中濃度は昼に低く夜に高く，睡眠と深く関連している．

＊有機酸
広義の有機酸とは有機化合物の酸の総称とされ，カルボン酸を構造中にもつ化合物が多い．一般的に L-乳酸やクエン酸，D-グルクロン酸をさす．

＊遊離アミノ酸
遊離型で存在し，ペプチド結合を有しないアミノ酸．

＊溶血性貧血
赤血球が破壊されることを溶血と呼び，それに起因して起こる貧血を指す．グルコース 6-リン酸脱水酵素欠損などの先天性異常で誘発されるほか，激しい運動の場合にも溶血が亢進することがある．

＊リボソーム
たんぱく質合成の場となる細胞小器官．リボソーム RNA（rRNA）とたんぱく質からなり，mRNA や tRNA と結合することで，翻訳（たんぱく質合成）を行う．

＊レジスタントスターチ（難消化性デンプン）
ヒトの小腸管腔内において α-アミラーゼによる消化を受けず，吸収されることののないデンプンおよびデンプンの部分水解物の総称で，短鎖脂肪酸生成などの機能がある．

＊レジスタントプロテイン（難消化性たんぱく質）
ヒトの消化管腔内の消化酵素で分解されにくく，食物繊維様の生理機能を有するたんぱく質で，酒粕，ソバに含まれるものは血中コレステロール低下作用，絹たんぱくのセリシンは，大腸腫瘍の発現の抑制，便秘改善効果，抗酸化力が確認されている．

＊レニン
腎から遊離する酵素で，血漿中に存在する糖たんぱく質であるアンジオテンシノーゲンを分解し，アンジオテンシン I に変換する．アンジオテンシン I はアンジオテンシン変換酵素（ACE）によってアンジオテンシン II に変換され，血圧上昇効果を示す．

＊レプチン
脂肪細胞から分泌されるアディポサイトカイン（生理活性物質）の1つである．1994年にマウスから発見され，ギリシャ語で「痩せる」を意味する λεπτος（leptos）から命名された．食欲抑制，エネルギー消費増加の働きのほかに血圧を上昇させる作用もある．

略　語　表

*	αMSH	melanocyte-stimulating hormone	色素細胞刺激ホルモン
*	ACAT	acyl-CoA cholesterol acyltransferase	アシル CoA-コレステロールアシル転移酵素
*	ACE	angiotensin-converting enzyme	アンジオテンシン変換酵素
*	ACP	acyl-carrier protein	アシルキャリアたんぱく質
*	ADP	adenosine-5′-diphosphate	アデノシン 5′-二リン酸
*	Af	activity factor	動作強度
*	AgRP	agouti-related peptide	アグーチ関連ペプチド
*	AgRP	agouti-related protein	アグーチ関連たんぱく質
*	AI	adequate intake	目安量
*	ALDH	aldehyde dehydrogenase	アルデヒドデヒドロゲナーゼ
*	ALT（GPT）	alanine transaminase（glutamic pyruvic transaminase）	アラニンアミノトランスフェラーゼ（グルタミン酸ピルビン酸トランスアミナーゼ）
*	ARC	arcuate nucleus	視床下部弓状核
*	AST（GOT）	aspartate amino transferase（glutamic oxaloacetic transaminase）	アスパラギン酸アミノトランスフェラーゼ（グルタミン酸オキサロ酢酸トランスアミナーゼ）
*	ATP	adenosine-5'-triphosphate	アデノシン三リン酸
*	BM	basal metabolism	基礎代謝
*	BMI	body mass index	体格指数
*	BV	biological value	（たんぱく質の）生物価
*	cAMP	cyclic adenosine monophosphate	サイクリック AMP（環状アデノシン一リン酸）
*	CaBP	calcium binding protein	Ca 結合たんぱく質（カルビンディン）
*	CART	cocaine and amphetamine-regulated transcript	コカイン・アンフェタミン調節転写産物
*	CCK	cholecystokinin	コレシストキニン
*	CRBP	cellular retinol-binding protein	細胞性レチノール結合たんぱく質
*	CRH	corticotropin releasing hormone	副腎皮質刺激ホルモン放出ホルモン
*	CT	calcitonin	カルシトニン
*	DHA	docosahexaenoic acid	ドコサヘキサエン酸
*	DIT	diet-induced thermogenesis	食事誘発性熱産生
*	DNA	deoxyribonucleic acid	デオキシリボ核酸
*	DRI	dietary reference intakes	食事摂取基準
*	dTMP	thymidine monophosphate	デオキシチミジン 5′-一リン酸
*	EAR	estimated average requirement	推定平均必要量
*	EER	estimated energy requirement	推定エネルギー必要量
*	EPA	eicosapentaenoic acid	エイコサペンタエン酸
*	FAD	flavin adenine dinucleotide	フラビンアデニンジヌクレオチド
*	FAO	Food and Agriculture Organization	国際連合食糧農業機関
*	FMN	flavin mononucleotide	フラビンモノヌクレオチド
*	FSH	follicle stimulating hormone	卵胞刺激ホルモン

略 語 表

*	GIP	glucose-dependent insulinotropic polypeptide	グルコース依存性インスリン分泌刺激ホルモン
*	GLP	glucagon-like peptide	グルカゴン様ペプチド
*	GLUT	glucose transporter	グルコース輸送体
*	GPX	glutathione peroxidase	グルタチオンペルオキシダーゼ
*	HDL	high density lipoprotein	高密度リポたんぱく質
*	HMG-CoA	β-hydroxy-β-methylglutaryl-CoA	ヒドロキシメチルグルタリル CoA
*	HNF-4α	hepatoma nucleus factor 4α	肝細胞核成長因子 4α
*	IDL	intermediate density lipoprotein	中間密度リポたんぱく質
*	LCAT	lecithin-cholesterol acyltransferase	レシチン-コレステロールアシル転移酵素
*	LDL	low density lipoprotein	低密度リポたんぱく質
*	LPL	lipoprotein lipase	リポたんぱく質リパーゼ
*	METs	metabolic equivalents	メッツ
*	MODY	maturity-onset diabetes of the young	若年発症成人型糖尿病
*	mRNA	messenger RNA	メッセンジャー RNA
*	NADH	nicotinamide adenine dinucleotide	ニコチンアミドアデニンジヌクレオチド
*	NPU	net protein utilization	正味たんぱく質利用率
*	NPY	neuropeptide Y	神経ペプチド Y（ニューロペプチド Y）
*	PAL	physical activity level	身体活動レベル
*	PEM	protein-energy malnutrition	たんぱく質・エネルギー低栄養障害
*	PER	protein efficiency ratio	たんぱく質効率
*	POMC	proopiomelanocortin	プロオピオメラノコルチン
*	PPARγ	peroxisome proliferator-activated receptor γ	ペルオキシソーム増殖剤応答性受容体 γ
*	PTH	parathyroid hormone	副甲状腺ホルモン（パラソルモン）
*	PYY	peptide YY	ペプチド YY
*	RAR	retinoic acid receptor	レチノイン酸受容体
*	RBP	retinol binding protein	レチノール結合たんぱく質
*	RDA	recommended dietary allowance	推奨量
*	RMR	relative metabolic rate	エネルギー代謝率
*	RTP	rapid turnover protein	短半減期たんぱく質（急速代謝回転たんぱく質）
*	RXR	retinoid X receptor	レチノイド X 受容体
*	SNP	single nucleotide polymorphism	一塩基多型
*	SOD	superoxide dismutase	スーパーオキシドジスムターゼ
*	TCA 回路	tricarboxylic acid cycle	クエン酸サイクル（トリカルボン酸サイクル）
*	TF	transferrin	トランスフェリン
*	THF	tetrahydrofolic acid?	テトラヒドロ葉酸
*	TIBC	total iron-binding capacity	総鉄結合能
*	TR	thyroid hormone receptor	甲状腺ホルモン受容体
*	TSH	thyroid stimulating hormone	甲状腺刺激ホルモン放出ホルモン
*	TTR	transthyretin	トランスサイレチン
*	UCP	uncoupling protein	脱共役たんぱく質
*	UIBC	unsaturated iron binding capacity	不飽和鉄結合能
*	VDR	vitamin D receptor	ビタミン D 受容体
*	VLDL	very low density lipoprotein	超低密度リポたんぱく質
*	VNTR	variable number tandem repeat	縦列反復数変異

参考資料　日本人の食事摂取基準（2015年版），健康づくりのための身体活動基準2013

●参照体位（参照身長，参照体重）[1]

年　齢	男　性		女　性[2]	
	参照身長（cm）	参照体重（kg）	参照身長（cm）	参照体重（kg）
0～5（月）	61.5	6.3	60.1	5.9
6～11（月）	71.6	8.8	70.2	8.1
6～8（月）	69.8	8.4	68.3	7.8
9～11（月）	73.2	9.1	71.9	8.4
1～2（歳）	85.8	11.5	84.6	11.0
3～5（歳）	103.6	16.5	103.2	16.1
6～7（歳）	119.5	22.2	118.3	21.9
8～9（歳）	130.4	28.0	130.4	27.4
10～11（歳）	142.0	35.6	144.0	36.3
12～14（歳）	160.5	49.0	155.1	47.5
15～17（歳）	170.1	59.7	157.7	51.9
18～29（歳）	171.3	63.2	158.0	50.0
30～49（歳）	170.7	68.5	158.0	53.1
50～69（歳）	166.6	65.3	153.5	53.0
70以上（歳）	160.8	60.0	148.0	49.5

1) 0～17歳は，日本小児内分泌学会・日本成長学会合同標準値委員会による小児の体格評価に用いる身長，体重の標準値をもとに，年齢区分に応じて，当該月齢並びに年齢階級の中央時点における中央値を引用した．ただし，公表数値が年齢区分と合致しない場合は，同様の方法で算出した値を用いた．18歳以上は，平成22年，23年国民健康・栄養調査における当該の性及び年齢階級における身長・体重の中央値を用いた．
2) 妊婦，授乳婦を除く．

●目標とするBMIの範囲（18歳以上）[1],[2]

年齢（歳）	目標とするBMI（kg/m²）
18～49	18.5～24.9
50～69	20.0～24.9
70以上	21.5～24.9[3]

1) 男女共通．あくまでも参考として使用すべきである．
2) 観察疫学研究において報告された総死亡率が最も低かったBMIを基に，疾患別の発症率とBMIとの関連，死因とBMIとの関連，日本人のBMIの実態に配慮し，総合的に判断し目標とする範囲を設定．
3) 70歳以上では，総死亡率が最も低かったBMIと実態との乖離がみられるため，虚弱の予防及び生活習慣病の予防の両者に配慮する必要があることも踏まえ，当面目標とするBMIの範囲は21.5～24.9 kg/m²とした．

●参照体重における基礎代謝量

年　齢	男　性			女　性		
	基礎代謝基準値（kcal/kg体重/日）	基準体重（kg）	基礎代謝量（kcal/日）	基礎代謝基準値（kcal/kg体重/日）	基準体重（kg）	基礎代謝量（kcal/日）
1～2（歳）	61.0	11.5	710	59.7	11.0	660
3～5（歳）	54.8	16.5	900	52.2	16.1	840
6～7（歳）	44.3	22.2	980	41.9	21.9	920
8～9（歳）	40.8	28.0	1,140	38.3	27.4	1,050
10～11（歳）	37.4	35.6	1,330	34.8	36.3	1,260
12～14（歳）	31.0	49.0	1,520	29.6	47.5	1,410
15～17（歳）	27.0	59.7	1,610	25.3	51.9	1,310
18～29（歳）	24.0	63.2	1,520	22.1	50.0	1,110
30～49（歳）	22.3	68.5	1,530	21.7	53.1	1,150
50～69（歳）	21.5	65.3	1,400	20.7	53.0	1,110
70以上（歳）	21.5	60.0	1,290	20.7	49.5	1,020

参 考 資 料

● 推定平均必要量から推奨量を推定するために用いられた変動係数と推奨量算定係数の一覧

変動係数	推奨量算定係数	栄養素
10%	1.2	ビタミンB_1,ビタミンB_2,ナイアシン,ビタミンB_{12},葉酸,ビタミンC,カルシウム,マグネシウム,鉄（成人,15～17歳）,亜鉛,セレン,モリブデン
12.5%	1.25	たんぱく質
15%	1.3	銅
20%	1.4	ビタミンA,鉄（6カ月～14歳）,ヨウ素

● 性・年代別の全身持久力[1]の基準

下表に示す強度での運動を約3分以上継続できた場合,基準を満たすと評価できる[2].

年齢	18～39歳	40～59歳	60～69歳
男性	11.0メッツ（39 mL/kg/分）	10.0メッツ（35 mL/kg/分）	9.0メッツ（32 mL/kg/分）
女性	9.5メッツ（33 mL/kg/分）	8.5メッツ（30 mL/kg/分）	7.5メッツ（26 mL/kg/分）

注：表中の（ ）は最大酸素摂取量を示す.

1) 全身持久力とは,できる限り長時間,一定の強度の身体活動・運動を維持できる能力である.一般的には粘り強く,疲労に抵抗してからだを動かし続ける能力を意味する.
2) 3分程度継続し疲労困ぱいに至るような運動中に最大酸素摂取量が観察されることが多く,その際の運動強度は全身持久力の指標となる.なお,これらの数字はあくまでも測定上の指標であり,望ましい運動量の目標値ではない点に注意する必要がある.

● 健康づくりのための身体活動基準2013（概要）

血糖・血圧・脂質に関する状況		身体活動（生活活動・運動）[1]		運動		体力（うち全身持久力）
健診結果が基準範囲内	65歳以上	強度を問わず,身体活動を毎日40分（＝10メッツ・時/週）	例えば10分でも多く歩く[4]	―	運動習慣をもつようにする（30分以上・週2日以上）[4]	―
	18～64歳	3メッツ以上の強度の身体活動[2]を毎日60分（＝23メッツ・時/週）		3メッツ以上の強度の運動[3]を毎週60分（＝4メッツ・時/週）		性・年代別に示した強度での運動を約3分間継続可能
	18歳未満	―		―		―
血糖・血圧・脂質のいずれかが保健指導レベルの者		医療機関にかかっておらず,「身体活動のリスクに関するスクリーニングシート」でリスクがないことを確認できれば,対象者が運動開始前・実施中に自ら体調確認ができるよう支援した上で,保健指導の一環としての運動指導を積極的に行う.				
リスク重複者又はすぐ受診を要する者		生活習慣病患者が積極的に運動をする際には,安全面での配慮がより特に重要になるので,まずかかりつけの医師に相談する.				

1) 「身体活動」は,「生活活動」と「運動」に分けられる.このうち,生活活動とは,日常生活における労働,家事,通勤・通学などの身体活動を指す.また,運動とは,スポーツ等の,特に体力の維持・向上を目的として計画的・意図的に実施し,継続性のある身体活動を指す.
2) 「3メッツ以上の強度の身体活動」とは,歩行又はそれと同等以上の身体活動.
3) 「3メッツ以上の強度の運動」とは,息が弾み汗をかく程度の運動.
4) 年齢別の基準とは別に,世代共通の方向性として示したもの.

●給食管理を目的として食事摂取基準を用いる場合の作業手順の基本的な考え方

基本事項	作業手順の基本的な考え方
① 食事を提供する対象集団の決定と特性の把握	・食事を提供する対象集団を決定．次に対象の性・年齢階級・身体特性（主として身長と体重），身体活動レベルの分布を把握または推定
② 食事摂取量の評価	・食事摂取量を評価．給食に由来するもののみならず，すべての食事が対象．その中での給食からの寄与についての情報も得ることが望ましい ・情報を得ることが難しい場合は，一部の食事だけ（例えば給食だけ）について評価を行ったり，当該集団の中の一部の集団について評価を実施 ・さらに，対象集団については評価を行わず，他の類似集団で得られた情報をもって代用
③ 食事計画の決定	・①と②で得られた情報に基づき，食事摂取基準を用いて，食事計画（提供する食種の数や給与栄養素量）を決定 ・対象集団が摂取するすべての食事を提供するのか，一部を提供するのかについても考慮して作成
④ 予定献立の作成	・③に基づいて，具体的な予定献立を作成
⑤ 品質管理・食事の提供	・④に従って，適切な品質管理のもとで調製された食事を提供
⑥ 食事摂取量の把握	・対象者（対象集団）が摂取した食事量を把握
⑦ 食事計画の見直し	・一定期間ごとに⑥の結果と①の見直しにより，③の確認，見直し

●給食管理を目的として食事摂取基準を用いる場合の概念：エネルギーおよび栄養素の別ならびに評価と食事計画の別にみた考え方

目的	評価（上表の①と②に相当）		食事計画の決定（上表の③に相当）	
	用いる指標	基本的概念	用いる指標	基本的概念
エネルギー摂取の過不足からの回避	BMI 体重変化量 身体活動レベル	・性・年齢階級・身長・体重・身体活動レベルの分布を把握 ・BMIの分布から，BMIが18.5未満ならびに25.0以上の者の割合を算出 ・変化を観察したい場合は体重変化量を測定	推定エネルギー必要量	・性・年齢階級・身体活動レベル別の分布から推定エネルギー必要量を算出，BMIや体重変化量などを考慮してエネルギー給与量を決定
栄養素摂取不足からの回避	推定平均必要量 目安量	・測定された摂取量の分布と推定平均必要量から，推定平均必要量を下回る者の割合を算出 ・目安量を用いる場合は，目安量を下回る者の割合を算出	推定平均必要量 推奨量 目安量	・評価結果を参考にして，推定平均必要量を下回る者がほとんどいなくなるように，また，目安量を下回る者ができるだけ少なくなるように，給与栄養量を計画．具体的には，推奨量または目安量に近い摂取量になるような献立作成 ・これらよりも摂取量が少なくなる場合は，推奨量または目安量をめざした献立を計画．推奨量付近またはそれ以上か，目安量付近またはそれ以上の摂取が可能な場合はその計画を実施．推奨量を満たすことが困難な場合でも，推定平均必要量は下回らないように留意． （留意点）対象者全員が推奨量や目安量を満たす必要はない．そのようにすると過剰摂取の者が出現する割合が大きくなることもあるため留意．「集団へのアプローチ[1]」だけでなく，「高危険度群へのアプローチ[1]」も併せて用いることが望ましい
栄養素過剰摂取からの回避	耐容上限量	・測定された摂取量の分布と耐容上限量から，過剰摂取の可能性を有する者の割合を算出	耐容上限量	・耐容上限量を超える者がでないような献立を立案
生活習慣病の一次予防	目標量	・測定された摂取量の分布と目標量から，目標量の範囲を逸脱する者の割合を算出．また，予防目的としている生活習慣病が関連する他の栄養関連因子ならびに非栄養性の関連因子の存在と程度に関する情報も入手	目標量	・評価結果を参考にして，目標量を逸脱した摂取量の者をできるだけ少なくできるような献立を立案．具体的には，摂取量が目標量の範囲に入るような献立を計画 （留意点）予防を目的としている生活習慣病が関連する他の栄養関連因子ならびに非栄養性の関連因子の存在とその程度を考慮して総合的に対応することが望ましい．また，生活習慣病の特徴から考えて，長い年月にわたって摂取可能な献立の立案

1) 公衆衛生学で用いられる概念で，集団全体を対象として教育や介入を行う場合を「集団へのアプローチ」，ある特定のリスクをもっている小集団を集団から抽出して，集団全体ではなく，その小集団を対象として教育や介入を行う場合を「高危険度群へのアプローチ」と呼ぶ．

参 考 資 料

●エネルギーの食事摂取基準：推定エネルギー必要量（kcal/日）

年齢等	男 性 身体活動レベル[1]			女 性 身体活動レベル[1]		
	Ⅰ	Ⅱ	Ⅲ	Ⅰ	Ⅱ	Ⅲ
0～5（月）	—	550	—	—	500	—
6～8（月）	—	650	—	—	600	—
9～11（月）	—	700	—	—	650	—
1～2（歳）	—	950	—	—	900	—
3～5（歳）	—	1,300	—	—	1,250	—
6～7（歳）	1,350	1,550	1,750	1,250	1,450	1,650
8～9（歳）	1,600	1,850	2,100	1,500	1,700	1,900
10～11（歳）	1,950	2,250	2,500	1,850	2,100	2,350
12～14（歳）	2,300	2,600	2,900	2,150	2,400	2,700
15～17（歳）	2,500	2,850	3,150	2,050	2,300	2,550
18～29（歳）	2,300	2,650	3,050	1,650	1,950	2,200
30～49（歳）	2,300	2,650	3,050	1,750	2,000	2,300
50～69（歳）	2,100	2,450	2,800	1,650	1,900	2,200
70 以上（歳）[2]	1,850	2,200	2,500	1,500	1,750	2,000
妊婦（付加量）[3] 初期				+50	+50	+50
中期				+250	+250	+250
後期				+450	+450	+450
授乳婦（付加量）				+350	+350	+350

1) 身体活動レベルは，低い，ふつう，高いの3つのレベルとして，それぞれⅠ，Ⅱ，Ⅲで示した．
2) 主として70～75歳ならびに自由な生活を営んでいる対象者に基づく報告から算定した．
3) 妊婦個々の体格や妊娠中の体重増加量，胎児の発育状況の評価を行うことが必要である．

注1：活用に当たっては，食事摂取状況のアセスメント，体重及びBMIの把握を行い，エネルギーの過不足は，体重の変化またはBMIを用いて評価すること．
注2：身体活動レベルⅠの場合，少ないエネルギー消費量に見合った少ないエネルギー摂取量を維持することになるため，健康の保持・増進の観点からは，身体活動量を増加させる必要があること．

●たんぱく質の食事摂取基準（g/日）

年齢等	男 性				女 性			
	推定平均必要量	推奨量	目安量	目標量[1]（中央値[2]）	推定平均必要量	推奨量	目安量	目標量[1]（中央値[2]）
0～5（月）*	—	—	10	—	—	—	10	—
6～8（月）*	—	—	15	—	—	—	15	—
9～11（月）*	—	—	25	—	—	—	25	—
1～2（歳）	15	20	—	13～20（16.5）	15	20	—	13～20（16.5）
3～5（歳）	20	25	—	13～20（16.5）	20	25	—	13～20（16.5）
6～7（歳）	25	35	—	13～20（16.5）	25	30	—	13～20（16.5）
8～9（歳）	35	40	—	13～20（16.5）	30	40	—	13～20（16.5）
10～11（歳）	40	50	—	13～20（16.5）	40	50	—	13～20（16.5）
12～14（歳）	50	60	—	13～20（16.5）	45	55	—	13～20（16.5）
15～17（歳）	50	60	—	13～20（16.5）	45	50	—	13～20（16.5）
18～29（歳）	50	60	—	13～20（16.5）	40	50	—	13～20（16.5）
30～49（歳）	50	60	—	13～20（16.5）	40	50	—	13～20（16.5）
50～69（歳）	50	60	—	13～20（16.5）	40	50	—	13～20（16.5）
70 以上（歳）	50	60	—	13～20（16.5）	40	50	—	13～20（16.5）
妊婦（付加量） 初期					+0	+0	—	—
中期					+5	+5	—	—
後期					+20	+25	—	—
授乳婦（付加量）					+15	+20	—	—

＊乳児の目安量は，母乳栄養児の値である．
1) 範囲については，おおむねの値を示したものである．
2) 中央値は，範囲の中央値を示したものであり，最も望ましい値を示すものではない．

●脂質の食事摂取基準

年齢等	脂質の総エネルギーに占める割合（脂肪エネルギー比率）；％エネルギー				飽和脂肪酸（％エネルギー）	
	男　性		女　性		男　性	女　性
	目安量	目標量[1]（中央値[2]）	目安量	目標量[1]（中央値[2]）	目標量	目標量
0～5（月）	50	―	50	―	―	―
6～11（月）	40	―	40	―	―	―
1～2（歳）	―	20～30（25）	―	20～30（25）	―	―
3～5（歳）	―	20～30（25）	―	20～30（25）	―	―
6～7（歳）	―	20～30（25）	―	20～30（25）	―	―
8～9（歳）	―	20～30（25）	―	20～30（25）	―	―
10～11（歳）	―	20～30（25）	―	20～30（25）	―	―
12～14（歳）	―	20～30（25）	―	20～30（25）	―	―
15～17（歳）	―	20～30（25）	―	20～30（25）	―	―
18～29（歳）	―	20～30（25）	―	20～30（25）	7以下	7以下
30～49（歳）	―	20～30（25）	―	20～30（25）	7以下	7以下
50～69（歳）	―	20～30（25）	―	20～30（25）	7以下	7以下
70以上（歳）	―	20～30（25）	―	20～30（25）	7以下	7以下
妊　婦			―	―		―
授乳婦			―	―		―

1）範囲については，おおむねの値を示したものである．
2）中央値は，範囲の中央値を示したものであり，最も望ましい値を示すものではない．

年齢等	n-6 系脂肪酸		n-3 系脂肪酸（g/日）	
	男　性	女　性	男　性	女　性
	目安量（g/日）	目安量（g/日）	目安量	目安量
0～5（月）	4	4	0.9	0.9
6～11（月）	4	4	0.8	0.8
1～2（歳）	5	5	0.7	0.8
3～5（歳）	7	6	1.3	1.1
6～7（歳）	7	7	1.4	1.3
8～9（歳）	9	8	1.7	1.4
10～11（歳）	9	9	1.7	1.5
12～14（歳）	12	10	2.1	1.8
15～17（歳）	13	11	2.3	1.7
18～29（歳）	11	9	2.0	1.6
30～49（歳）	10	9	2.1	1.6
50～69（歳）	10	8	2.4	2.0
70以上（歳）	8	7	2.2	1.9
妊　婦		9		1.8
授乳婦		9		1.8

●炭水化物・食物繊維の食事摂取基準

年齢等	炭水化物（％エネルギー）		食物繊維（g/日）	
	男　性	女　性	男　性	女　性
	目標量[1,2]（中央値[3]）	目標量[1,2]（中央値[3]）	目標量	目標量
0～5（月）	―	―	―	―
6～11（月）	―	―	―	―
1～2（歳）	50～65（57.5）	50～65（57.5）	―	―
3～5（歳）	50～65（57.5）	50～65（57.5）	―	―
6～7（歳）	50～65（57.5）	50～65（57.5）	11以上	10以上
8～9（歳）	50～65（57.5）	50～65（57.5）	12以上	12以上
10～11（歳）	50～65（57.5）	50～65（57.5）	13以上	13以上
12～14（歳）	50～65（57.5）	50～65（57.5）	17以上	16以上
15～17（歳）	50～65（57.5）	50～65（57.5）	19以上	17以上
18～29（歳）	50～65（57.5）	50～65（57.5）	20以上	18以上
30～49（歳）	50～65（57.5）	50～65（57.5）	20以上	18以上
50～69（歳）	50～65（57.5）	50～65（57.5）	20以上	18以上
70以上（歳）	50～65（57.5）	50～65（57.5）	19以上	17以上
妊　婦（付加量）		―		―
授乳婦（付加量）		―		―

1）範囲については，おおむねの値を示したものである．
2）アルコールを含む．ただし，アルコールの摂取を勧めるものではない．
3）中央値は，範囲の中央値を示したものであり，最も望ましい値を示すものではない．

参 考 資 料

●ビタミンの食事摂取基準

年齢等	ビタミンA（μgRE/日）[1]							
	男　性				女　性			
	推定平均必要量[2]	推奨量[2]	目安量[3]	耐容上限量[3]	推定平均必要量[2]	推奨量[2]	目安量[3]	耐容上限量[3]
0～5（月）	—	—	300	600	—	—	300	600
6～11（月）	—	—	400	600	—	—	400	600
1～2（歳）	300	400	—	600	250	350	—	600
3～5（歳）	350	500	—	700	300	400	—	700
6～7（歳）	300	450	—	900	300	400	—	900
8～9（歳）	350	500	—	1,200	350	500	—	1,200
10～11（歳）	450	600	—	1,500	400	600	—	1,500
12～14（歳）	550	800	—	2,100	500	700	—	2,100
15～17（歳）	650	900	—	2,600	500	650	—	2,600
18～29（歳）	600	850	—	2,700	450	650	—	2,700
30～49（歳）	650	900	—	2,700	500	700	—	2,700
50～69（歳）	600	850	—	2,700	500	700	—	2,700
70以上（歳）	550	800	—	2,700	450	650	—	2,700
妊婦（付加量）初期					+0	+0	—	—
中期					+0	+0	—	—
後期					+60	+80	—	—
授乳婦（付加量）					+300	+450	—	—

1) レチノール活性当量（μgRE）＝レチノール（μg）＋β-カロテン（μg）×1/12＋α-カロテン（μg）×1/24
　＋β-クリプトキサンチン（μg）×1/24＋その他のプロビタミンAカロテノイド（μg）×1/24
2) プロビタミンAカロテノイドを含む．
3) プロビタミンAカロテノイドを含まない．

年齢等	ビタミンD（μg/日）				ビタミンE（mg/日）[1]				ビタミンK（μg/日）	
	男　性		女　性		男　性		女　性		男性	女性
	目安量	耐容上限量	目安量	耐容上限量	目安量	耐容上限量	目安量	耐容上限量	目安量	目安量
0～5（月）	5.0	25	5.0	25	3.0	—	3.0	—	4	4
6～11（月）	5.0	25	5.0	25	4.0	—	4.0	—	7	7
1～2（歳）	2.0	20	2.0	20	3.5	150	3.5	150	60	60
3～5（歳）	2.5	30	2.5	30	4.5	200	4.5	200	70	70
6～7（歳）	3.0	40	3.0	40	5.0	300	5.0	300	85	85
8～9（歳）	3.5	40	3.5	40	5.5	350	5.5	350	100	100
10～11（歳）	4.5	60	4.5	60	5.5	450	5.5	450	120	120
12～14（歳）	5.5	80	5.5	80	7.5	650	6.0	600	150	150
15～17（歳）	6.0	90	6.0	90	7.5	750	6.0	650	160	160
18～29（歳）	5.5	100	5.5	100	6.5	800	6.0	650	150	150
30～49（歳）	5.5	100	5.5	100	6.5	900	6.0	700	150	150
50～69（歳）	5.5	100	5.5	100	6.5	850	6.0	700	150	150
70以上（歳）	5.5	100	5.5	100	6.5	750	6.0	650	150	150
妊婦（付加量）			7.0	—			6.5	—		150
授乳婦（付加量）			8.0	—			7.0	—		150

1) α-トコフェロールについて算定した．α-トコフェロール以外のビタミンEは含んでいない．

年齢等	ビタミンB_1（mg/日）[1]						ビタミンB_2（mg/日）[1]					
	男　性			女　性			男　性			女　性		
	推定平均必要量	推奨量	目安量	推定平均必要量	推奨量	目安量	推定平均必要量	推奨量	目安量	推定平均必要量	推奨量	目安量
0～5（月）	—	—	0.1	—	—	0.1	—	—	0.3	—	—	0.3
6～11（月）	—	—	0.2	—	—	0.2	—	—	0.4	—	—	0.4
1～2（歳）	0.4	0.5	—	0.4	0.5	—	0.5	0.6	—	0.5	0.5	—
3～5（歳）	0.6	0.7	—	0.6	0.7	—	0.7	0.8	—	0.6	0.8	—
6～7（歳）	0.7	0.8	—	0.7	0.8	—	0.8	0.9	—	0.7	0.9	—
8～9（歳）	0.8	1.0	—	0.8	0.9	—	0.9	1.1	—	0.9	1.0	—
10～11（歳）	1.0	1.2	—	0.9	1.1	—	1.1	1.4	—	1.1	1.3	—
12～14（歳）	1.2	1.4	—	1.1	1.3	—	1.3	1.6	—	1.2	1.4	—
15～17（歳）	1.3	1.5	—	1.0	1.2	—	1.4	1.7	—	1.2	1.4	—
18～29（歳）	1.2	1.4	—	0.9	1.1	—	1.3	1.6	—	1.0	1.2	—
30～49（歳）	1.2	1.4	—	0.9	1.1	—	1.3	1.6	—	1.0	1.2	—
50～69（歳）	1.1	1.3	—	0.9	1.0	—	1.2	1.5	—	1.0	1.1	—
70以上（歳）	1.0	1.2	—	0.8	0.9	—	1.1	1.3	—	0.9	1.1	—
妊婦（付加量）				+0.2	+0.2	—				+0.2	+0.0	—
授乳婦（付加量）				+0.2	+0.2	—				+0.5	+0.4	—

1) ビタミンB_1・B_2とも，身体活動レベルIIの推定エネルギー必要量を用いて算定した．
　特記事項（ビタミンB_1）：推定平均必要量は，ビタミンB_1の欠乏症である脚気を予防するに足る最小必要量からではなく，尿中にビタミンB_1の排泄量が増大し始める摂取量（体内飽和量）から算定．
　特記事項（ビタミンB_2）：推定平均必要量は，ビタミンB_2の欠乏症である口唇炎，口角炎，舌炎などの皮膚炎を予防するに足る最小摂取量から求めた値ではなく，尿中にビタミンB_2の排泄量が増大し始める摂取量（体内飽和量）から算定．

年齢等	ナイアシン (mgNE/日)[1]								ビタミン B_6 (mg/日)[4]							
	男性				女性				男性				女性			
	推定平均必要量	推奨量	目安量	耐容上限量[2]	推定平均必要量	推奨量	目安量	耐容上限量[2]	推定平均必要量	推奨量	目安量	耐容上限量[5]	推定平均必要量	推奨量	目安量	耐容上限量[5]
0〜5 (月)	—	—	2[3]	—	—	—	2[3]	—	—	—	0.2	—	—	—	0.2	—
6〜11 (月)	—	—	3	—	—	—	3	—	—	—	0.3	—	—	—	0.3	—
1〜2 (歳)	5	5	—	60(15)	4	5	—	60(15)	0.4	0.5	—	10	0.4	0.5	—	10
3〜5 (歳)	6	7	—	80(20)	6	7	—	80(20)	0.5	0.6	—	15	0.5	0.6	—	15
6〜7 (歳)	7	9	—	100(30)	7	8	—	100(25)	0.7	0.8	—	20	0.6	0.7	—	20
8〜9 (歳)	9	11	—	150(35)	8	10	—	150(35)	0.8	0.9	—	25	0.8	0.9	—	25
10〜11 (歳)	11	13	—	200(45)	10	12	—	200(45)	1.0	1.2	—	30	1.0	1.0	—	30
12〜14 (歳)	12	15	—	250(60)	12	14	—	250(60)	1.2	1.4	—	40	1.1	1.3	—	40
15〜17 (歳)	14	16	—	300(75)	11	13	—	250(65)	1.2	1.5	—	50	1.1	1.3	—	45
18〜29 (歳)	13	15	—	300(80)	9	11	—	250(65)	1.2	1.4	—	55	1.0	1.1	—	45
30〜49 (歳)	13	15	—	350(85)	10	12	—	250(65)	1.2	1.4	—	60	1.0	1.1	—	45
50〜69 (歳)	12	14	—	350(80)	9	11	—	250(65)	1.2	1.4	—	55	1.0	1.1	—	45
70以上 (歳)	11	13	—	300(75)	8	10	—	250(60)	1.2	1.4	—	50	1.0	1.1	—	40
妊婦 (付加量)					—	—	—	—					+0.2	+0.2	—	—
授乳婦 (付加量)					+3	+3	—	—					+0.3	+0.3	—	—

1) NE＝ナイアシン当量＝ナイアシン＋1/60 トリプトファン.
   身体活動レベルIIの推定エネルギー必要量を用いて算定した.
2) 耐容上限量はニコチンアミドのmg量,（ ）内はニコチン酸のmg量.参照体重を用いて算定した.
3) 単位はmg/日.
4) たんぱく質食事摂取基準の推奨量を用いて算定した(妊婦・授乳婦の付加量は除く).
5) 食事性ビタミン B_6 の量ではなく, ピリドキシンとしての量である.

年齢等	ビタミン B_{12} (μg/日)						葉酸 (μg/日)[1]							
	男性			女性			男性				女性			
	推定平均必要量	推奨量	目安量	推定平均必要量	推奨量	目安量	推定平均必要量	推奨量	目安量	耐容上限量[2]	推定平均必要量	推奨量	目安量	耐容上限量[2]
0〜5 (月)	—	—	0.4	—	—	0.4	—	—	40	—	—	—	40	—
6〜11 (月)	—	—	0.5	—	—	0.5	—	—	60	—	—	—	60	—
1〜2 (歳)	0.7	0.9	—	0.7	0.9	—	70	90	—	200	70	90	—	200
3〜5 (歳)	0.8	1.0	—	0.8	1.0	—	80	100	—	300	80	100	—	300
6〜7 (歳)	1.0	1.3	—	1.0	1.3	—	100	130	—	400	100	130	—	400
8〜9 (歳)	1.2	1.5	—	1.2	1.5	—	120	150	—	500	120	150	—	500
10〜11 (歳)	1.5	1.8	—	1.5	1.8	—	150	180	—	700	150	180	—	700
12〜14 (歳)	1.9	2.3	—	1.9	2.3	—	190	230	—	900	190	230	—	900
15〜17 (歳)	2.1	2.5	—	2.1	2.5	—	210	250	—	900	210	250	—	900
18〜29 (歳)	2.0	2.4	—	2.0	2.4	—	200	240	—	900	200	240	—	900
30〜49 (歳)	2.0	2.4	—	2.0	2.4	—	200	240	—	1,000	200	240	—	1,000
50〜69 (歳)	2.0	2.4	—	2.0	2.4	—	200	240	—	1,000	200	240	—	1,000
70以上 (歳)	2.0	2.4	—	2.0	2.4	—	200	240	—	900	200	240	—	900
妊婦 (付加量)				+0.3	+0.4	—					+200	+240	—	—
授乳婦 (付加量)				+0.7	+0.8	—					+80	+100	—	—

1) 妊娠を計画している女性、または、妊娠の可能性がある女性は、神経管閉鎖障害のリスクの低減のために、付加的に400μg/日のプテロイルモノグルタミン酸の摂取が望まれる.
2) サプリメントや強化食品に含まれるプテロイルモノグルタミン酸の量.

年齢等	パントテン酸 (mg/日)		ビオチン (μg/日)		ビタミンC (mg/日)					
	男性	女性	男性	女性	男性			女性		
	目安量	目安量	目安量	目安量	推定平均必要量	推奨量	目安量	推定平均必要量	推奨量	目安量
0〜5 (月)	4	4	4	4	—	—	40	—	—	40
6〜11 (月)	3	3	10	10	—	—	40	—	—	40
1〜2 (歳)	3	3	20	20	30	35	—	30	35	—
3〜5 (歳)	4	4	20	20	35	40	—	35	40	—
6〜7 (歳)	5	5	25	25	45	55	—	45	55	—
8〜9 (歳)	5	5	30	30	50	60	—	50	60	—
10〜11 (歳)	6	6	35	35	60	75	—	60	75	—
12〜14 (歳)	7	6	50	50	80	95	—	80	95	—
15〜17 (歳)	7	5	50	50	85	100	—	85	100	—
18〜29 (歳)	5	4	50	50	85	100	—	85	100	—
30〜49 (歳)	5	4	50	50	85	100	—	85	100	—
50〜69 (歳)	5	5	50	50	85	100	—	85	100	—
70以上 (歳)	5	5	50	50	85	100	—	85	100	—
妊婦[1]		5		50				+10[1]	+10[1]	—
授乳婦		5		50				+40[1]	+45[1]	—

1) ビタミンCにおける妊婦および授乳婦の推定平均必要量・推奨量・目安量は付加量を示す.
特記事項：推定平均必要量は、壊血病の回避ではなく、心臓血管系の疾病予防効果並びに抗酸化作用効果から算定.

参 考 資 料

●ミネラルの食事摂取基準

年齢等	ナトリウム(mg/日), [( ) は食塩相当量(g/日)]						カリウム (mg/日)			
	男 性			女 性			男 性		女 性	
	推定平均必要量	目安量	目標量	推定平均必要量	目安量	目標量	目安量	目標量	目安量	目標量
0～ 5 (月)	—	100(0.3)	—	—	100(0.3)	—	400	—	400	—
6～11 (月)	—	600(1.5)	—	—	600(1.5)	—	700	—	700	—
1～ 2 (歳)	—	—	(3.0 未満)	—	—	(3.5 未満)	900	—	800	—
3～ 5 (歳)	—	—	(4.0 未満)	—	—	(4.5 未満)	1,100	—	1,000	—
6～ 7 (歳)	—	—	(5.0 未満)	—	—	(5.5 未満)	1,300	1,800 以上	1,200	1,800 以上
8～ 9 (歳)	—	—	(5.5 未満)	—	—	(6.0 未満)	1,600	2,000 以上	1,500	2,000 以上
10～11 (歳)	—	—	(6.5 未満)	—	—	(7.0 未満)	1,900	2,200 以上	1,800	2,000 以上
12～14 (歳)	—	—	(8.0 未満)	—	—	(7.0 未満)	2,400	2,600 以上	2,200	2,400 以上
15～17 (歳)	—	—	(8.0 未満)	—	—	(7.0 未満)	2,800	3,000 以上	2,100	2,600 以上
18～29 (歳)	600(1.5)	—	(8.0 未満)	600(1.5)	—	(7.0 未満)	2,500	3,000 以上	2,000	2,600 以上
30～49 (歳)	600(1.5)	—	(8.0 未満)	600(1.5)	—	(7.0 未満)	2,500	3,000 以上	2,000	2,600 以上
50～69 (歳)	600(1.5)	—	(8.0 未満)	600(1.5)	—	(7.0 未満)	2,500	3,000 以上	2,000	2,600 以上
70以上 (歳)	600(1.5)	—	(8.0 未満)	600(1.5)	—	(7.0 未満)	2,500	3,000 以上	2,000	2,600 以上
妊婦				—	—	—			2,000	—
授乳婦				—	—	—			2,200	—

年齢等	カルシウム (mg/日)							マグネシウム (mg/日)					
	男 性				女 性				男 性				女 性		
	推定平均必要量	推奨量	目安量	耐容上限量	推定平均必要量	推奨量	目安量	耐容上限量	推定平均必要量	推奨量	目安量	耐容上限量[1]	推定平均必要量	推奨量	目安量	耐容上限量[1]
0～ 5 (月)	—	—	200	—	—	—	200	—	—	—	20	—	—	—	20	—
6～11 (月)	—	—	250	—	—	—	250	—	—	—	60	—	—	—	60	—
1～ 2 (歳)	350	450	—	—	350	400	—	—	60	70	—	—	60	70	—	—
3～ 5 (歳)	500	600	—	—	450	550	—	—	80	100	—	—	80	100	—	—
6～ 7 (歳)	500	600	—	—	450	550	—	—	110	130	—	—	110	130	—	—
8～ 9 (歳)	550	650	—	—	600	750	—	—	140	170	—	—	140	160	—	—
10～11 (歳)	600	700	—	—	600	750	—	—	180	210	—	—	180	220	—	—
12～14 (歳)	850	1,000	—	—	700	800	—	—	250	290	—	—	240	290	—	—
15～17 (歳)	650	800	—	—	550	650	—	—	300	360	—	—	260	310	—	—
18～29 (歳)	650	800	—	2,500	550	650	—	2,500	280	340	—	—	230	270	—	—
30～49 (歳)	550	650	—	2,500	550	650	—	2,500	310	370	—	—	240	290	—	—
50～69 (歳)	600	700	—	2,500	550	650	—	2,500	290	350	—	—	240	290	—	—
70以上 (歳)	600	700	—	2,500	500	600	—	2,500	270	320	—	—	220	270	—	—
妊婦(付加量)					—	—	—	—					+30	+40	—	—
授乳婦(付加量)					—	—	—	—					—	—	—	—

1) 通常の食品以外からの摂取量の耐容上限量は，成人の場合 350 mg/日，小児では 5 mg/kg 体重/日とする．それ以外の通常の食品からの摂取の場合，耐容上限量は設定しない．

年齢等	リン (mg/日)				鉄 (mg/日)[1]								
	男 性		女 性		男 性				女 性				
									月経なし		月経あり		
	目安量	耐容上限量	目安量	耐容上限量	推定平均必要量	推奨量	目安量	耐容上限量	推定平均必要量	推奨量	推定平均必要量	推奨量	目安量	耐容上限量
0～ 5 (月)	120	—	120	—	—	—	0.5	—	—	—	—	—	0.5	—
6～11 (月)	260	—	260	—	3.5	5.0	—	—	3.5	4.5	—	—	—	—
1～ 2 (歳)	500	—	500	—	3.0	4.5	—	25	3.0	4.5	—	—	—	20
3～ 5 (歳)	800	—	600	—	4.0	5.5	—	25	3.5	5.0	—	—	—	25
6～ 7 (歳)	900	—	900	—	4.5	6.5	—	30	4.5	6.5	—	—	—	30
8～ 9 (歳)	1,000	—	900	—	6.0	8.0	—	35	6.0	8.5	—	—	—	35
10～11 (歳)	1,100	—	1,000	—	7.0	10.0	—	35	7.0	10.0	10.0	14.0	—	35
12～14 (歳)	1,200	—	1,100	—	8.5	11.5	—	50	7.0	10.0	10.0	14.0	—	50
15～17 (歳)	1,200	—	900	—	8.0	9.5	—	50	5.5	7.0	8.5	10.5	—	40
18～29 (歳)	1,000	3,000	800	3,000	6.0	7.0	—	50	5.0	6.0	8.5	10.5	—	40
30～49 (歳)	1,000	3,000	800	3,000	6.5	7.5	—	55	5.5	6.5	9.0	10.5	—	40
50～69 (歳)	1,000	3,000	800	3,000	6.0	7.5	—	50	5.5	6.5	9.0	10.5	—	40
70以上 (歳)	1,000	3,000	800	3,000	6.0	7.0	—	50	5.0	6.0	—	—	—	40
妊婦[2] 初期			800						+2.0[2]	+2.5[2]	—	—	—	—
中期・後期									+12.5[2]	+15.0[2]	—	—	—	—
授乳婦[2]			800						+2.0[2]	+2.5[2]	—	—	—	—

1) 過多月経（月経出血量が 80 mL/回以上）の人を除外して策定した．
2) 鉄における妊婦および授乳婦の推定平均必要量・推奨量は付加量を示す．

亜鉛・銅

年齢等	亜鉛 (mg/日) 男性				亜鉛 (mg/日) 女性				銅 (mg/日) 男性				銅 (mg/日) 女性			
	推定平均必要量	推奨量	目安量	耐容上限量	推定平均必要量	推奨量	目安量	耐容上限量	推定平均必要量	推奨量	目安量	耐容上限量	推定平均必要量	推奨量	目安量	耐容上限量
0～5（月）	―	―	2	―	―	―	2	―	―	―	0.3	―	―	―	0.3	―
6～11（月）	―	―	3	―	―	―	3	―	―	―	0.3	―	―	―	0.3	―
1～2（歳）	3	3	―	―	3	3	―	―	0.2	0.3	―	―	0.2	0.3	―	―
3～5（歳）	3	4	―	―	3	4	―	―	0.3	0.4	―	―	0.3	0.4	―	―
6～7（歳）	4	5	―	―	4	5	―	―	0.4	0.5	―	―	0.4	0.5	―	―
8～9（歳）	5	6	―	―	5	5	―	―	0.4	0.6	―	―	0.4	0.5	―	―
10～11（歳）	6	7	―	―	6	7	―	―	0.5	0.7	―	―	0.5	0.7	―	―
12～14（歳）	8	9	―	―	7	8	―	―	0.7	0.8	―	―	0.6	0.8	―	―
15～17（歳）	9	10	―	―	6	8	―	―	0.8	1.0	―	―	0.6	0.8	―	―
18～29（歳）	8	10	―	40	6	8	―	35	0.7	0.9	―	10	0.6	0.8	―	10
30～49（歳）	8	10	―	45	6	8	―	35	0.7	1.0	―	10	0.6	0.8	―	10
50～69（歳）	8	10	―	45	6	8	―	35	0.7	0.9	―	10	0.6	0.8	―	10
70以上（歳）	8	9	―	40	6	7	―	35	0.7	0.9	―	10	0.6	0.7	―	10
妊婦（付加量）					+1	+2	―	―					+0.1	+0.1	―	―
授乳婦（付加量）					+3	+3	―	―					+0.5	+0.5	―	―

マンガン・ヨウ素・セレン

年齢等	マンガン (mg/日) 男性		女性		ヨウ素 (μg/日) 男性				女性				セレン (μg/日) 男性				女性			
	目安量	耐容上限量	目安量	耐容上限量	推定平均必要量	推奨量	目安量	耐容上限量	推定平均必要量	推奨量	目安量	耐容上限量	推定平均必要量	推奨量	目安量	耐容上限量	推定平均必要量	推奨量	目安量	耐容上限量
0～5（月）	0.01	―	0.01	―	―	―	100	250	―	―	100	250	―	―	15	―	―	―	15	―
6～11（月）	0.5	―	0.5	―	―	―	130	250	―	―	130	250	―	―	15	―	―	―	15	―
1～2（歳）	1.5	―	1.5	―	35	50	―	250	35	50	―	250	10	10	―	80	10	10	―	70
3～5（歳）	1.5	―	1.5	―	45	60	―	350	45	60	―	350	10	15	―	110	10	10	―	110
6～7（歳）	2.0	―	2.0	―	55	75	―	500	55	75	―	500	15	15	―	150	15	15	―	150
8～9（歳）	2.5	―	2.5	―	65	90	―	500	65	90	―	500	15	20	―	190	15	20	―	180
10～11（歳）	3.0	―	3.0	―	80	110	―	500	80	110	―	500	20	25	―	240	20	25	―	240
12～14（歳）	4.0	―	4.0	―	100	140	―	1,200	100	140	―	1,200	25	30	―	330	25	30	―	320
15～17（歳）	4.5	―	3.5	―	100	140	―	2,000	100	140	―	2,000	30	35	―	400	20	25	―	350
18～29（歳）	4.0	11	3.5	11	95	130	―	3,000	95	130	―	3,000	25	30	―	420	20	25	―	330
30～49（歳）	4.0	11	3.5	11	95	130	―	3,000	95	130	―	3,000	25	30	―	460	20	25	―	350
50～69（歳）	4.0	11	3.5	11	95	130	―	3,000	95	130	―	3,000	25	30	―	440	20	25	―	350
70以上（歳）	4.0	11	3.5	11	95	130	―	3,000	95	130	―	3,000	25	30	―	400	20	25	―	350
妊婦[2]			3.5	―					+75[2]	+110[2]	―	―[1]					+5[2]	+5[2]	―	―
授乳婦[2]			3.5	―					+100[2]	+140[2]	―	―					+15[2]	+20[2]	―	―

1) 妊婦の耐容上限量は2,000μg/日とする。
2) ヨウ素, セレンにおける妊婦および授乳婦の推定平均必要量・推奨量は付加量を示す。

クロム・モリブデン

年齢等	クロム (μg/日) 男性	女性	モリブデン (μg/日) 男性				女性			
	目安量	目安量	推定平均必要量	推奨量	目安量	耐容上限量	推定平均必要量	推奨量	目安量	耐容上限量
0～5（月）	0.8	0.8	―	―	2	―	―	―	2	―
6～11（月）	1.0	1.0	―	―	10	―	―	―	10	―
1～2（歳）	―	―	―	―	―	―	―	―	―	―
3～5（歳）	―	―	―	―	―	―	―	―	―	―
6～7（歳）	―	―	―	―	―	―	―	―	―	―
8～9（歳）	―	―	―	―	―	―	―	―	―	―
10～11（歳）	―	―	―	―	―	―	―	―	―	―
12～14（歳）	―	―	―	―	―	―	―	―	―	―
15～17（歳）	―	―	―	―	―	―	―	―	―	―
18～29（歳）	10	10	20	25	―	550	20	20	―	450
30～49（歳）	10	10	25	30	―	550	20	25	―	450
50～69（歳）	10	10	20	25	―	550	20	25	―	450
70以上（歳）	10	10	20	25	―	550	20	20	―	450
妊婦[1]		10					―	―	―	―
授乳婦[1]		10					+3[1]	+3[1]	―	―

1) モリブデンにおける妊婦および授乳婦の推定平均必要量・推奨量は付加量を示す。

●乳児の食事摂取基準

エネルギー・栄養素		月齢	0～5（月）		6～8（月）		9～11（月）	
		策定項目	男児	女児	男児	女児	男児	女児
エネルギー（kcal/日）		推定エネルギー必要量	550	500	650	600	700	650
たんぱく質（g/日）		目安量	10		15		25	
脂 質	脂質（％エネルギー）	目安量	50		40			
	脂質（g/日）[1]	（参考）	(30)		—			
	飽和脂肪酸（％エネルギー）		—		—			
	n-6系脂肪酸（g/日）	目安量	4		5			
	n-3系脂肪酸（g/日）	目安量	0.9		0.9			
	コレステロール（mg/日）		—		—			
炭水化物	炭水化物（％エネルギー）		—		—			
	食物繊維（g/日）		—		—			
ビタミン	ビタミンA（μgRE/日）[2]	目安量	300		400			
脂溶性		耐容上限量	600		600			
	ビタミンD（μg/日）[3]	目安量	2.5 (5.0)		5.0 (5.0)			
		耐容上限量	25		25			
	ビタミンE（mg/日）	目安量	3.0		3.5			
	ビタミンK（μg/日）	目安量	4		7			
水溶性	ビタミンB_1（mg/日）	目安量	0.1		0.3			
	ビタミンB_2（mg/日）	目安量	0.3		0.4			
	ナイアシン（mgNE/日）[4]	目安量	2		3			
	ビタミンB_6（mg/日）	目安量	0.2		0.3			
	ビタミンB_{12}（μg/日）	目安量	0.4		0.6			
	葉酸（μg/日）	目安量	40		65			
	パントテン酸（mg/日）	目安量	4		5			
	ビオチン（μg/日）	目安量	4		10			
	ビタミンC（mg/日）	目安量	40		40			
ミネラル 多量	ナトリウム（mg/日）	目安量	100		600			
	（食塩相当量）（g/日）	目安量	0.3		1.5			
	カリウム（mg/日）	目安量	400		700			
	カルシウム（mg/日）	目安量	200		250			
	マグネシウム（mg/日）	目安量	20		60			
	リン（mg/日）	目安量	120		260			
微量	鉄（mg/日）[5]	目安量	0.5		—			
		推定平均必要量	—		3.5	3.5	3.5	3.5
		推奨量	—		5.0	4.5	5.0	4.5
	亜鉛（mg/日）	目安量	2		3			
	銅（mg/日）	目安量	0.3		0.3			
	マンガン（mg/日）	目安量	0.01		0.5			
	ヨウ素（μg/日）	目安量	100		130			
		耐容上限量	250		250			
	セレン（μg/日）	目安量	15		15			
	クロム（μg/日）	目安量	0.8		1.0			
	モリブデン（μg/日）	目安量	2		3			

1) 母乳中脂肪濃度と0～5か月児の1日の哺乳量から算出した．
2) プロビタミンAカロテノイドを含まない．
3) 適度な日照を受ける環境にある乳児の目安量．（ ）内は，日照を受ける機会が少ない乳児の目安量．
4) 0～5か月児の目安量の単位はmg/日．
5) 6～11か月はひとつの月齢区分として男女別に算定した．

●小児（1〜2歳）の推定エネルギー必要量

身体活動レベル	男子			女子		
	Ⅰ	Ⅱ	Ⅲ	Ⅰ	Ⅱ	Ⅲ
エネルギー（kcal/日）	—	1,000	—	—	900	—

●小児（1〜2歳）の食事摂取基準

栄養素			男子					女子				
			推定平均必要量	推奨量	目安量	耐容上限量	目標量	推定平均必要量	推奨量	目安量	耐容上限量	目標量
たんぱく質（g/日）			15	20	—	—	—	15	20	—	—	—
脂質	脂質（%エネルギー）		—	—	—	—	20以上30未満	—	—	—	—	20以上30未満
	飽和脂肪酸（%エネルギー）		—	—	—	—	—	—	—	—	—	—
	n-6系脂肪酸（g/日）		—	—	5	—	—	—	—	5	—	—
	n-3系脂肪酸（g/日）		—	—	0.9	—	—	—	—	0.9	—	—
	コレステロール（mg/日）		—	—	—	—	—	—	—	—	—	—
炭水化物	炭水化物（%エネルギー）		—	—	—	—	50以上70未満	—	—	—	—	50以上70未満
	食物繊維（g/日）		—	—	—	—	—	—	—	—	—	—
ビタミン	脂溶性	ビタミンA（μgRE/日）[1]	300	400	—	600	—	250	350	—	600	—
		ビタミンD（μg/日）	—	—	2.5	25	—	—	—	2.5	25	—
		ビタミンE（mg/日）	—	—	3.5	150	—	—	—	3.5	150	—
		ビタミンK（μg/日）	—	—	25	—	—	—	—	25	—	—
	水溶性	ビタミンB_1（mg/日）	0.5	0.5	—	—	—	0.4	0.5	—	—	—
		ビタミンB_2（mg/日）	0.5	0.6	—	—	—	0.5	0.5	—	—	—
		ナイアシン（mgNE/日）[2]	5	6	—	60(15)	—	4	5	—	60(15)	—
		ビタミンB_6（mg/日）[3]	0.4	0.5	—	10	—	0.4	0.5	—	10	—
		ビタミンB_{12}（μg/日）	0.8	0.9	—	—	—	0.8	0.9	—	—	—
		葉酸（μg/日）[4]	80	100	—	300	—	80	100	—	300	—
		パントテン酸（mg/日）	—	—	3	—	—	—	—	3	—	—
		ビオチン（μg/日）	—	—	20	—	—	—	—	20	—	—
		ビタミンC（mg/日）	35	40	—	—	—	35	40	—	—	—
ミネラル	多量	ナトリウム（mg/日）	—	—	—	—	—	—	—	—	—	—
		（食塩相当量）（g/日）	—	—	—	—	4.0未満	—	—	—	—	4.0未満
		カリウム（mg/日）	—	—	900	—	—	—	—	800	—	—
		カルシウム（mg/日）	350	400	—	—	—	350	400	—	—	—
		マグネシウム（mg/日）[5]	60	70	—	—	—	60	70	—	—	—
		リン（mg/日）	—	—	600	—	—	—	—	600	—	—
	微量	鉄（mg/日）	3.0	4.0	—	25	—	3.0	4.5	—	20	—
		亜鉛（mg/日）	4	5	—	—	—	4	5	—	—	—
		銅（mg/日）	0.2	0.3	—	—	—	0.2	0.3	—	—	—
		マンガン（mg/日）	—	—	1.5	—	—	—	—	1.5	—	—
		ヨウ素（μg/日）	35	50	—	250	—	35	50	—	250	—
		セレン（μg/日）	10	10	—	50	—	10	10	—	50	—
		クロム（μg/日）	—	—	—	—	—	—	—	—	—	—
		モリブデン（μg/日）	—	—	—	—	—	—	—	—	—	—

1) 推定平均必要量，推奨量はプロビタミンAカロテノイドを含む．耐容上限量はプロビタミンAカロテノイドを含まない．
2) 耐容上限量はニコチンアミドのmg量，（ ）内はニコチン酸のmg量．基準体重を用いて算定した．
3) 耐容上限量は食事性ビタミンB_6の量ではなく，ピリドキシンとしての量である．
4) 耐容上限量はプテロイルモノグルタミン酸の量として算定した．
5) 通常の食品からの摂取の場合，耐容上限量は設定しない．通常の食品以外からの摂取量の耐容上限量は，小児では5 mg/kg体重/日とする．

参 考 資 料

●小児（3〜5歳）の推定エネルギー必要量

身体活動レベル	男子			女子		
	Ⅰ	Ⅱ	Ⅲ	Ⅰ	Ⅱ	Ⅲ
エネルギー（kcal/日）	—	1,300	—	—	1,250	—

●小児（3〜5歳）の食事摂取基準

栄養素			男子					女子				
			推定平均必要量	推奨量	目安量	耐容上限量	目標量	推定平均必要量	推奨量	目安量	耐容上限量	目標量
たんぱく質（g/日）			20	25	—	—	—	20	25	—	—	—
脂質		脂質（%エネルギー）	—	—	—	—	20以上30未満	—	—	—	—	20以上30未満
		飽和脂肪酸（%エネルギー）	—	—	—	—	—	—	—	—	—	—
		n-6系脂肪酸（g/日）	—	—	7	—	—	—	—	6	—	—
		n-3系脂肪酸（g/日）	—	—	1.2	—	—	—	—	1.2	—	—
		コレステロール（mg/日）	—	—	—	—	—	—	—	—	—	—
炭水化物		炭水化物（%エネルギー）	—	—	—	—	50以上70未満	—	—	—	—	50以上70未満
		食物繊維（g/日）	—	—	—	—	—	—	—	—	—	—
ビタミン	脂溶性	ビタミンA（μgRE/日）[1]	300	450	—	700	—	300	450	—	700	—
		ビタミンD（μg/日）	—	—	2.5	30	—	—	—	2.5	30	—
		ビタミンE（mg/日）	—	—	4.5	200	—	—	—	4.5	200	—
		ビタミンK（μg/日）	—	—	30	—	—	—	—	30	—	—
	水溶性	ビタミンB_1（mg/日）	0.6	0.7	—	—	—	0.6	0.7	—	—	—
		ビタミンB_2（mg/日）	0.7	0.8	—	—	—	0.6	0.8	—	—	—
		ナイアシン（mgNE/日）[2]	6	7	—	80(20)	—	6	7	—	80(20)	—
		ビタミンB_6（mg/日）[3]	0.5	0.6	—	15	—	0.5	0.6	—	15	—
		ビタミンB_{12}（μg/日）	0.9	1.1	—	—	—	0.9	1.1	—	—	—
		葉酸（μg/日）[4]	90	110	—	400	—	90	110	—	400	—
		パントテン酸（mg/日）	—	—	4	—	—	—	—	4	—	—
		ビオチン（μg/日）	—	—	25	—	—	—	—	25	—	—
		ビタミンC（mg/日）	40	45	—	—	—	40	45	—	—	—
ミネラル	多量	ナトリウム（mg/日）	—	—	—	—	—	—	—	—	—	—
		（食塩相当量）（g/日）	—	—	—	—	5.0未満	—	—	—	—	5.0未満
		カリウム（mg/日）	—	—	1,000	—	—	—	—	1,000	—	—
		カルシウム（mg/日）	500	600	—	—	—	450	550	—	—	—
		マグネシウム（mg/日）[5]	80	100	—	—	—	80	100	—	—	—
		リン（mg/日）	—	—	800	—	—	—	—	700	—	—
	微量	鉄（mg/日）	4.0	5.5	—	25	—	4.0	5.5	—	25	—
		亜鉛（mg/日）	5	6	—	—	—	5	6	—	—	—
		銅（mg/日）	0.3	0.3	—	—	—	0.3	0.3	—	—	—
		マンガン（mg/日）	—	—	1.5	—	—	—	—	1.5	—	—
		ヨウ素（μg/日）	45	60	—	350	—	45	60	—	350	—
		セレン（μg/日）	10	15	—	70	—	10	15	—	70	—
		クロム（μg/日）	—	—	—	—	—	—	—	—	—	—
		モリブデン（μg/日）	—	—	—	—	—	—	—	—	—	—

1) 推定平均必要量，推奨量はプロビタミンAカロテノイドを含む．耐容上限量はプロビタミンAカロテノイドを含まない．
2) 耐容上限量はニコチンアミドのmg量，（ ）内はニコチン酸のmg量．基準体重を用いて算定した．
3) 耐容上限量は食事性ビタミンB_6の量ではなく，ピリドキシンとしての量である．
4) 耐容上限量はプテロイルモノグルタミン酸の量として算定した．
5) 通常の食品からの摂取の場合，耐容上限量は設定しない．通常の食品以外からの摂取量の耐容上限量は，小児では5 mg/kg体重/日とする．

●妊婦の推定エネルギー必要量（付加量）

身体活動レベル	Ⅰ	Ⅱ	Ⅲ
エネルギー（kcal/日）（初期）	＋50	＋50	＋50
（中期）	＋250	＋250	＋250
（末期）	＋450	＋450	＋450

●妊婦の食事摂取基準（付加量）

栄養素			推定平均必要量	推奨量	目安量	耐容上限量	目標量
たんぱく質（g/日）		（初期）	＋0	＋0	—	—	—
		（中期）	＋5	＋5	—	—	—
		（末期）	＋20	＋25	—	—	—
脂　質	脂質（％エネルギー）		—	—	—	—	—
	飽和脂肪酸（％エネルギー）		—	—	—	—	—
	n-6系脂肪酸（g/日）		—	—	＋1	—	—
	（％エネルギー）		—	—	—	—	—
	n-3系脂肪酸（g/日）[1]		—	—	1.9	—	—
	コレステロール（mg/日）		—	—	—	—	—
炭水化物	炭水化物（％エネルギー）		—	—	—	—	—
	食物繊維（g/日）		—	—	—	—	—
ビタミン	脂溶性	ビタミンA（μgRE/日）[2]（初期・中期）	＋0	＋0	—	—	—
		（末期）	＋60	＋80	—	—	—
		ビタミンD（μg/日）	—	—	＋1.5	—	—
		ビタミンE（mg/日）	—	—	＋0.0	—	—
		ビタミンK（μg/日）	—	—	＋0	—	—
	水溶性	ビタミンB$_1$（mg/日）（初期）	＋0.0	＋0.0	—	—	—
		（中期）	＋0.1	＋0.1	—	—	—
		（末期）	＋0.2	＋0.2	—	—	—
		ビタミンB$_2$（mg/日）（初期）	＋0.0	＋0.0	—	—	—
		（中期）	＋0.1	＋0.2	—	—	—
		（末期）	＋0.2	＋0.3	—	—	—
		ナイアシン（mgNE/日）	＋0	＋0	—	—	—
		ビタミンB$_6$（mg/日）	＋0.7	＋0.8	—	—	—
		ビタミンB$_{12}$（μg/日）	＋0.3	＋0.4	—	—	—
		葉酸（μg/日）	＋200	＋240	—	—	—
		パントテン酸（mg/日）	—	—	＋1	—	—
		ビオチン（μg/日）	—	—	＋2	—	—
		ビタミンC（mg/日）	＋10	＋10	—	—	—
ミネラル	多量	ナトリウム（mg/日）	—	—	—	—	—
		（食塩相当量）（g/日）	—	—	—	—	—
		カリウム（mg/日）	—	—	＋0	—	—
		カルシウム（mg/日）	＋0	＋0	—	—	—
		マグネシウム（mg/日）	＋30	＋40	—	—	—
		リン（mg/日）	—	—	＋0	—	—
	微量	鉄（mg/日）（初期）	＋2.0	＋2.5	—	—	—
		（中期・末期）	＋12.5	＋15.0	—	—	—
		亜鉛（mg/日）	＋1	＋2	—	—	—
		銅（mg/日）	＋0.1	＋0.1	—	—	—
		マンガン（mg/日）	—	—	＋0	—	—
		ヨウ素（μg/日）	＋75	＋110	—	—	—
		セレン（μg/日）	＋5	＋5	—	—	—
		クロム（μg/日）	—	—	—	—	—
		モリブデン（μg/日）	—	—	—	—	—

[1] 付加量ではない．
[2] プロビタミンAカロテノイドを含む．

●授乳婦の推定エネルギー必要量（付加量）

身体活動レベル	Ⅰ	Ⅱ	Ⅲ
エネルギー（kcal/日）	＋350	＋350	＋350

●授乳婦の食事摂取基準（付加量）

栄養素			推定平均必要量	推奨量	目安量	耐容上限量	目標量
たんぱく質（g/日）			＋15	＋20	—	—	—
脂 質		脂質（％エネルギー）	—	—	—	—	—
		飽和脂肪酸（％エネルギー）	—	—	—	—	—
		n-6系脂肪酸（g/日）	—	—	＋0	—	—
		（％エネルギー）	—	—	—	—	—
		n-3系脂肪酸（g/日）[1]	—	—	1.7	—	—
		コレステロール（mg/日）	—	—	—	—	—
炭水化物		炭水化物（％エネルギー）	—	—	—	—	—
		食物繊維（g/日）	—	—	—	—	—
ビタミン	脂溶性	ビタミンA（μgRE/日）[2]	＋300	＋450	—	—	—
		ビタミンD（μg/日）	—	—	＋2.5	—	—
		ビタミンE（mg/日）	—	—	＋3.0	—	—
		ビタミンK（μg/日）	—	—	＋0	—	—
	水溶性	ビタミンB_1（mg/日）	＋0.2	＋0.2	—	—	—
		ビタミンB_2（mg/日）	＋0.3	＋0.4	—	—	—
		ナイアシン（mgNE/日）	＋3	＋3	—	—	—
		ビタミンB_6（mg/日）	＋0.3	＋0.3	—	—	—
		ビタミンB_{12}（μg/日）	＋0.7	＋0.8	—	—	—
		葉酸（μg/日）	＋80	＋100	—	—	—
		パントテン酸（mg/日）	—	—	＋1	—	—
		ビオチン（μg/日）	—	—	＋5	—	—
		ビタミンC（mg/日）	＋40	＋50	—	—	—
ミネラル	多量	ナトリウム（mg/日）	—	—	—	—	—
		（食塩相当量）（g/日）	—	—	—	—	—
		カリウム（mg/日）	—	—	＋400	—	—
		カルシウム（mg/日）	＋0	＋0	—	—	—
		マグネシウム（mg/日）	＋0	＋0	—	—	—
		リン（mg/日）	—	—	＋0	—	—
	微量	鉄（mg/日）	＋2.0	＋2.5	—	—	—
		亜鉛（mg/日）	＋3	＋3	—	—	—
		銅（mg/日）	＋0.5	＋0.6	—	—	—
		マンガン（mg/日）	—	—	＋0	—	—
		ヨウ素（μg/日）	＋100	＋140	—	—	—
		セレン（μg/日）	＋15	＋20	—	—	—
		クロム（μg/日）	—	—	—	—	—
		モリブデン（μg/日）	＋3	＋3	—	—	—

1) 付加量ではない．
2) プロビタミンAカロテノイドを含む．

●高齢者（70歳以上）の推定エネルギー必要量

	男　性			女　性		
身体活動レベル	Ⅰ	Ⅱ	Ⅲ	Ⅰ	Ⅱ	Ⅲ
エネルギー（kcal/日）	1,850	2,200	2,500	1,450	1,700	2,000

●高齢者（70歳以上）の食事摂取基準

栄養素		男　性					女　性				
		推定平均必要量	推奨量	目安量	耐容上限量	目標量	推定平均必要量	推奨量	目安量	耐容上限量	目標量
たんぱく質（g/日）		50	60	—	—	—	40	50	—	—	—
脂質	脂質（%エネルギー）	—	—	—	—	20以上 25未満	—	—	—	—	20以上 25未満
	飽和脂肪酸（%エネルギー）	—	—	—	—	4.5以上 7.0未満	—	—	—	—	4.5以上 7.0未満
	n-6系脂肪酸（g/日）	—	—	8	—	—	—	—	7	—	—
	（%エネルギー）	—	—	—	—	10未満	—	—	—	—	10未満
	n-3系脂肪酸（g/日）	—	—	—	—	2.2以上	—	—	—	—	1.8以上
	コレステロール（mg/日）	—	—	—	—	750未満	—	—	—	—	600未満
炭水化物	炭水化物（%エネルギー）	—	—	—	—	50以上 70未満	—	—	—	—	50以上 70未満
	食物繊維（g/日）	—	—	—	—	19以上	—	—	—	—	17以上
ビタミン	脂溶性 ビタミンA（μgRE/日）	550	800	—	2,700	—	450	650	—	2,700	—
	ビタミンD（μg/日）	—	—	5.5	50	—	—	—	5.5	50	—
	ビタミンE（mg/日）	—	—	7.0	750	—	—	—	6.5	650	—
	ビタミンK（μg/日）	—	—	75	—	—	—	—	65	—	—
	水溶性 ビタミンB_1（mg/日）	1.0	1.2	—	—	—	0.8	0.9	—	—	—
	ビタミンB_2（mg/日）	1.1	1.3	—	—	—	0.9	1.0	—	—	—
	ナイアシン（mgNE/日）	11	13	—	300(75)[1]	—	8	10	—	250(60)[1]	—
	ビタミンB_6（mg/日）	1.1	1.4	—	50	—	1.0	1.1	—	40	—
	ビタミンB_{12}（μg/日）	2.0	2.4	—	—	—	2.0	2.4	—	—	—
	葉酸（μg/日）	200	240	—	1,300[2]	—	200	240	—	1,300[2]	—
	パントテン酸（mg/日）	—	—	6	—	—	—	—	5	—	—
	ビオチン（μg/日）	—	—	50	—	—	—	—	50	—	—
	ビタミンC（mg/日）	85	100	—	—	—	85	100	—	—	—
ミネラル	多量 ナトリウム（mg/日）	600	—	—	—	—	600	—	—	—	—
	（食塩相当量）（g/日）	1.5	—	—	—	9.0未満	1.5	—	—	—	7.5未満
	カリウム（mg/日）	—	—	2,500	—	3,000	—	—	2,000	—	2,900
	カルシウム（mg/日）	600	700	—	2,300	—	500	600	—	2,300	—
	マグネシウム（mg/日）	270	320	—	—	—	220	260	—	—	—
	リン（mg/日）	—	—	1,000	3,000	—	—	—	900	3,000	—
	微量 鉄（mg/日）	6.0	7.0	—	50	—	5.0	6.0	—	40	—
	亜鉛（mg/日）	9	11	—	40	—	7	9	—	30	—
	銅（mg/日）	0.6	0.8	—	10	—	0.5	0.7	—	10	—
	マンガン（mg/日）	—	—	4.0	11	—	—	—	3.5	11	—
	ヨウ素（μg/日）	95	130	—	2,200	—	95	130	—	2,200	—
	セレン（μg/日）	25	30	—	260	—	20	25	—	210	—
	クロム（μg/日）	30	35	—	—	—	20	25	—	—	—
	モリブデン（μg/日）	20	25	—	550	—	20	20	—	450	—

1) 耐容上限量：ニコチンアミドのmg量，（　）内はニコチン酸のmg量．
2) サプリメントや強化食品から摂取する場合の許容上限量．

索　引

欧　文

ACAT　80
Af　132
AI　4
ATP　65
BV　8
CCK　36, 42
DG　4
DHA　84
DIT　7, 22, 133
DNA　12
DRI　3
EAR　4
EER　3
EPA　84
FGF23　108
FSH　24
GIP　36, 42
HDL　77
HMG-CoA 還元酵素　81
IDL　76
LCAT　80
LDL　76
LDL 受容体　76
LH　24
LPL　73
METs　130
mRNA　12
n-3 系脂肪酸　84
n-6 系脂肪酸　84
Na$^+$/D-グルコース共輸送担体　38
Na$^+$/H$^+$ 逆輸送体　41
Na$^+$/K$^+$-ATPase　38
NPU　8
NPY　22
PAL　129, 130
PEM　9
PER　8, 57
PGI　85
pH 調節　53
PPAR　18
PTH　107-109
QOL　10
RDA　4
RTP　53
SNP　15
SV　5
TCA 回路　7, 56, 65, 105
UCP1　79
UL　4
VDR　90

VIP　36
VLDL　76
WHO　2

あ　行

亜鉛　106, 112
アシドーシス　71, 123
アスコルビン酸　43, 96
アセチル CoA　65
アディポサイトカイン　80
アデノシン三リン酸（ATP）　65
アトウォーター係数　7, 127
β3 アドレナリン受容体　18
アポトーシス　19
アミノ基転移　55
アミノ酸　50
　──の補足効果　59
アミノ酸アンバランス　59
アミノ酸インバランス　59
アミノ酸価　58
アミノ酸プール　54
アミラーゼ　9
α-アミラーゼ　32, 38, 64
アミロース　63
アミロペクチン　63
アルカローシス　123
アルドステロン　110, 123
アルブミン　53
アンジオテンシノーゲン　16, 110
アンジオテンシン　110
アンジオテンシン変換酵素　111
安静時代謝量　129
安定同位体　137

胃液　30, 31
硫黄　106
胃酸　31, 64
異所性石灰化　109
胃相　34
イソフラボン　117
一塩基多型（SNP）　15
一価不飽和脂肪酸　86
遺伝形質　12
遺伝子　12
遺伝子型　19
遺伝子多型　10, 15
胃抑制ペプチド（GIP）　36
胃リパーゼ　73
インスリン　17, 50, 67, 70

ウェルニッケ脳症　91

う歯　110
うつ病　24
運動　109

エイコサノイド　85
エイコサペンタエン酸（EPA）　84
栄養学の歴史　6
エキソペプチダーゼ　39
エネルギー比率　83
塩素　106
エンドペプチダーゼ　39

黄体形成ホルモン（LH）　24
オキザロ酢酸　65
オリゴ糖　1, 63
オリザニン　6, 9
オルニチン回路（尿素回路）　8, 50

か　行

壊血病　97
解糖系　65
概日リズム（日内リズム）　23
外分泌腺　31
化学的消化　26
過剰症　9
ガストリン　36
加速度計法　137
脚気　9, 91
褐色脂肪細胞　79
活性型ビタミン D　107-110
活性酸素　20, 112
活動時代謝量　130
可避尿　121
ガラクトース　70
カリウム　106, 111, 125
カルシウム　106, 107, 116, 118
カルシトニン　107
カルシフェロール　90
カルビンディン　44, 90
β-カロテン　43
カロリー　126
がん　10, 19
肝臓　28, 52, 134

飢餓収縮　22
基礎代謝　7, 127
基礎代謝量　127
吸収　25
キロミクロン　42, 76
キロミクロンレムナント　76
キロミクロンレムナント受容体　76
筋層　26

金属酵素　112

空腹感　21
クエン酸回路（TCAサイクル）　7, 65
クッパー星細胞　28
グリコーゲン　63, 65
グリコーゲンシンターゼ　67
グリコーゲンホスホリラーゼ　67
グリセロールキナーゼ　79
グルコース　65
グルコース-アラニン回路　53, 68
グルコース依存性インスリン分泌刺激ホルモン（GIP）　42
グルコース輸送体（GLUT2）　39
クロム　106, 111
クワシオルコル　53

血管作動性小腸ペプチド（VIP）　36
欠食　24
血糖　70
血糖値　22, 67
ゲノム　12
健康日本21　11
倹約遺伝子　18

光学異性体　62
口腔　26
高血圧　16, 124
抗酸化作用　99
構造異性体　63
構造多糖　63
硬組織　106
抗体（免疫グロブリン）　54
高密度リポたんぱく質（HDL）　77
呼気ガス分析　135
呼吸酵素　113
呼吸商　7, 139
国民健康づくり対策　11
五大栄養素　1, 6
骨格筋　53
骨吸収　107
骨形成　108
コバルト　106
コホート研究　117
コリ回路　68
コレカルシフェロール　90
コレシストキニン（CCK）　36, 42
コレステロール　43, 80
コレステロールアシル転移酵素（ACAT）　80
コンジュガーゼ　43

さ　行

細胞外液　45, 120, 124
細胞間質液　45
細胞内液　120, 124
サーカディアンリズム　23
サービング（SV）　5
三大栄養素　1, 6, 7

死因　10
シクロオキシゲナーゼ　85
脂質　8, 73
脂肪エネルギー比率　10, 83
脂肪酸　60
脂肪分解酵素　33
死亡率　2
受動輸送　37
消化　25
消化液　30
消化管　26
消化管ホルモン　35
消化器系　25
消化吸収率　47
脂溶性ビタミン　43, 89, 101
小腸　27, 33, 52
少糖　63
漿膜　26
正味たんぱく質利用率（NPU）　8, 57
食事産熱効果　133
食事摂取基準（DRI）　3
食事誘発性熱産生（DIT）　7, 22, 133
食生活指針　4
食物繊維　46, 63
食欲　21
除脂肪体重　128
自律神経　35
神経ペプチドY（NPY）　22
腎臓　53, 124
身体活動調査票　139
身体活動レベル（PAL）　129, 130
心拍数記録法　137

膵液　30, 32
推奨量（RDA）　4
推定エネルギー必要量（EER）　3, 130
推定平均必要量（EAR）　4
スイートクローバー病　91
膵ホスホリパーゼA2　42
睡眠時代謝量　130
水溶性ビタミン　91, 103
膵リパーゼ　73
スカベンジャー受容体　76
鈴木梅太郎　6
ステロイドホルモン　81

生活習慣病　2, 10, 14, 16
制限アミノ酸　58
生物価（BV）　8, 56
生物学的利用度　48, 101, 116
生理的燃焼値（生体利用エネルギー量）　126
世界保健機関（WHO）　2
セクレチン　36
摂食中枢　21
セルロース　63
セルロプラスミン　44
セレン　106, 112
セロトニン　23

線維芽細胞増殖因子23（FGF 23）　108
総鉄結合能　115
促進拡散　37
ソマトスタチン　36

た　行

第一制限アミノ酸　59
体液　120
代謝回転速度　51
体たんぱく質　50
大腸　27, 34
耐糖因子　111
耐容上限量（UL）　4
唾液　29, 64
多価不飽和脂肪酸　86
ダグラスバッグ　135
脱共役たんぱく質（UCP1）　79
脱水　121
多糖　63
多量ミネラル　106
短鎖脂肪酸　43
胆汁　30, 33
胆汁酸（塩）　33, 83
単純拡散　37
炭水化物　6, 38, 62
単糖　62
胆嚢　33
たんぱく質・エネルギー低栄養障害（PEM）　6
たんぱく質効率（PER）　8, 57
たんぱく質節約作用　60, 71
たんぱく質半減期　52
たんぱく質分解酵素　32
短半減期たんぱく質（RTP）　53

チアミン　43, 91
窒素出納　8, 54, 56
窒素平衡　8, 56
中間密度リポたんぱく質（IDL）　76
中鎖脂肪酸　43
腸液　30
腸肝循環　42, 83
長鎖脂肪酸　42
腸相　34
超低密度リポたんぱく質（VLDL）　76
腸内細菌叢（腸内フローラ）　45
貯蔵多糖　63
貯蔵鉄　114

低密度リポたんぱく質（LDL）　76
デオキシリボ核酸（DNA）　12
テタニー　108
鉄　106, 113
　——の消化吸収率　117
　——の小腸吸収率　113
テーラーメイド栄養指導　19
電解質　122
電子伝達系　65

索　引

転写　13
転写（調節）因子　13

銅　106, 112, 113
糖アルコール　45
糖原性アミノ酸　55, 68
動作強度（Af）　132
糖質　7, 62
　　——の節約作用　87
糖質エネルギー比率　71
糖質代謝　104
糖新生　50, 60, 68
動的平衡　54
糖尿病　17
糖輸送担体　64
特異的核内受容体（VDR）　90
特異動的作用　7, 133
ドコサヘキサエン酸（DHA）　84
トコフェロール　90
トランスフェリン　44
トランスフェリン飽和率　115
トリアシルグリセロール（トリグリセリド）　74, 78
トロンボキサン　85

な　行

ナイアシン　43, 93
内分泌腺　32
ナトリウム　106, 110, 124
難消化性糖質　45

二重標識水法　137
日内リズム（概日リズム）　23
二糖　63
乳酸菌　45
尿素回路（オルニチン回路）　8, 50
尿毒症　121

粘膜　26

脳血管疾患　10
脳相　34
能動輸送　38

は　行

白色脂肪細胞　79
バソプレッシン　123
パラソルモン（PTH）　107
パントテン酸　43, 96, 101

ビオチン　43, 96, 101
ビタミン　6, 9
ビタミンA　43, 89, 97, 101
ビタミンB_1　91
ビタミンB_1節約作用　87
ビタミンB_1要求量　72
ビタミンB_2　92
ビタミンB_6　93
ビタミンB_{12}　43, 94, 100, 104
ビタミンC　96, 99, 119
ビタミンD　43, 90, 110
ビタミンD_3　90
ビタミンE　43, 90
ビタミンK　43, 91, 100
非たんぱく質呼吸商　139
必須アミノ酸　55, 57
必須脂肪酸　83
ヒドロキシアパタイト　107
非必須アミノ酸　57
ビフィズス菌　45
非ヘム鉄　113
肥満　10
ヒューマンカロリーメーター　136
ピリドキシン　43

ファイトケミカル　1
フィチン酸　114
フィッシャー比　56
フィードバック阻害　81
フィードバック調節　81
フェニルケトン尿症　15
不可避水分摂取量　121
不可避尿　121
不感蒸泄　121
副甲状腺ホルモン（PTH）　107
複合ミセル　43
浮腫　122
フッ素　110
物理的燃焼値　126
不飽和鉄結合能　115
フルクトース　70
フルクトース輸送体（GLUT5）　39
プレバイオティクス　47
プロスタグランジン　85
プロスタサイクリン（PGI）　85
プロテオース　31
プロバイオティクス　46
分岐鎖アミノ酸　50, 55

平均寿命　2
ペプシノーゲン　40
ペプシン　40
ペプトン　31
ヘムたんぱく質　113
ヘム鉄　113
ヘモグロビン　113
ペルオキシソーム増殖剤応答性受容体（PPAR）　18
ペントースリン酸回路　7, 70

飽和脂肪酸　86
補酵素　61, 98
ホメオスタシス　23
ホモシステイン　100
ボンベカロリメーター　126
翻訳　13

ま　行

膜消化　37, 64
マグネシウム　106, 109, 111
マンガン　106, 112
満腹中枢　21

ミオグロビン　113
ミネラル　8, 44, 106
ミルクアルカリ症候群　108

メタボリックシンドローム　10
メッセンジャーRNA（mRNA）　12
メッツ（METs）　130
目安量（AI）　4
メラトニン　23

目標量（DG）　4
モチリン　36
モノアシルグリセロール　78
モリブデン　106, 113
門脈　28
門脈系　44

や, ら, わ　行

有機酸　114
遊離アミノ酸　50
遊離脂肪酸　77

葉酸　43, 94, 100
ヨウ素　106, 113

卵胞刺激ホルモン（FSH）　24

リノール酸　84
α-リノレン酸　84
リパーゼ　42
リポキシゲナーゼ　85
リボソーム　13
リポたんぱく質　76
リポたんぱく質リパーゼ（LPL）　73
リボフラビン　43, 92
リン　106, 108, 118
リン脂質　43
リンパ系　45

レシチン-コレステロールアシル転移酵素（LCAT）　80
レチニルエステル　43
レチノイド　89, 97
レチノール　89
レニン　16
レニン-アンジオテンシン-アルドステロン系　110
レプチン　22

ロイコトリエン　85

編集者略歴

近藤 雅雄(こんどう まさお)
1949年 東京都に生まれる
1976年 東京都立大学理学部化学科卒業
　　　　国立公衆衛生院（現国立保健医療科学院），
　　　　（独）国立健康・栄養研究所を経て
現　在 東京都市大学人間科学部児童学科教授
　　　　薬学博士

松﨑 広志(まつざき ひろし)
1970年 埼玉県に生まれる
1998年 東京農業大学大学院農学研究科博士後期課程修了
現　在 東京農業大学応用生命科学部教授
　　　　博士（生物環境調節学）

コンパクト基礎栄養学　　　　　　　　　定価はカバーに表示

2013年3月25日　初版第1刷
2024年1月25日　　　第7刷

編集者　近　藤　雅　雄
　　　　松　﨑　広　志
発行者　朝　倉　誠　造
発行所　株式会社　朝倉書店

東京都新宿区新小川町6-29
郵便番号　162-8707
電話　03(3260)0141
FAX　03(3260)0180
https://www.asakura.co.jp

〈検印省略〉

© 2013〈無断複写・転載を禁ず〉　　Printed in Korea

ISBN 978-4-254-61054-3　C 3077

JCOPY　〈出版者著作権管理機構　委託出版物〉

本書の無断複写は著作権法上での例外を除き禁じられています．複写される場合は，そのつど事前に，出版者著作権管理機構（電話 03-5244-5088, FAX 03-5244-5089, e-mail: info@jcopy.or.jp）の許諾を得てください．